肖　　序

　　浙江何氏妇科是中医流派中的重要学派之一。我认识章勤已近 20 年，她师从何氏妇科传人何少山，是何氏妇科第五代的代表性传承人。2014 年章勤被评为浙江省名中医，是全国第六、第七批老中医药专家学术经验继承指导老师。章勤教授勤勉好学，又跟师夏桂成、朱南孙教授等诸位名家，博采众长，潜心深耕中医妇科临床近 40 年，坚持运用中医中药为患者服务，致力于妇科疑难杂病的治疗，在继承何氏妇科精髓的同时博采众长，形成了自己"衷中参西，融会贯通；病证结合，内外合治"的学术特色，尤其擅长卵巢功能减退、不孕症、复发性流产等妇科疑难病的诊治。

　　《何氏妇科章勤诊治不孕不育经验集》是章勤教授治疗妇科各种不孕不育疾病临床实践之精要，包含了其学术思想、诊治精要、常用对药的应用经验及心得，同时也有再生育人群备孕、薄型子宫内膜、小卵泡排卵性不孕及改善子宫内膜容受性的专题报告。各章节附有验案可供参考，以按语对疾病及用药进行分析。

　　书中理论完备，医案、组方分析翔实，附有自拟经验方，具有较高的临床实用价值，适合广大中医临床工作者，尤其是中医妇科临床工作者以及中医院校学生、中医爱好者研读、参考。

肖承悰

2023 年 12 月

章勤女科编述

道之恒迴，虚同合一。

神微周盈，精静不歫。

四时天地，弗覆弗载。

日月星辰，万物莫以。

彼其肇基，能明察极。

纲常相始，阴阳有应。

人间男女，赓续连绵。

调摄交孕，以胎育子。

时未有文，师学相传。

蒙昧幽微，羲皇教化。

生死寿老，神农百草。

此后经学，辄录成著。

黄老素难，大医始兴。

伤寒温病，述病脉候。

千金本草，汤药有得。

诸派经典，星瀚浩渺。

神思高韵，细实瑰秀。

妇人女科，尝以此述。

积汇卷案，中西两融。

附经验方，留后人用。

前　言

医也，治病除疾。其出于古，及用于今，三指一剂，奥秘变幻。古来大医者，皆学始知道，积学以储宝，酌理以富才，研阅以穷照，驯致以怿辞。故习业中医药学者，需采撷前人之智慧，明悟自身之研究，博采众长，融中参西，方能传承创新，精益求精。

妇人女科，始现于《周易》《列女传》，言及"以胎教子"，亦有《史记·扁鹊仓公列传》记"扁鹊……闻贵妇人，即为带下医"，《左传·僖公二十三年》记"男女同姓，其生不蕃"诸多典故。时值今日，留有《胎产书》、《金匮要略》妇人三篇（"妇人妊娠病脉证并治""妇人产后病脉证并治""妇人杂病脉证并治"）、《备急千金要方》妇人卷、《专治妇人方》、《产宝方》数篇专述论治，其理、法、方、药俱全，丸、丹、散、膏俱备，前贤智慧，今人之幸。

攻以"专"言，"何"专治也。杭州何氏，得传百年，专精女科，享誉盛名，诸子门生，皆承衣钵，习业为首，精诚为辅，仁心济世，医声传扬。余得幸求学于何氏，拜于恩师何少山先生门下，师长博我学识，前辈晓我微言，关怀宽容之情，莫感于内。少山先生重脏腑经络辨证论治，立法多遵古训，又不拘一家，融中西医学，且其为人温文谦和，方寸之心，海纳百川，山高水长，于所教，谆谆忠告，于所授，殷殷之谊，求学处世皆获益甚多，如此厚赠，铭感五衷。

妇人之疾，所患隐曲，难以言示，胎产、血崩、崩淋、带下、不孕、肠覃、石瘕，四诊难尽，俱属鄙琐。然则世人皆意求子首要，其也人伦之重，余恐己之疏才，不尽为忧，故述录十数年所施临诊病例中之精粹，述其病原，详其脉候，着其机理,验其所得,辄录成册,附以药方,留于后人。

辨证审因之余,余尝试探索中西结合诊治之方法,不拘传统,随病立案处方,化合运用。意在启发思考,正确辨证,及时通变。

书中选案真实,供读者参阅,不当之处请予斧正。

章　勤

2023 年 12 月

目　　录

上篇　总　　论

下篇　各　　论

上篇

总论

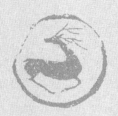

第一章
章勤行医小传

    章勤(1965—)，浙江上虞人，曾任杭州市中医院副院长，主任中医师、浙江省名中医、博士生导师，浙江何氏妇科第五代代表性传承人，第六、第七批全国老中医药专家学术经验继承指导老师，全国名老中医经验学术传承工作室专家，全国第二批优秀中医临床人才，国家临床重点专科负责人，国家中医药管理局妇科重点学科、杭州市医学高峰学科带头人，浙江中医药大学女性生殖健康研究所所长，浙江省中医药创新团队负责人。兼任中华中医药学会妇科分会副主任委员、生殖分会常务委员，中国民族医药学会妇科分会常务委员，中国中医药研究促进会妇科流派分会副会长，世界中医药学会联合会生殖医学分会副会长、妇科分会常务理事、优生优育专业委员会常务理事，中国中药协会女性生殖健康药物研究专业委员会不孕不育学组委员，浙江中医药学会常务理事、妇科专业委员会主任委员，浙江省医师协会中医师分会副会长、生殖医学专业委员会副主任委员，杭州市中医药协会会长、妇科专业委员会主任委员，杭州市医学会生殖医学分会主任委员等。社会兼职：浙江省第十四届人大代表，杭州市政协第十一届常委、第十二届委员，农工党杭州市委会第九届、第十届副主委，农工党浙江省委会第十三届委员。

    章勤从医近40年，潜心治学，勤于临床，继承何氏妇科精髓的同时博采众长，学习融入国医大师夏桂成"心(脑)—肾—肝脾—子宫轴""月经周期理论"、国医大师朱南孙"血证治法"、全国名中医何嘉琳"中医治疗疑难病"等思想，形成了自己"衷中参西，融会贯通；病证结合，内外合治"的学术特色，尤其擅长卵巢功能减退、不孕症、复发性流产等妇科疑难病的诊治。主持和参与国家级、省市级课题20余项，获省部级及以上科研成果奖励4项，获国家发明专利5项，发表学术论文100余篇(SCI论文20余篇)，主编及参编专著近10部。2014

年,被评为"浙江省名中医",2016 年成为浙江省内第一位妇科博士生导师。2018 年、2022 年分别被遴选为第六、第七批全国老中医药专家学术经验继承工作及学位指导老师。迄今为止已培养各级优秀人才及硕、博研究生 50 余人。其因为出色的医术和崇高的医德,2017 年获"全国卫生计生系统先进个人",2019 年获全国第三届"白求恩式好医生"称号,2022 年获"杭州工匠"称号。

一、初心如磐入何门

曹娥江畔,琼林玉树。龙山脚下,碧水静流。虞山舜水,孕育了一代又一代才俊硕彦。1965 年,章勤出生于被称为"虞舜故乡""英台故里"的上虞。"业精于勤而荒于嬉,行成于思而毁于随",以"勤"为名,体现了父母对章勤的深情厚望。1981 年,敏敏好学的她自上虞百年名校——春晖中学毕业后,怀揣着治病救人的伟大理想,以优异的成绩考入浙江中医学院。初入医学殿堂的章勤凭借着超群的记忆力与刻苦的钻研精神,无论是枯燥乏味的中医基础理论、中药药性功效,还是精深难懂的生理病理、解剖免疫等西医知识,她都认真学习,成绩一直名列前茅。大学期间中西医综合性的学习与锻炼,让章勤迅速建立起中西医结合的思想雏形。

章勤与何氏妇科的缘分,似乎冥冥之中早有注定。1985 年,正在读本科的章勤恰逢浙江中医学院进行专科分班的试点工作,当时学校择优挑选了部分学生成立"妇科班"及"骨伤科班"。成绩优异的章勤被选为妇科班学员,被分配到杭州市中医院临床实习,其间有幸跟诊何氏妇科第三代传人——何少山先生,这给她拜入浙江何氏妇科创造了"天赐良缘"。

当时门诊都是手写处方,章勤凭借一手颜筋柳骨的钢笔字获得何少山赏识,点名让她跟诊抄方。何少山不但医术精湛,临床疗效卓越,而且医德高尚,面对接踵而来的各地患者,何少山有求必应,常常加班为患者看诊。耳濡目染下,章勤更加坚定了从事中医妇科专业的想法。大学毕业后,章勤在何少山的极力推荐下顺利留在杭州市中医院工作。毕业后的第一年,章勤专职跟随何少山抄方。白天侍诊左右,观何少山望闻问切、处方治病;晚上挑灯夜读,对比古籍经典整理医案。天资聪颖又勤奋钻研的章勤深得何少山欢喜。何少山家学渊源,医道精深,对门人要求严格:"当一个好中医,必须具备三点。第一,扎实的理论功底;第二,丰富的临证经验;第三,敏捷的思维反应。"在何少山的引领下,章勤熟读《内经》《金匮要略》等中医经典,继而博览《傅青主女科》《妇人大全良方》等妇科各家学说。何少山犹如一个引路人,带领章勤入中医门径,登中医阶梯。

工作第二年,由于医院开办产科,章勤被调到西医妇产科工作,一干就10余年。从住院医师到副主任医师,章勤在临床实战中摸爬滚打,学用结合,不但对西医妇产科诊治有了全面认识和提高,手术操作亦有精进。1994年8月,她赴复旦大学附属妇产科医院进修学习1年,进一步提高了妇产科疑难病的诊治及手术水平,夯实了西医妇产科基础。进修归来,适逢何少山被遴选为第二批全国老中医药专家学术经验指导老师,章勤被何少山钦点为学术继承人,把她从西医妇产科再度调回中医妇科工作。此时的章勤虽然舍不得放下握了十年的手术刀,但深知跟师何少山的机会来之不易,再加上自己对中医的热爱之心从未改变,深思熟虑后最终坚定地再次走上中医妇科这条道路。

跟师三年,章勤与何少山亦师亦友,临床跟诊时中西医不断交融擦出无数火花。章勤说:"工作几年有了西医知识的积累,再去跟何老师抄方,体会就不一样了,我感觉我和何老师又像师徒,又像同道。何老师经常与我讨论中西医结合治疗妇科疾病的思路。比如,在治疗不孕症上,我负责做子宫输卵管造影等西医检查,何老师专注中医望闻问切开方用药,我们配合默契,相互学习借鉴。"二度拜师,何少山倾囊相授,带着章勤探中医幽径,窥何氏妇科奥秘。章勤学习何少山丰富的中医临床经验,严谨的治学态度,投入大量时间与精力研读经典书籍,不断总结何少山经验、撰写《何少山运用温阳法经验介绍》《何少山女科学术思想及特色评析》等文章,无论是理论水平还是临证能力都得到了进一步提高。

2002年这一年,对于章勤而言尤为珍贵。年迈的何少山需要抄方帮手,章勤申请三度跟随何少山门诊。这是何少山临终的前一年,章勤在这一年一直陪伴何少山左右,珍惜每一寸光阴。探讨医案、整理流派诊治精要,同时也萌生了要总结何少山经验撰写成书的念头。于是,便有了2007年出版的《何少山医论医案经验集》一书。此书由何氏妇科第四代传人何嘉琳、何嘉琅主审,每字每句皆是章勤多年跟师总结的精华提炼,每章每页皆是章勤对恩师缅怀的点点滴滴。"灵活运用何氏妇科经验为广大女性患者解除疾病痛苦,为何氏妇科传承创新而努力"成为章勤一生的目标与追求。

二、博采众长再深造

2008 年，章勤经考核被遴选为全国第二批优秀中医临床人才。3 年研修时间，她先后师从国医大师夏桂成、朱南孙及何氏妇科第四代代表性传承人何嘉琳等国内中医妇科泰斗，吸收各家之所长，学术思想更臻完善。

（一）学夏桂成以调月经

国医大师夏桂成是我国著名的中医妇科专家，首创"心（脑）—肾—肝脾—子宫轴"理论和"7、5、3 数律"理论，是我国中医妇科泰斗之一。对于跟师夏桂成的学习经历，章勤说："学好中医必须多临床、早临床、反复临床，要在'悟'字上下功夫。跟师并不在于死记导师所用的某方某药，而在于整体感悟老师用药特点所在，组方思路与配伍理论。只有这样，才能拓展自己在临床的思路。"

夏桂成常谓："月经顽证常与月经周期演变失常有关，月经周期之演变，又所以形成节律者，必与阴阳消长转化之运动变化有关，与天、地、人三者间之生物钟有关。"夏桂成在 20 世纪 50 年代末，应用基础体温着手观察月经周期变化，丰富了调周理论，逐渐创立了经间期理论；在长期的实践中，发现肾、阴阳与气血的周期性活动规律，即以冲、任、督、带、奇经为主，肾与心、肝、脾（胃）、子宫等经脉脏腑内在的纵横联系，正负反馈形成的月经周期节律、生殖节律，在易学八卦的基础上，创立了"心（脑）—肾—肝脾—子宫轴"理论。

夏桂成"心（脑）—肾—肝脾—子宫轴"观点，强调心肾合治的重要性，对章勤有很大启发。她说："何氏妇科素来比较重视调冲及解郁，多从肝、肾论治。我跟师夏老后在临床治疗不孕症、月经失调等疾病时，也常常将心肾作为一个整体治疗，加用柏子仁、莲子心、茯神、合欢皮等药物，每获良效。"子宫是月经、孕育的场所，亦藏亦泻，为奇恒之腑，开合有时，上通于心，下系于肾，其藏泻受到心肾的主宰。心为君主之官，居于上焦，藏神，主血脉，属手少阴经脉，心气下降，则胞脉通畅，子宫开放，行"泻"的作用；肾为生殖之本，内寓元阴元阳，属水，居于下焦，其所属的足少阴经脉与手少阴心经络贯通。肾藏精，则子宫闭阖，行"藏"的作用。《傅青主女科·种子门》云："胞胎上系于心包，下系于命门。系心包者通于心，心者，阳也；系命门者通于肾，肾者，阴也。"心藏神，肾藏精，神驭精，精养神，心肾交合，精神互依，阴阳消长、转化才能正常。中医学中的"心"的作用与西医学中的"脑"功能相近,亦可理解为下丘脑—垂体—卵巢轴中下丘脑、垂体的作用;肾则与泌尿生殖系统相应,包括子宫、卵巢等生殖器官。因而心肾相交,水火既济,共同调控子宫藏泻的功能与西医学中下丘脑、垂体对子宫、卵巢的主导作用类似。

夏桂成后期又研究易数律,发现阴阳消长转化运动存在着"7、5、3"奇数律,与"2、4、6"偶数律之运动形式,还提出了阴阳消长转化的节律与圆运动生物钟规律对女性月经周期的影响;再结合具体患者月经周期活动中"3、5、7"奇数律各不相同的内源性节律,从而提出"治未病最佳时"的理论。

名老中医临证经验是其在长期临床实践过程中逐渐形成的,是理论与实践相结合的产物,是蕴含着丰富中医理论的实践元素。章勤说:"在跟夏老前,我一直困惑于'7、5、3'数律理论。跟师后我才明白,这是夏老观察了大量病例后得出的经验之谈,验之临床,八九不离十。如患者经期时间为 7 日,那么,患者的经间期拉丝白带应该持续有 6 日,如少于 3 日,要考虑卵泡质量差,且容易黄素化,在经后期治疗时就应加强益肾填精。通过跟师学习及实践,我觉得临床上要有'7、5、3'数律的理念,而并不一定拘泥于具体数字。"夏桂成的调周理论给章勤以启示:在治疗妇科疾病时,只要患者有月经节律,遣方用药都必须考虑处于月经周期中的何期而对应治疗。对于有生育要求者,不论她的基础疾病是什么,治疗时应该关注经间期排卵的情况。

跟师时章勤发现,夏桂成在经后中末期常用荆芥、五灵脂,这 2 味药,何氏妇科很少用于调经。为何使用? 如何使用? 章勤通过研读夏桂成的著作、医案,以及中药药典去找答案。荆芥味辛,入肝经能开提肝木之气;五灵脂亦为足厥阴肝经药,气味俱厚,为阴中之阴,入血分,而厥阴肝经循走少腹,双卵巢正位于肝经循行之处,在经后中末期使用这 2 味药,有助于卵子排出。理解了夏桂成用药深意后,章勤深以为然,并且借鉴融入自己的临床用药中。

"学而不思则罔,思而不学则殆","学习—领悟—创新"是章勤总结的跟师经验。她学习夏桂成的"心(脑)—肾—肝脾—子宫轴"理论,将调养心肾融入调经之中。章勤融合何氏妇科和夏桂成的调经理论,创立的"养巢颗粒"用于治疗肾虚型卵巢功能减退,在多个临床与动物实验的基础上,不仅申请国家发明专利,还顺利通过浙江省食品药品监督管理局院内制剂备案。此外,章勤在自己的临床实践中发现,夏桂成经后期养阴的理论对于阴液耗损导致月经先期为主要表现的卵巢功能减退患者疗效较好,但对于月经后期、卵泡发育迟缓的患者运用大量滋阴药反而有滞卵泡的发育成熟速度，故跳出经后期养阴填精为主的传统理念，提出"养阳在滋阴之上"理论调经助孕，理论上有创新与突破，临床疗效进一步提高。

（二）学朱南孙以治血证

朱南孙是上海朱氏妇科第三代传人、首批全国老中医药专家学术经验继承工作指导老师、上海中医药大学附属岳阳中西医结合医院教授、主任医师、中医妇科专家、上海中医药大学终身教授。2017年，被国家卫生健康委员会、人力资源和社会保障部、国家中医药管理局联合授予"第三届国医大师"称号。"他山之石，可以攻玉"，何氏妇科历来不拘泥于门派之见，提倡博采众长以融合创新，才能保持不断发展的生命力。何氏妇科与上海朱氏妇科素有渊源。何氏妇科第三代传人何子淮先生在上海求学时曾得到朱氏妇科朱小南先生的指点，章勤在全国优秀中医临床人才游学之际，也远赴上海向朱小南的女儿朱南孙学习，共同成就了一段朱、何两个中医妇科流派间的佳话。

朱南孙治妇科血证擅用蒲黄，章勤平素也看过朱南孙使用蒲黄的一些医案，但因未亲眼所见，临床一直不敢大剂量使用。章勤借助跟师学习的机会，随朱南孙临证，观其运用蒲黄治疗妇科血证，始有心得。总结出朱氏妇科蒲黄治妇科病的经验。

1. 散结消癥　蒲黄质轻入血，善治癥结，章勤常将其用于子宫肌瘤、子宫腺肌病、卵巢囊肿等。临床用量常达30 g，且连续用，未见有碍胃伤正之弊。若患者正值围绝经期，可加夏枯草、白花蛇舌草、生牡蛎等，可起到消瘤散结，断经防癌之效。

2. 化瘀解痛　《内经》云："血脉流通，病不得生。"妇女以血为用，血不畅则诸病由生。对实证闭经或经行涩少，朱南孙常用蒲黄配丹参、川牛膝、益母草、泽兰等；对热瘀互结而致的腹痛，如子宫内膜异位症、盆腔炎等，则佐以蒲公英、红藤、败酱草等；对寒凝血瘀而致的痛经，多辅以茴香、乌药、桂枝等。生蒲黄性凉，能通便，对便秘不畅者尤为适宜。

3. 祛瘀止血　《本草纲目》谓蒲黄："生则能行，熟则能止。"炒蒲黄祛瘀止血，通而涩之，佐以焦山楂、花蕊石、茜草、熟大黄炭、炮姜炭、牛角鰓、参三七等治疗瘀结胞中，瘀血阻络，或经行、产后残瘀未净所致的崩漏、恶露不绝以及经间期赤带绵绵之病症。瘀血内阻，崩漏日久必损气血，或暴崩血脱气陷，又宜在补气养血、挽阳固脱方中加蒲黄炭、熟大黄炭、炮姜炭、仙鹤草等,达到标本兼顾,澄源与塞流并举的作用。

章勤通过跟随朱南孙临证,总结提出:"治血分之药,当推蒲黄,如辨证正确,配伍得当,可治妇科各类血证。"尤其对子宫内膜异位症、子宫腺肌病,大剂量使用蒲黄化瘀解痛,疗效卓著。蒲黄加五灵脂配伍的失笑散具有活血祛瘀、散结止痛之功效。瘀血内停,脉络阻滞,血行不畅,不通则痛,故见心腹刺痛,或少腹急痛;瘀阻胞宫,则月经不调,或产后恶露不行。治宜活血祛瘀止痛。方中五灵脂苦咸甘温,入肝经血分,功擅通利血脉,散瘀止痛;蒲黄甘平,行血消瘀,炒用并能止血,两者相须为用,为化瘀散结止痛的常用组合。调以米醋,或用黄酒冲服,乃取其活血脉、行药力、化瘀血,以加强五灵脂、蒲黄活血止痛之功,且佐制五灵脂气味之腥膻。

失笑散中二药合用,药简力专,共奏祛瘀止痛、推陈出新之功,瘀血得去,脉道通畅,则诸症自解。跟师朱南孙后章勤不但在临证时使用蒲黄信手拈来,而且进一步发挥,提出"蒲黄与五灵脂的搭配中蒲黄的用量要大于五灵脂而非等量使用"的观点。

血崩寒热,诸家各论。清沈金鳌说:"究其源则有六大端,一由火热,二由虚寒,三由劳伤,四由气陷,五由血瘀,六由虚弱。"(《妇科玉尺》)血崩多与气虚、血瘀、肾虚、血热有关。在辨证论治的同时,止血应属首要,故临床应塞流、澄源、复旧三法为一体。四乌贼骨一蘆茹丸,全方虽以止血为主,但止血而不留瘀为其制方特点。后世医家在此基础上多有化裁,如张锡纯为治"妇女血崩"而设的固冲汤(由白术、黄芪、海螵蛸、茜草根、煅龙骨、煅牡蛎、山茱萸、白芍、棕榈炭、五倍子组成)即源于四乌贼骨一蘆茹丸,有益气化瘀止崩之功效(《医学衷中参西录》)。朱南孙治血证常用四乌贼骨一蘆茹丸,但有其独到的经验:气虚明显者加黄芪、党参、白术;血虚明显者加阿胶、熟地;气阴两亏者加黄芪、白术、生地、白芍;血热明显者加黄芩、桑叶;肾阴虚者加墨旱莲、女贞子;肾阳虚者加附片、炮姜;有瘀血兼症者加蒲黄炭、五灵脂、花蕊石等。将经方结合辨证用药经验,灵活运用,标本兼治。

章勤说:"跟师学习过程中,不仅学习和揣摩老师的一方一药的应用,总结老师的经验,学习老师思维辨证特点,提升自身的医疗行为水平,更多的是熏陶优良品质,提高中医自学能力,由原来的盲目索取知识变成现在的有系统、有框架的摆放和贮存知识,打通思维库中原有知识,统筹搭建到大系统、大框架中,并在此基础上形成极具开放性和吸纳性的思维体系和知识体系。这样才能逐渐形成自己的学术思想。"

(三）学何嘉琳以治疑难病

全国名中医何嘉琳教授是何氏妇科第四代代表性传承人，章勤作为何少山先生的学生既是她的师妹，又作为第二批全国优秀中医临床人才跟师何嘉琳，将何氏妇科一脉相承的学术思想有所创新和发展。

何嘉琳尽得何子淮、何少山二老的真传。既继承了伯父何子淮辨证细腻准确，用药胆大灵活的特色，又继承了父亲何少山独创的温通疏补法治疗流产后继发不孕、温阳法治疗崩漏等学术经验，集何氏妇科之大成。何嘉琳指出："中医的生命力在于中医学术水平和临床疗效。尤其是在疑难杂症的治疗上，中医往往具有出人意料的效果。难治性疾病往往表现为寒热错杂、虚实并见、病程缠绵、病因复杂，对于难治性疾病的辨证诊治，现代中医应该在前人宝贵经验的基础上深思熟虑，有所提高，有所创新。"

章勤学何嘉琳治疗疑难病之法，在收治崩漏患者时大胆运用参、附温阳止崩，用纯中医中药治愈了大量妇科危重疾病；对于复发性流产，突破"胎前宜凉"之古训，将温肾阳的紫河车用于安胎。《景岳全书·妇人规》谓："凡妊娠胎气不安者，证本非一，治亦不同。盖胎气不安，必有所因，或虚或实，或寒或热，皆能为胎气之病，去其所病，便是安胎之法。故安胎之方不可执，亦不可泥其月数，但当随证、随经，因其病而药之，乃为至善。"遵循"有故无殒，亦无殒也"的思想，将养血活血、清热凉血、祛瘀止血药物的合理选择与搭配用于治疗妊娠病。尤其是孕期处于生理性的高凝状态早就为妇产科医生所熟知，然而异常的高凝、血栓前状态与流产、死胎的密切关系近年来才成为学术界的研究热点。何嘉琳从肾虚血瘀着手，常用药物有当归、川芎、赤芍、牡丹皮、丹参、三七等。章勤将何嘉琳的用药经验深入分析、总结。

当归，甘、辛，温，补血调经，活血止痛。其既能补血，又能活血，故有和血的功效。既往有气血亏虚或不明原因流产者可放心使用，用量为 15～30 g。应用于妊娠腹中痛，多与白芍搭配使用。当归炒炭后性微涩，以和血止血力胜，有胎漏者可改用当归炭。川芎，辛，温，归于活血祛瘀药。作为仲景安胎、养胎方药最大的诟病，多年来一直备受冷落而被弃用。何嘉琳认为，通过辨病与辨证相结合，将川芎等活血药精准用于复发性流产血栓前状态，不但无堕胎之虞，更有安胎之效。赤芍,苦、微寒,清热凉血、活血散瘀;牡丹皮,苦、辛、微寒,清热凉血、散瘀止痛。两者常相须为用,用于孕2个月以上的阴道出血日久化热夹瘀者。牡丹皮还常与焦栀子相配,清热凉血、止血而不留瘀。牡丹皮炒炭亦有止血作用,适于瘀热而致出血者。丹参,苦、微寒,具有活血祛瘀、凉血清心、养血安神的功效。治疗孕6个月以上的母儿血型不合时,应用茵陈蒿汤多加牡丹皮、赤芍,或丹参、赤芍的药对搭配治疗。现在常用于治疗子宫动脉阻力偏高、胎盘微血栓前状态。章勤总结何嘉琳经验,认为丹参味苦、性微寒,应用小剂量丹参比辛温之川芎更加安全。瘀证明显者,也可川芎、丹参搭配一起使用,佐制辛温动血之弊,加强散瘀之功。三七,甘、微苦,温,具有祛瘀止血、活血止痛的功效。其独有的止血、散瘀双重作用,颇适合先兆流产大量宫腔积血患者。常与收敛止血的白及配伍使用,止血而不留瘀,临床处方与白及的比例为1∶2或1∶3。近来治疗子宫动脉阻力偏高,在原有的传统中医辨证处方基础上,加用三七一味药,也取得了较好的效果。不仅仅限于孕2个月以上,孕40日左右也可使用,每日1.5~3 g,并无出血或碍胎之虑。藕节,甘、涩,平,生用甘寒,既能收涩,又能化瘀,故能止血而不留瘀。生藕节止血而兼有化瘀作用;藕节炭,炒焦黑存性收涩止血力加强,临床常与生地、仙鹤草、墨旱莲等配伍使用以增强止血疗效。大黄,苦、寒,具有清热凉血、泻火解毒、活血祛瘀的功效。仲景治疗"腹中有干血着脐下,亦主经水不利"的下瘀血汤,治疗"妇人经水不利下"的抵当汤均用大黄配桃仁及虫类破瘀活血药。故一般医者不会用大黄安胎。在治疗孕中晚期母儿血型不合,多年来应用茵陈蒿汤加味,制大黄应用6~10 g,取得良好效果,未见不良反应。大黄炭有一定止血作用,对于胎漏日久不止者,加用大黄炭,其能祛瘀生新,引血归经,达到清热解毒抗感染的目的,此为何氏妇科独特的治疗经验。

(四)兼收并蓄,三人行必有我师

章勤认为在跟师学习中,并非机械学习一方一法,而是融会贯通,抓住点睛之笔,有机地结合到自己的经验方中,不断改良优化,切实提高临床疗效。这样才能保证何氏妇科在传承中既能不断紧跟时代步伐,又能保持自身的学术特色,在历史前进的洪流中不至于迷失消融。

章勤治疗男性不育有一张验方疗效颇佳。处方:蜈蚣2条,露蜂房10 g,淫羊藿15 g,仙茅15 g,当归15 g,黄芪30 g,菟丝子15 g,蛇床子6 g,肉苁蓉

15 g,韭菜子 15 g,锁阳 15 g,蒺藜 15 g,皂角刺 10 g,红花 3 g,茜草 10 g,天冬 10 g,麦冬 10 g。其中用到皂角刺、红花、天冬、麦冬等药物,即源自江苏省中医院男科名家徐福松教授的"禾苗理论"(适量浇水,防止暴晒枯萎)、"养阴生精学说""活血强精治法"等。

章勤除了游学跟师学习外,在与同道交流及学术会议等场合,也会积极抓住机会请教相关疑难问题。如治疗剖宫产口瘢痕憩室,在与西医同道深入交流后章勤依据瘀热同病及气虚不摄的理论,提出了中医治疗的二步疗法。第一步,经期(月经 1~5 日)以"化瘀"为主,以加味失笑散加减化裁(五灵脂、蒲黄、当归、赤芍、制香附、川续断、郁金、益母草、花蕊石、臭椿皮、重楼、红藤、茜草、鹿衔草、泽兰),起到"乘势利导""攻瘀畅流"之用,酌加清热疏肝之品,"潜移默夺,子宫清凉而血海自固"。此为"通因通用"之法,着意攻瘀通络、热清肝疏,达到"宫净、流畅、新生"的目的。第二步,经后期(月经 6~12 日)以"止漏"为主,以固冲汤加减化裁(黄芪、党参、炒白术、海螵蛸、茜草炭、白及、连翘、蒲黄炭、大黄炭、墨旱莲、当归炭、山茱萸、炒白芍、仙鹤草),收敛止血治其标,补气养阴固其本,以达益气敛阴遏流之效,标本双顾,功专力著,经漏之疾应手而解。其中白及与连翘药对即为章勤与同行学术交流请教得来的经验。

医道是"至精至微之事",习医之人必须"博极医源,精勤不倦"(出自《大医精诚》)。章勤认为,在打好中医理论和临床基础后,应该多读医书医案,深钻细研,不仅能学习名家心法,还能启迪思路,丰富自己的临床经验。同时要出门拜师,访求名流,或聆听讲学,或登门请教,或跟师学习,拓宽临证思路。正是靠着这一份"勤",章勤传承何氏妇科精髓的同时,学习国内知名妇科专家经验秘技,在知命之年即医术炉火纯青,蜚声江浙。

三、仁心仁术济苍生

何氏妇科历代传人强调"德术并重,仁者爱人、仁者爱医、仁者爱国"。章勤秉遵师训,以拳拳赤子之心,多年如一日,施医用药,治病无问长幼亲疏,贵贱贫富,潜心医道,淡泊名利,处世光明磊落,举止温文尔雅。她说:"选择中医,必须勤奋努力。一位名医,必然一号难求,加班工作在所难免。从病历书写,到望、闻、问、切四诊的完成,到最后处方开药,每一个环节都必须全心投入,如果没有吃苦的精神是很难有收获的。"

章勤具备扎实的中西医妇科理论基础,深耕中医妇科临床,坚持运用中医中药为患者服务,致力于妇科疑难杂病的治疗,擅长应用中西医结合方法诊治不孕症、盆腔炎、妇科内分泌疾病……每日的门诊量多达100余人,名气响彻杭城及周边地区,常常半日门诊要拖班到晚上8、9点才结束。章勤从不因工作繁忙而抱怨,反而乐在其中,特别是听到患者怀孕、生子的消息后,更是觉得一切付出都是值得的。

她常言:"治病治'心',医患共进。"在临床看诊时,不仅用心遣方用药,更注重与患者的沟通。特别是初诊患者,她会花更多的时间以通俗易懂的语言与患者沟通,一则让患者对疾病有一个初步的认识,明白当前问题所在;二则良好的沟通可以极大地疏导患者紧张焦虑的情绪,增加患者的信任度和依从性。

在章勤办公桌上有这样一张照片,里面是十多位患者抱着自己的宝宝和章勤一起的合影,这是他们送给章勤的礼物,感谢她给大家圆了"妈妈梦"。行医近40年,经章勤诊治的不孕症及复发性流产的女性不计其数。各种不孕症、复发性流产、反复移植失败等,经章勤细心诊查,对症治疗后,顺利怀孕生子。"送子观音",是大家对章勤高超医术的最高赞誉。

2022年8月31日,张女士抱着宝宝,带着全家,浩浩荡荡地到章勤门诊来道谢,激动之情溢于言表。原来张女士夫妇婚后8年不孕,经历各种中西医治疗未果,在章勤的帮助下才柳暗花明,顺利得子。2013年张女士结婚后夫妻恩爱,性生活和谐,但是一直未能怀上两人爱情的结晶,至医院检查才发现张女士不但有输卵管问题(输卵管左侧堵塞,右侧通而不畅),而且还伴有卵巢功能减退。经中西药物治疗仍不理想,思虑再三后夫妻决定选择试管婴儿,这个不孕症患者最后的希望。2015年夫妻俩开始求助于辅助生殖技术,辗转于杭州、北京等多家知名医院,经历无数次跑医院、打针、抽血化验、B超检查,前后共移植12次,其中9次未着床、3次移植后难免流产,一次次期待,又一次次失望。正当全家人万念俱灰,不知所措时,经病友介绍,2021年3月张女士来章勤处就诊。她认真细致地查阅了张女士的病史、化验,认为如果单纯输卵管问题,试管婴儿成功率是很高的。但是张女士还合并有卵巢功能减退、子宫内膜容受性低下、免疫功能异常等问题导致反复移植失败和流产,建议中药调理改善宫腔内环境、免疫功能后再行胚胎移植。章勤以专业的分析和温柔耐心的鼓励,给张女士全家极大的信心。章勤以辨病与辨证相结合,根据月经周期、移植不同阶段分期治疗。终于第十三次移植后,在章勤的保驾护航下,张女士胚胎顺利着床,渡过孕早期血人绒毛膜促性腺激素(HCG)上升缓慢、阴道反复出血,孕中晚期宫缩频繁等难关,一次次化险为夷,终于在孕38周顺利诞下一子,收获圆满。对张女士一家来说,章勤不单是治病,更是给一家人带来幸福。

四、教学相长育后人

"为师之道,端品为先。学高为师,身正为范。"章勤不但自己治学严谨,行医有道,而且以德育人,无私授学。除了每年担任浙江中医药大学中医妇科学、中医妇科临床研究进展、中西医结合妇产科学等课程的主讲老师,作为硕、博士生导师培养了大量博士、硕士研究生。2018年建设"章勤名医工作室",构建了合理的学术人才梯队,培养学术继承人和学术骨干。目前已培养全国名老中医药专家学术继承人2名,在培2名。在淳安县中医院、绍兴市上虞妇幼保健院等基层医院设立章勤名医工作站,医教研全方位进行帮扶和合作,为培养中青年中医人才蓄积力量。章勤名医工作室每年举办继续教育学习班,开展学术交流,促进何氏妇科学术思想的传承与传播。章勤作为负责人组织成立了长三角妇科流派联盟及浙江省中医妇科专科联盟,积极搭建学术交流平台,鼓励妇科同道分享优秀的临床经验,极大地提升了长三角区域中医妇科的学术水平。由于出色的教学能力,2018年章勤被浙江中医药大学评为"优秀专业基地主任"。

"书山有路勤为径",章勤认为,一名优秀的医生必须勤于思考,实践临床,发现问题,敢于联想,否则绝无创新笔墨,提要钩玄之能。章勤经常告诫学生:健康所系,性命相托。医生所肩负的责任是重大的,一个优秀的医务工作者不仅要有好医术,还要有高尚的医德,只有把患者的痛苦看作自己的痛苦,才是一个合格的医生;只有解除患者的痛苦,给患者健康欢乐才是一个真正的好医生;只有为了祛除患者的痛苦,奉献全部爱心、智慧和生命,才是一个高尚的医生。如何成为一个好医生? 章勤认为,医德存在于医技的每一个细节,不是单纯对患者的态度和对患者的同情,最主要的核心是解决患者的求医问题,也就是说医德好最终体现在能够更有效地帮助患者祛除病痛,恢复健康。章勤总是把提高自己的医技当作为患者服务的阶梯,不断进取,探索妇科疑难病的诊治新思路、新方法。作为浙江省名中医,仍不断学习现代医学新理论、新技术,并结合临床加以运用。

"师者,传道,授业,解惑也。"在临床上,章勤从不囿于门户之见,无论是自己的硕士生、博士生,还是外来的进修医生,她都一视同仁,倾囊相授。在门诊带教时不遗余力地详细讲解诊治思路和用药经验。在科研上,带领学生参与省、市级各项基金的科研申报、动物与临床实验、论文写作,培养学生的科研意识与能力、自学能力、团队协作能力;在生活上,她对学生细心呵护,关怀备至,教导学生时刻怀揣一颗感恩的心,待人接物要真诚,做事要有决心,工作要勤奋踏实,研究要严谨,性格要开朗。

何氏妇科造就了章勤,学业有成的章勤更是无怨无悔地反哺何氏妇科。她如同一块基石,以自己的言行,教导一个又一个何氏门人如何为人、如何行医、如何做学问。

> 谆谆教诲似春雨,
> 言传身教勇为先。
> 授业解惑淡名利,
> 桃李春晖遍四方。

五、奋楫笃行耀岐黄

章勤 2007 年担任杭州市中医院中医妇科副主任,2012 年担任科主任,2019 年担任医院副院长,分管科教及药事工作。无论是作为科主任还是副院长,她都兢兢业业地工作。为了科室发展她殚精竭虑,废寝忘食。在她的带领下杭州市中医院中医妇科不断发展壮大,现已成为国家临床重点专科(中医)、国家中医药管理局重点学科、国家中医药管理局"十五"至"十二五"重点专科、国家中医药管理局"十四五"中医药特色高水平学科、国家药物临床试验质量管理规范(GCP)中药临床试验基地、浙江省中医药重点学科、"十三五"浙江省中医药(中西医结合)重点学科、浙江省重大疾病(不孕不育)中医药防治中心、浙江省中医妇科诊疗中心、浙江省中医妇科专科联盟牵头单位、长三角妇科流派联盟牵头单位、杭州市一级医学重点(高峰)学科,连续 5 年荣获艾力彼中国中医医院最佳临床型专科。2021 年度中华中医药学会联合中国中医科学院发布的全国中医医院学科(专科)名列全国前十,省内第一。

杭州市中医院中医妇科尤其在不孕症、复发性流产等妇科疑难病的检查、诊断和治疗方面都处于全国一流水平。章勤牵头撰写的"先兆流产优势病种"被遴选为中华中医药学会"50 个中医治疗优势病种"。她还牵头立项了"子宫内粘连中西医结合诊疗指南",作为主要起草人参与制定了《复发性流产中西医结合诊疗指南》《先兆流产中西医结合治疗指南》等项目。在学科建设的同时带动了科室业务发展,目前科室年门诊量达 22 万人次以上,年出院患者 5 000 余人次,社会影响力与日俱增,成为医院的品牌科室,更是行业内的翘楚。

章勤围绕妇科优势病种,在何氏妇科经验方的基础上开展多项科学研究,主持课题"芪竭颗粒治疗慢性盆腔炎临床及实验研究"获浙江省科学技术奖三等奖及浙江省中医药科学技术创新奖三等奖,"何氏妇科治崩经验"获"浙江省中医药科学技术奖三等奖","中医药延缓卵巢衰老的作用机制及临床应用研究"获中国妇幼健康研究会科学技术奖自然科学奖三等奖。"养巢方治疗卵巢储备功能低下的作用机制及临床应用研究"获"中国民族医药协会科学技术奖三等奖",参与课题"育麟方改善卵巢储备功能的临床及实验研究"获浙江省科学技术进步奖二等奖。章勤将何氏妇科经验结合临床实际与科研探索,挖掘用药机制,反复验证疗效,成功申报国家发明专利 5 项,自创经验方"养巢颗粒"2022 年获批为院内制剂,临床深受广大女性患者的好评。

中医药事业历千载而不衰,延百世而不坠,究其根本在于传承。传承,不仅需要传承医术之"精",更需要传承医道之"诚"。章勤指出,何氏妇科之所以会发扬光大,能够服务更多有需要的人,是因为历代传人均怀仁心,广传医术,毫无保留地传授何氏妇科的学术精髓。正是因为有这样一支热爱中医、术业精湛、口碑优良的何氏流派传承团队,不遗余力地继承、发扬和创新,才使何氏妇科名扬全国。

作为何氏妇科第五代代表性传承人,章勤一直致力于何氏妇科学术流派的经验整理、总结、继承和发扬工作。2013 年浙江何氏妇科获全国首批中医流派传承基地建设项目,作为流派传承工作室带头人之一,建立了梯次合理的传承团队及流派二级工作站,并多次在国外、全国及区域性的学术交流中介绍何氏妇科学术经验,为何氏妇科流派的传承发展和学术影响力的提升做出了贡献。2016 年何氏妇科流派成功申报成为"杭州市非物质文化遗产",2022 年何氏妇科成功入选为"第六批省级非物质文化遗产代表性项目名录"。

第二章
章勤诊治不孕不育特色

一、病证结合,分期论治

中医的生命力在于临床疗效。中医医师进步的源泉在于深厚的理论底蕴以及不断的临床实践。章勤作为何氏妇科第五代代表性传承人,深得何氏妇科真传,又通过不断的跟师访学,融百家所长,"融汇中西,兼收并蓄",形成了自己独特的学术思想。对于不孕症,她提出"全面筛查,明晰病因;病证结合,分期论治"的诊疗思路,力求在最短的时间内达到最佳的临床疗效,帮助无数不孕女性圆了做母亲的梦想。

中医学在长期医疗实践基础上,建立了全套与病名相适应的病因病机、临床证候、鉴别诊断、发展预后等中医疾病内涵与外延。"辨证"与"辨病"都是认识疾病的思维过程。辨证是对证候的辨析,以确定证候为目的,从而根据证候确立治法,据法处方以治疗疾病。辨病是对疾病的辨析,以确定疾病的诊断为目的,从而为治疗提供依据。中医辨病的过程实际上就是诊断疾病的过程,也就是通过望闻问切、实验室检查等指标来采集患者资料,综合分析后做出疾病诊断的思维和实践过程。确定疾病诊断后,再采用不同的治法进行治疗。辨病与辨证都是以患者的临床表现为依据,区别在于一为确立证候,一为确诊疾病。在辨证思维过程中,以证候为辨析目标反映了中医学诊治疾病的特色,但若只考虑证候的差异,即只考虑疾病的阶段性和类型性,不考虑疾病的全过程和全貌,辨证的准确率也必定难以提高。反之,若只将疾病诊断清楚,而没有运用辨证思维明确反映疾病阶段性和类型本质的证候,也难以实施有效的治疗。

传统中医疾病命名是以病因、病机、病理产物、病位、主要症状、体征等为依据。如:带下过多、带下过少是以病理产物命名;月经先期、月经后期是以临床症状命名;产后身痛是以病位和症状命名。但是,随着现代医学的深入发展,人们对疾病的认识从笼统走向精确,从模糊走向清晰,单纯使用传统中医辨病、辨证已经无法适应当代时代的要求。比如,中医学没有"卵巢功能减退"病名,根据其临床症状而归属于"月经过少""月经后期""不孕症"等多个中医疾病。与此同时,卵巢功能减退、输卵管炎、子宫内粘连等疾病都可能导致女性不孕,但实际治疗方法却又各不相同。可以说,吸收、借鉴现代医学诊断方法和研究进展,完善中医辨病内涵,是实现中医药现代化的重要内容之一。

陈可冀院士提出辨病与辨证相结合的研究模式包括如下三种:一是中医辨病结合辨证论治模式;二是中医学和现代医学双重诊断疾病结合辨证论治模式;三是现代医学诊断疾病结合辨证论治模式。陈院士指出,在当前的临床与科研工作中,第三种模式占主导地位。章勤在陈院士基础上,进一步提出"病—证—期三步诊疗模式"用于不孕症的诊疗,极大地提高了临床治疗水平。

"病—证—期三步诊疗模式"中的第一步"病"主要是指应用现代医学方法诊断疾病。不孕症作为一级诊断的前提下,可以通过超声、血清检查、宫腔镜检查、免疫组化检测等方法进一步筛查病因,从而获得子宫内粘连、输卵管炎等二级诊断,这是精准治疗的前提。第二步"证"是指中医证型,通过望、闻、问、切,全面辨证分析后获得肾虚证、气血虚弱证、肾虚血瘀证等不同证型,进而制定理法方药,这是中医治疗的特色和根本所在。第三步"期"是指月经的周期和围辅助生殖时期。女性月经可分为卵泡期、排卵期、黄体期、经行期,人体随着月经周期而出现气血阴阳消长变化。试管婴儿可分为取卵前期、取卵后期、降调节期、移植期,同一女性在不同时期临床表现各有不同,临证时亦需要加减用药。分期论治是靶向治疗的重要依据。

"病—证—期三步诊疗模式"将中医与西医融为一体,从宏观和微观双重角度把握疾病诊断,弥补了中医辨病辨证直观化、表面化缺陷;根据不同时期,加减针对性药物,治疗更有靶向化、精准化。对于一些无证可辨者,根据西医理化检查辨病、辨期论治,亦能达到增效减毒,中西医优势互补的效果。

"病—证—期三步诊疗模式"下,临床使用中西医方法各有侧重。比如,不孕症合并卵巢功能减退,现代医学缺乏公认、有效、安全的诊疗方案,即使采用体外受精-胚胎移植(IVF-ET)术,往往疗效甚微。中医药在这方面却大有可为,辨证基础上或补肾,或健脾,或宁心,或疏肝……对证施治,往往有枯木回春之效;不孕症合并输卵管阻塞,若是双侧输卵管完全阻塞中医效果欠佳,IVF-

ET术是最佳选择,若是通而不畅或者仅一侧堵塞,可以考虑中药口服加灌肠治疗;不孕症合并子宫内粘连,可以宫腔镜下粘连分离的基础上再用中药治疗,方可事半功倍。

章勤指出,何氏妇科之所以不断发展与创新,正是与秉承"衷中参西,病证结合"的宗旨,将中医与现代西医紧密结合,优势互补密不可分。

二、调经为要,治循周期

章勤指出,经水月月如期,按时而下是成功孕育子嗣的先决条件。女子不孕多与月经失调有关,因此中医学历来注重"经"与"孕"的关系。《女科要旨》曰:"妇人无子,皆因经水不调。"《女科正宗·广嗣总论》曰:"男精壮而女经调,有子之道也。"《济阴纲目》云:"求子之法,莫先调经,每见妇人无子者,其经必或前或后,或多或少,或将行作痛,或行后作痛,或紫或黑,或淡或凝而不调,不调则气血乖争,不能成孕。""妇人惟经水为育嗣之期,经水不调即非受孕之兆,纵使受之,亦不全美。"现代医学中功能失调性子宫出血、多囊卵巢综合征、高催乳素血症、卵巢功能衰退、未破裂卵泡黄素化综合征等都可以表现为月经先期、月经后期、月经先后无定期、月经稀少、闭经、经期延长、崩漏等,若未得到有效干预治疗,往往难以受孕。

月经以血为物质基础,在肾气盛的前提下,天癸所激发,气血调和,阴阳平衡,任通冲盛才能按时而下。月经的正常反映了女性生殖功能的正常,这也是妊娠受孕的基本条件。正如,《素问·上古天真论》所云:"女子七岁,肾气盛……二七而天癸至,任脉通,太冲脉盛,月事以时下,故有子……七七任脉虚,太冲脉衰少,天癸竭,地道不通,故形坏而无子也。"

调经重在补肾,心肝脾次之。肾藏精,主生长发育、生殖。对女子天癸、冲任、胞宫的平衡协调起着至关重要的作用。充盛的肾精是实现排卵的物质基础,故《景岳全书·妇人规》有"经候不调,病皆在肾经"之说。因此,不论何种原因引起的无排卵,必须以补肾为大法。针对不同病因,随症进退,如多囊卵巢综合征,此类患者大多形体丰盛,兼夹痰湿,故治疗应偏于温肾化痰,常用煅紫石英、石菖蒲、姜半夏、胆南星、焦山楂、炙鸡内金、石见穿等。对高催乳素血症,因其有泌乳的特点,乳房属肝经,多兼肝郁之症,应偏于补肾疏肝理气,常用柴胡、白芍、路路通、炒麦芽、蒲公英等。而小卵泡黄素化者,多以精血虚寒为主,以补肾阳、填肾精为治则,常用巴戟天、淫羊藿、熟地、肉苁蓉、鹿角霜等。对卵泡滞留型或大卵泡型,此类患者常因长期不孕而处于精神紧张和应激状态中,或因卵巢局部炎症粘连等导致卵泡不破裂,多偏重于气机阻滞,宜在补肾基础上理气活血,常用制香附、郁金、丹参、益母草,以利排卵。对卵巢功能减退者,应以养血填精为大法,临床以河车大造丸合四物汤化裁,结合药理选药,适时加用西药补充雌孕激素,缩短疗程,提高疗效。

血虚、肾虚、痰湿、肝郁、血瘀等都是月经不调与不孕共同病机,调补之法因人而异。章勤在辨证论治的基础上,进一步将现代医学理念融入调经种子之法中,提出"调经种子四步法"。

经后期(月经第5～第14日),也就是卵泡期。窦前卵泡经历持续生长期、指数生长期,进入窦卵泡期。在各种激素的协同作用下,颗粒细胞聚集、卵泡液增加,被募集后进入"生长发育轨道"。优势卵泡增大到18 mm左右,成为排卵前卵泡。同时,子宫在雌激素的作用下,内膜表面上皮、腺体、间质、血管均呈增生性变化,纤毛细胞和微绒毛增加,进一步促进子宫内膜分泌物的流动和分布,促进腺细胞排泄和吸收功能。章勤认为,这个过程是"阴长"的表现。无论是卵泡的长大还是内膜的增殖,都需要大量阴精为基础,因此,这一时期以滋养肝肾,填补奇经,栽培体内精血为要务。常用中药包括菟丝子、覆盆子、枸杞子、天冬、玉竹、黄精等。

经间期(月经第14～第16日),也就是排卵期。由于成熟卵泡分泌的雌二醇(E_2)在循环中达到对下丘脑起正负反馈调节作用的峰值,促使下丘脑促性腺激素释放激素(GnRH)的大量释放,继而引起垂体释放促性腺激素,出现黄体生成素/卵泡刺激素(LH/FSH)峰值。卵泡完成第一次减数分裂和卵泡壁胶原层的分解及小孔形成后,卵母细胞和包绕它周围的卵丘颗粒细胞一起排出。同时,子宫内膜正在增殖晚期向分泌早期的改变。章勤认为,此时是"重阴转阳"的过程,需要理气调血方能促进排卵,常用荆芥、连翘等清轻宣发之品以促进排卵,但若有排卵障碍者,可加入蛇床子温肾壮阳,以阳气温煦、鼓动、升发之意促进卵泡发育,还可加入茺蔚子活血益气,温通血脉以促进排卵。

经前期(月经第15～第28日),也就是黄体期。排卵后卵泡液流出,卵泡腔内压力下降,卵泡壁塌陷,颗粒细胞和卵泡内膜细胞向内侵入,周围由结缔组织的卵泡外膜包围形成黄体。黄体持续存在于卵巢的内部,不断分泌激素,对女性身体起到激素调节的作用,黄体期一直持续到下次月经来潮前。正常黄体功能的建立需要理想的排卵前卵泡发育,特别是 FSH 刺激,以及一定水平的持续性 LH 维持。若卵子受精成功,黄体转化为妊娠黄体,直到妊娠 3 个月才退化;若卵子未受精,黄体在排卵后 9～10 日开始退化,转化为白体,直到 14 日完全衰退后月经来潮,进入新的一轮周期。此时子宫内膜进入分泌期,内膜持续增厚,富含丰富的营养物质,窗口期开放利于受精卵着床发育。如果黄体功能不足,就会导致黄体期缩短,引起月经周期缩短,也不利于受精卵着床。

正常黄体功能的维持有赖于下丘脑—垂体—卵巢性腺轴功能的完善,卵泡期 FSH 分泌不足、卵泡液中 FSH 和 E_2 低值、排卵期 LH 峰不充分、黄体期 LH 分泌不足或其脉冲式分泌不充分、子宫内膜细胞甾体激素受体异常,对黄体分泌的激素反应性低下都可能导致黄体功能障碍。章勤认为,此阶段是"阳长"的过程,中药以化阳摄精、温补肾阳为要务。常用鹿角片、巴戟天、覆盆子等暖宫摄精,以促进胞宫受孕。

行经期(月经第 1～第 4 日),也就是月经期。此时卵泡由窦前卵泡向窦卵泡发育,子宫内膜海绵状功能层从基底层崩解脱落,月经来潮。章勤认为,此期为"重阳转阴"阶段,治疗以活血疏肝、理气祛瘀、因势利导。可用四物汤加益母草、桃仁、鸡血藤等活血通经。

三、补肾养血,养阳为先

根据女性阴阳之消长变化可将月经周期分而论之是周期调经的宗旨。章勤认为,阴阳互根为用,消长平衡,调经助孕以取得周期中之"的候"当为关键。因"女子以血为本",补肾养血为调经助孕基本是目前中医妇科界所公认。但对于一些卵泡发育障碍、排卵障碍患者而言,养阳法之地位需在滋阴之上,且"养阳法"当贯穿整个月经周期并循阴阳变化分期论治。

(一)卵泡期——养阳滋长

卵泡期正值经后,为卵泡发育及子宫内膜增殖的主要时期,此时血海空虚,以"阴长"为主要特征,且《内经》中有言:"阳化气,阴成形。"故有医家认为,卵泡期应注重养血滋阴,为卵泡形成及内膜增生奠定基础,稍佐助阳之品调和阴阳。但章勤认为此期之"阴长"并非纯粹的滋养阴血为需,尤其是多囊卵巢综合征等卵泡发育障碍的患者,不可仅以大量滋阴之"静"药主之而阳药辅助,阳药之

"动"地位当举足轻重。

"少火生气,壮火食气",语出《素问·阴阳应象大论》。其曰:"壮火之气衰,少火之气壮;壮火食气,气食少火;壮火散气,少火生气。""少火"是指温和的阳气,属生理之火,是生命原动力和活力的象征。《素问·阴阳应象大论》谓"阴在内,阳之守也;阳在外,阴之使也"。阳气是机体生化代谢的原动力,也是脏腑功能活动的集中反映。明代医家张介宾就明确指出:"生化之权,皆由阳气。"他认为自然界之有芸芸众生者,是阳光普照大地的缘故;人之所以有生,只此一息真阳为其大宝而已。人身阳气和平,则生化不息,阴精充长,此即《内经》"阳生阴长""阳化气,阴成形"之理。反之,无论阳气之衰减抑或亢害,皆可使人生化失常而罹病。只有"少火"正常,才能通过温煦、促进卵子发育。

章勤认为,"少火"又指气味温和、能养人身正气的药物。在卵泡期调治中,章勤遣方虽仍以"七分阴,三分阳"为用,但此中的"三分阳"当为"七分阴"之基础,为启动之契机,动静结合,起"少火生气"之意以启动卵泡与内膜之滋养生长。用药多以四物汤为基础养血和血,在淫羊藿、肉苁蓉、菟丝子、覆盆子等平补肾阳药中辅以山茱萸、黄精、桑椹、龟甲等滋补肾阴之品以达阳中求阴之意,正所谓"善补阴者,必于阳中求阴,则阴得阳升而泉源不断"。在临床诊治中,卵泡发育不良、小卵泡、多囊卵巢综合征等排卵障碍者,卵泡及子宫内膜不能正常发育及增生,章勤认为此时养阳之法颇为关键,不可单纯以大量滋养肾阴之品一味追求"阴成形",而需重用鹿角霜等血肉有情之品加紫石英、胡芦巴、石楠叶等温补肾阳以达"阳化气"之效,动之以使生发,则卵泡及内膜必然循而生长。

(二)排卵期——养阳疏理

《女科准绳》引袁了凡所说:"天地生物必有氤氲时,万物化生必有乐育之时……凡妇人一月经行一度,必有一月氤氲之候,于一时辰间气蒸而热,昏而闷,有欲交接不可忍之状,此的候也……顺而施之则成胎。""的候""氤氲之候"就是古人对排卵期的描述。

这个时期"阴长"至极,重阴必阳,是阴盛阳动之际。只有阴阳的适时转化才可使卵泡顺利排出,"阳动"为此期的关键。《素问·生气通天论》言:"阳蓄积病死,而阳气当隔,隔者当泻。"若阳气蓄积不行,或挡隔壅塞,阳气失于疏泄,则阳动受阻,阴阳转化受碍,"的候"难寻。因妇人多忧虑善思,情志气机不畅,阳气易郁而蓄结,故此期当以养阳之法兼以疏理之"泻法",促使气机调畅,阳气生长。章勤在此期常在卵泡期组方中添加皂角刺、荆芥、路路通、绿萼梅等疏理气机之品,使阳气得疏而"动",则促卵泡顺利排出。对卵泡未破裂黄素化综合征则加水蛭、石见穿、红花、胡芦巴等活血温通之品,并辅以柏子仁、莲子心等清心安神之品温肾活血,疏理安神,使"心—肾—胞宫轴"功能协调,助破卵而达"的候",男精壮、女经调,方能顺势得孕。

(三) 黄体期——养阳助孕

排卵后黄体形成,女性进入黄体期。E_2、孕酮(P)上升到高峰期,子宫内膜在两者刺激下内膜细胞体积增大,糖原含量增加,腺管由直变弯,分泌含糖原的黏液进入分泌期。无论是女性雌孕激素水平还是内膜都为妊娠作好准备,"迎接"受精卵。若不受孕,$12\sim15$ 日后黄体即退化,血中孕激素与雌激素浓度明显下降,子宫内膜血管发生痉挛性收缩,随后出现子宫内膜脱落与流血,出现月经。雌激素与孕激素分泌减少,使腺垂体 FSH 与 LH 的分泌又开始增加,重复进入另一周期。如成功受孕,胎盘分泌绒毛膜促性腺激素,黄体转化为妊娠黄体,适应妊娠的需要。若黄体功能不全,不但因为黄体期缩短导致月经先期,还会对胚胎顺利着床产生不良影响。

黄体期是"阳长"之时,阴血充沛,阳气渐长。章勤认为此期"养阳"尤为重要,阳气可温煦子宫,利于胚胎着床及孕育。章勤在此期主张以补肾温阳为主,以维持黄体功能。此期往往去桑椹、山茱萸等补肾阴之品,而重用黄芪、巴戟天、鹿角片、桑寄生、续断、紫石英等益气温阳之品,以期扶助阳长,保持重阳的持续,更利于受孕。

(四) 行经期——养阳通经

行经期一方面是在排泄月经、祛除旧性的瘀浊,另一方面已开始生新,为新的一轮周期做准备。月经之所以来潮,固然依靠子宫、冲任的气血活动,更在于"阳长"至极,重阳必阴的转化。重阳者必须转化,不转化则重阳的生理极限无法纠正,其结果必将形成病变。转化者在于纠正重阳的不平衡状态,是基础体温从高温相迅速下降的过程,气血活动表现为排出月经。经血下泄后,经前期所出现的胸闷、烦躁、乳房或乳头胀或痛等阳热现象均告缓解或消失,亦足以证明重阳必阴的转化。

章勤认为,行经期既是旧周期的结束,又是新周期的开始,是除旧迎新的过程。凡旧周期所遗漏的一切陈旧性物质应当及时、彻底排除,留得一份瘀浊,将影响一份新生。此期当以养阳通经活血为主,以促重阳向阴转化,温经调和气血,使经血顺畅排出,为下一周期的阴阳转化奠定基础。故在此期用药以桃红四物汤养血和血活血为基础,佐以广木香、延胡索等温经止痛之品,若患者素因寒凝胞宫而有经行腹痛症状,则加吴茱萸、小茴香温经散寒定痛,配伍香附、乌药、炒枳壳理气止痛,酌加鸡血藤、益母草等活血通经之品,以通为用,阳气壮而寒自去,诸药合用则胞宫得暖,经脉调畅,经水顺势而泻之。

四、调理气机,祛邪畅络

《格致余论》《景岳全书》中记载:"阴阳交媾,胎孕乃凝,所藏之处,名曰子宫,一系在下,上有两歧,中分为二,形如合体,一达于左,一达于右。"因此中医学的子宫包括子宫实体和两侧附件(输卵管、卵巢)。胞脉、胞络相当于现代医学的输卵管、卵巢等附件组织。《素问·评热病论》云:"胞脉者属心而络于胞中。"《素问·奇病论》又述:"胞络者系于肾。"因此胞宫、胞脉有经脉直接与脏腑相连。可以说,妊娠受孕与胞宫、胞脉关系密切。

章勤提出,畅络的目的在于驱散外来之邪,清化内郁之结,为精卵结合创造条件。主要用于胞络瘀滞无子、妇人腹痛无子、癥瘕无子、带下无子等。相当于现代医学的盆腔炎症疾病后遗症、输卵管炎、子宫内膜异位症等。

输卵管炎性不孕是导致女性不孕尤其是继发不孕的重要原因之一。多因盆腔慢性炎症导致输卵管管腔粘连、僵硬,或受周围瘢痕组织的牵拉、扭曲或闭塞,使输卵管丧失输送卵子或受精卵的功能,导致不孕。临床常见小腹一侧或两侧隐痛,劳则复发,腰酸乏力,月经不调等,具有病史久、症状复杂等特点。中医素有"久病多瘀""久病多虚""久病入肾"之说,故而章勤强调以温通疏补治之。治疗时应分辨主次、轻重,既要注重温寒化湿、活血化瘀,加速盆腔血液循环,促进炎症吸收,软化增生的纤维结缔组织,常用红藤、败酱草、失笑散、炙石见穿、炒䗪虫、炒荔枝核等,又要鼓舞正气,提高免疫功能,从而预防反复感染,常用黄芪建中汤化裁。临床上常采用三联疗法,即中药口服、保留灌肠及宫腔镜下插管通液术,使药物直达病所,以提高疗效。此外,用药要结合月经周期,正虚者可在经间期培元以补正;邪实者可值经前期清源以祛邪,不仅使炎症消除,还可以达到调整周期的目的,从而缩短疗程,以利尽早孕育。

癥瘕无子总由气血瘀结而成,多因正气虚弱、气血失调、气机郁阻、血运迟滞、津行不畅、聚而为痰,气、血、痰、瘀相互搏结,经脉闭阻,发为不孕。治疗宜扶正化瘀,以缓图之,此乃"养正而积自除"之意,亦如《经》云"大积大聚,衰其大半而止",惟恐过于攻伐伤其气血。临床常用药物有黄芪、血竭、制乳香、制没药、白术、桂枝、片姜黄、当归、白芍、赤芍、三棱、莪术、三七、生甘草等,以益气消癥,散瘀定痛。在控制癥瘕的同时,必须抓住不孕这一重点,在组方时,常加用鹿角片、巴戟天、胡芦巴、小茴香等温肾通络之品,在改善症状和体质的同时,调节生殖功能,提高受孕率。

带下无子不离乎"湿",湿邪入侵,注入下焦,任脉失约而致病,随体质之强弱,病有虚实,治有攻补。一般来说,色深、质黏稠、有臭秽者,多属实、属热;色淡、质稀或有腥气者,多属虚、属寒,临床以湿热较为常见。虚损多由劳倦过度,损伤脾气,运化失常,聚而为湿,流注下焦,伤及任脉,或肾气不足,下元亏损,而带脉失约。治疗时首先应分清虚实,辨别主次,通涩兼用,升降有度,补虚佐通利,清下不损正,内服而不忘外治。或清利湿热,或补虚化湿,为精卵结合作准备。

五、燮理阴阳,直取的候

阴阳学说是中医学的基本指导思想之一。生之本在于阴平阳秘,病之理始于阴阳失调,诊治疾病必求阴阳,谨察阴阳之所在而调之,以平为期。中医周期调经理论是以卵泡发育和子宫内膜变化为基础,亦是人体阴阳消长、转化外在表现。

从经后期开始,阴阳消长经历了阴长—重阴转阳—阳长—重阳必阴的过程,气血由衰到盛,直到血海充盛而月事按时而下。肾—天癸—冲任—胞宫生殖轴在阴阳消长有序、气血通畅条达的情况下才能受孕生子,反之则易不孕或者流产。

卵泡由阴液组成,要促使卵泡发育长大,非精血阴液无以填补。章勤秉承《素问·阴阳应象大论》云"精不足者,补之以味"的原则,在卵泡期"七分养阴,三分养阳",养阴以当归、丹参、熟地、桑椹、枸杞子、天冬、龟甲等属阴味厚之品,酌加覆盆子、淫羊藿、杜仲、肉苁蓉等温补肾阳,以达到"阳中求阴"的目的。

排卵作为妊娠受孕重要的、必不可少的环节,排卵期乃阳动而成化,为排卵提供动力的同时温煦胞宫,温运气血,温通冲任与胞络,为受精、着床提供必要条件。章勤在此期治疗上首先注重活血通络以促排卵,补肾调燮阴阳,以促进排卵的节律变化。排卵的前提还在于拉丝状带下的出现,也就是首先要有"重阴""癸水",才能选用茺蔚子、川芎、荆芥等活血通络理气的中药以促进孕卵排出。

排卵与心—肾—子宫轴关系密切,对重阴失常、癸水不足者,重在滋肾调经,稍佐活血;对心肝气郁、排卵失常者,如卵泡未破裂黄素化综合征,宜舒解心郁,促发排卵,"胞脉胞络属于心",心气下降,胞脉胞络才得以通畅,排卵才能正常;对痰浊阻碍排卵者,应温肾化痰;而对盆腔粘连等血瘀干扰排卵者,在补肾基础上加入活血通络、消癥散结之品。常用的促排卵药物有当归、赤芍、白芍、川芎、红花、香附等,肾阳偏虚者,可用石楠叶、紫石英、石菖蒲、淫羊藿;肾阴不足者可加天冬、玉竹、山茱萸;心肝气郁者用莲子心、合欢皮、郁金、绿萼梅;胞脉不畅者可用皂角刺、五灵脂、路路通等。适时的促排卵,在整个不孕症治疗中能起到事半功倍的效果。

排卵后的黄体期是阳气渐隆的过程。若重阳不足,阳气没有达到"重"的水平,就很难转化,或转化不利。阳不转阴,或转阴不利,排经就困难,自然出现经行不畅。阳主动,重阳者,其活动的速度和力度均较明显,阳的动力不强,或有较明显的内外因素影响,特别是寒凉之邪干扰或阻碍了阳动,以致重阳必阴的转化不利,自然就会出现重阳不足的反应,表现为经前期出血、月经先期、不孕等。因此,此时章勤主张以巴戟天、鹿角片、紫石英等温补肾阳,维持黄体功能,利于受孕着床。

六、身心同治,话术为先

"整体观念"告诉我们,人是一个整体,身体是物质基础,心理是上层建筑,中医治病很明确的分了两种,一种是医心,一种是医病,这两种相辅相成,密不可分。中国传统生育观念导致不孕女性受到家庭、社会等各方面的心理压力,往往导致焦虑、抑郁等情绪的发生。"恐则气下""思则气结""惊恐伤肾",不孕症患者本身脏腑功能不健、气血不调,正气虚弱,若长期处于惊恐、思虑的不良情绪状态,会影响内分泌,形成身体—心理的恶性循环,更不利于受孕。因此,章勤提出,不孕症当以身心同治,形神共调。治不孕症重视心理调适,除针药治疗外,还非常重视"话术"。

一代名医的形成,除了精湛的医术,与患者的沟通的"话术"也十分有讲究。章勤常言"治病治'心',医患共进",只有医患相互信任,才能相得益彰。治病治"心",章勤十分注重与患者的沟通以及沟通的"话术",这也源于她曾跟随何嘉琳门诊所悟。"每次何老(何嘉琳)总是用非常浅显且生动的语言为患者解释一些枯燥难懂的医学知识",章勤说,"让患者明白自己的病情很重要,沟通是信任的基础,比如和患者形容月经过少,就会说水库没水了,我得先给你蓄水,才能打开闸门放水,所以月经过少这个病啊得慢慢治,不能急。"何嘉琳把子宫动脉血流高阻状态比作泥浆水,告诉患者除了中药活血祛瘀以外,还需要适当运动以改善气血运行,水流通畅,子宫这块土壤灌溉充足,才有孕育的希望。章勤也这样和患者解释。高深的医学理论在章勤通俗易懂的解释下,患者往往恍然大悟。紧蹙的眉头总是会舒展开来,内心的焦虑不安仿佛找到了支柱,眼神中更是充满信任。

"患者的情绪疏导很重要,'话疗'也是治疗的一部分。"章勤常言,虽然她的门诊常"熙熙攘攘",但总是能对每一位患者都和颜悦色,仔细聆听,站在患者的角度为他们排忧解难,让患者感受到如亲人般的关怀。治病治"心",注重患者的心理疏导,将医术与"话术"两者合而为治,不仅增加了医患沟通与医患间的相互信任,获得了更佳的临床疗效,也使章勤良好的口碑在病友圈里口口相传,求医者更是络绎不绝。

七、内外合治,执简御繁

中医经典著作《内经》分为《素问》《灵枢》两部分,中医外治法与传统汤药内服相辅相成,亦是提高中医疗效的重要组成部分。对于不孕症的治疗,章勤除了在中药方面想方设法以外,还大力开展中医外治法技术,并创立了一系列外治方药。

1. 火龙灸技术　① 痛经患者(寒湿凝滞型)用温经 1 号(经前)、温经 2 号(月经第 1 日)进行火龙灸治疗。② 不孕症患者(肾虚血瘀型)拟补膜 1 号方(月经第 1 日)、补膜 2 号方(增殖期)、补膜 3 号方(分泌期)进行火龙灸治疗。③ 慢性盆腔炎性疾病患者(寒湿瘀滞型)用散寒化瘀方进行火龙灸治疗。

2. 中药熏蒸技术　适用于寒凝血瘀导致的不孕症(输卵管炎性不孕、薄型子宫内膜等)、产后身痛、月经不调、痛经、盆腔炎,章勤在温肾活血中药基础上结合药物熏蒸获得满意疗效。

3. 穴位敷贴技术　章勤制定协定处方分别适用于宫寒不孕(小腹冷痛、喜温喜暖、痛经、久不受孕等)、堕胎、盆腔炎等;以及孕后治疗阶段的胎动不安(妊娠期阴道出血、腰膝酸软、小腹坠痛或伴腰酸痛等),肾虚型用安胎1号,寿胎丸加减;血热型用安胎2号,保阴煎加减;脾肾两虚型用安胎3号,温土毓麟汤加减;妊娠恶阻(妊娠期恶心呕吐吞酸、不欲饮食、口淡无味等),胃虚型用恶阻1号;肝热型用恶阻2号;痰滞型用恶阻3号。

4. 中药足浴技术　① 温阳协定方:组成艾叶、肉桂、花椒、当归、赤芍、红花。功效:温经活血,主治四肢不温、宫寒不孕、月经不调、痛经等。② 散寒化瘀协定方:吴茱萸、艾叶、蒲黄、五灵脂、香附、延胡索、赤芍。功效:散寒活血,化瘀止痛。主治寒凝血瘀导致的子宫腺肌病、小腹冷痛、盆腔淤血症、痛经、输卵管梗阻性不孕等。此二种处方已作为院内协定方使用,深受广大医患的欢迎与好评。

5. 中药保留灌肠技术　化瘀解毒制剂(原名:妇外Ⅳ号),适用于急、慢性盆腔炎及附件炎,输卵管梗阻性不孕症,子宫内膜异位症。主要成分:制大黄、当归、赤芍、三棱、白花蛇舌草、红藤、败酱草等。原由本院已故国家级名中医何少山先生提供处方,作为院内制剂而被何氏妇科团队一直沿用至今,收效迅捷。保留灌肠发挥局部治疗的优势,既减轻了单纯内治法所带来的胃肠道负担,又能直接使病变局部活血化瘀、消散结,从而缩短疗程,提高疗效。从临床观察看,内服外治既能减轻临床症状及体征,又能改善血液流变学,从而促进炎性病灶的消退及增生性病变的软化和吸收,使整体功能与局部病变明显改善,真正起到扶正祛邪之作用。

6. 针刺治疗　针刺通过刺激穴位,对机体的有关物理、化学感受器产生影响,直接反射性地调整大脑皮层和自主神经系统,对下丘脑—垂体—卵巢轴的分泌功能起到良性调整作用,从而使 FSH、LH、E_2、P 等的分泌趋于正常,改善患者的排卵功能。卵泡期:取子宫、气海、关元三穴加艾灸,足三里、血海、三阴交主要用补法。月经周期的第5～第6日,补法针刺每日1次,留针 25 min,连续7～8日。排卵期:针刺子宫、八髎,用泻法。若卵泡持续增大或滞留用泻法针刺子宫穴、八髎穴,起针后在下腹部敷活血通络散给予隔物灸。卵泡破裂:指导患者同房,用补法针刺关元、气海、足三里。若为多囊卵巢综合征导致排卵障碍性不孕,可配合如下取穴方案:天枢、气海、关元、中极、归来、子宫、阴陵泉、三阴交。采取平补平泻手法,每周 2 次,月经期间停止治疗,1 个月为 1 个疗程,连续治疗 3 个疗程。若为小卵泡者,选取卵巢三穴、关元、中极、子宫穴(双)、三阴交(双)进行针刺;虚证采用补法,实证采用泻法治疗,直到成熟卵泡排出停止。

八、固本培元,安胎善后

不孕症患者总是存在先天或者后天不足,宫腔内微环境异常、人体免疫功能、凝血功能异常等都会导致妊娠后流产率高于正常人群。章勤认为,不孕症患者多年凤愿一朝得解,往往对珍贵儿倍加珍惜。因此,主张妊娠早期通过血清 HCG、超声检查等密切关注胚胎发育情况。若出现胎动不安、胎漏等应该及时安胎,才能收孕育之全功。

妊娠用药必以安胎为主,养胎之法最宜清淡润和,补宜平补,益气而不助火消阴,养血而不碍胃恋湿,宜清不宜泻,宜凉不宜热。胎漏、胎动不安,其病理主要为肾虚受胎不实,冲任不固,或气血亏损,生化无源,胞脉失养,或肾气血瘀,血行不畅而无以滋养胎儿。在临床上可根据患者体质强弱、气血盛衰、阴阳辨证,分为脾肾两亏、肾虚血热、肾虚挟瘀、肾虚湿热、气虚挟瘀等证型,结合现代医学临检指征,分别用于治疗黄体功能不足型、宫内积血、抗磷脂综合征、结缔组织病、妊娠合并子宫肌瘤、妊娠合并贫血等,临床疗效显著。

何氏安胎方为何氏妇科祖传之经验方,具有脾肾同治、益气安胎的功效。药物由党参、归身、白芍、黄芩、焦白术、桑寄生、苎麻根、炒杜仲、菟丝子、怀山药、潼蒺藜、甘草组成。方中党参、白术、怀山药健脾益气以固胎,桑寄生、杜仲、菟丝子、潼蒺藜,补肾壮腰以系胎,归身、白芍、生地滋阴养血荫胎,加黄芩清热安胎,以制补气温阳之偏,全方益肾健脾,平补阴阳,用之得心应手,适用于各类的先兆流产及习惯性流产。

对宫内有积血的患者,常用熟大黄清热化瘀安胎,配合金银花炭、川连增强清热之力。熟大黄虽为苦寒破积之品,炒熟后攻下之性减缓,取其凉血泻火祛瘀之功,其与清热安胎、凉血止血药配伍,安胎疗效十分明显,能替代抗生素,抗炎防宫内感染。对积血久不吸收者,用三七粉,以化瘀止血,此亦《内经》"有故无殒,亦无殒也"理论的具体运用。

第三章
章勤诊治不孕不育心得

一、再生育人群助孕经验

随着二胎政策的开放,高龄妇女的再生育需求持续攀升,但由于年龄相关性卵巢储备功能下降、输卵管炎性疾病以及子宫内膜容受性降低等原因导致了该人群自然妊娠率的下降、自然流产率与生育风险的提高。再生育人群的生殖问题也成为目前临床医生研究的热点。

再生育人群区别于简单的生育第二胎人群,也区别于高龄孕妇人群。因再生育人群暂时还没有明确定义,故而本文所指是针对≥35岁,已生育,特别是已放弃生育妇女重新规划妊娠者。

(一)病因病机

《内经》有言:"五七阳明脉衰,面始焦,发始堕。"女子五七,恰好相对于如今高龄妇女≥35岁的概念。"五七"可以说是女性生育能力开始走下坡路的"分水岭"。

再生育人群不孕问题可归属于中医中"断绪"等范畴。因"女为阴体,不足于阳,故其衰也,自阳明始",故而女性在35岁之后,首先会出现"阳明脉衰"的表现。而阳明胃气为冲脉之本,当阳明化源失司,则冲任气血不足。另一方面,阳明属胃为后天精气生化之源,后天之精不能充养先天,则肾精亏虚,天癸乏源。因此再生育人群多以冲任气血不足,肾精亏虚为主要病因病机。

且"女子所重在血,血能构精,胎孕乃成"(《景岳全书》),若冲任气血不足,肾精亏虚,天癸乏源,胞脉失养,亦致"胎孕难成"。又因维系胞胎之肾气亏虚,使得胎孕既成难系。

（二）再生育人群之助孕经验

1. **卵巢因素** 再生育人群由于年龄及其他某些因素的共同作用,使得卵巢功能与卵子质量都有所下降,西医称之为"卵巢储备功能低下",卵巢储备功能低下者其卵巢对促性腺激素不能正常反馈调节,获得成熟卵泡数减少,或无成熟卵泡发育,或获得卵子的质量较差。临床可表现为月经量少、月经周期紊乱、闭经、生殖能力下降等。

章勤认为,此病以肾精亏虚、癸水不足为基本病机。肾藏精,主生殖。肾中所藏之精气,其盛衰主宰着人体的生长发育以及生殖。《黄帝内经素问注证发微》认为:"天癸者,阴精也,盖肾属水,癸亦属水,由先天之气蓄积而生,故谓阴精为天癸也。"故天癸为肾之阴精。且"二七而天癸至,任脉通,太冲脉盛,月事以时下,故有子",其中所描述的肾—天癸—冲任—胞宫轴与现代医学中下丘脑—垂体—卵巢轴有类似的作用。故而女子卵巢的功能与肾精密切相关。若肾精肾气亏损,天癸失养,冲任气血不足则难以"月事以时下",继而难以"有子",多易发为此病。

章勤治疗该病以补肾填精为大法,佐以养心安神、疏肝解郁、理气健脾等法以治疗兼证。同时,章勤组方遵从"善补阳者,必于阴中求阳;善补阴者,必于阳中求阴",在滋肾养阴药中佐以补肾助阳药。多以淫羊藿、肉苁蓉、菟丝子、山茱萸、覆盆子平补肾阴肾阳,质润而不腻,助肾阳亦能补益精血。再合葛根、石斛、天冬、玉竹滋养肾阴,以增固阴清热之力。在把握补肾大法时,不忘顺应月经周期阴阳动静变化的规律分时治疗。经后期血海空虚,促进卵泡发育成熟并且提高卵子质量是此期首要目的,故多重用覆盆子、桑椹两味,其甘酸收涩之性能收敛耗散之阴气,生精以益五脏之阴。经间期为阴盛阳动之际,中药方中多增加疏肝理气之品以促排卵,如五灵脂、荆芥、皂角刺等。因胞胎系于肾,该人群在孕后仍需鼓舞脾肾,加以安胎,以收全效。

2. **输卵管因素** 再生育人群由于既往无生育计划,故大多有流产史,因而邪毒易乘虚内侵,客于胞宫阻滞冲任;或在经行产后余血未净,湿热内侵与余血相搏,阻滞冲任,蕴结胞宫胞脉。湿、热、毒邪反复进退,耗伤气血,缠绵不愈,皆可导致输卵管性阻塞、输卵管积水等盆腔炎性疾病。邪气蕴结胞宫,阻滞冲任,冲任气血不畅,胞脉胞络滞涩,地道不通,两精不能相搏,故而不孕。

章勤认为该病的病机为正虚邪侵,以瘀、滞、湿、热之邪阻络为主。其主要涉及肝经,且与心、脾、肾三者关系密不可分。治疗时多注重分其缓急之时,同时不忘调经以助孕。急性发作期,以瘀热毒邪阻滞为主,方中多以红藤、马齿苋、败酱草、牡丹皮、失笑散、乳香、没药、柴胡等清热解毒、凉血活血、理气止痛。并以炒白术、茯苓、怀山药等品兼顾脾胃。慢性迁延期,往往伴有阴阳气血亏虚等证,此时章勤多以黄芪建中汤加减化裁鼓舞正气,温阳健脾利湿,以提高自身免疫能力,再合以解毒化瘀通络之品。方中黄芪、当归鼓舞气血,桂枝、小茴香行温通之意,茯苓皮健脾化湿,路路通、马齿苋、红藤、苦参、荔枝核解毒化瘀通络。服药同时配合外治之灌肠疗法,多收效显著。

3. 子宫因素

(1) 子宫内膜容受性:因既往的生育政策,再生育人群妇女在首次分娩后往往有多次流产史,炎症和损伤破坏了内膜组织的结构和功能,引起内膜过薄、对雌激素及血管活性药物反应降低,宫壁组织瘢痕粘连愈合、宫腔变形、狭窄和闭锁等问题,导致再生育困难,即"子宫内膜容受性低下"。其中宫腔粘连(IUA)的发生与子宫内膜容受性低下关系最为密切。故而,宫腔粘连成为再生育人群备孕的主要障碍之一。

在传统医学中,宫腔粘连相当于"月经过少""闭经""不孕"等范畴。因屡孕屡堕,金刃刀伤,致奇经受伤,冲任虚衰。且"胞络者,系于肾",胞络受金刃之伤,亦可致肾精亏损。胞络受损,冲任虚衰,使瘀血内生,阻滞冲任、胞脉,继而胎孕难成。故而,章勤认为该病多以奇经损伤,肾虚血瘀论治。在治疗中以补肾活血化瘀为基本大法,药用河车四物汤加减化裁以补血活血,佐以山茱萸、肉苁蓉、菟丝子、龟甲等品滋补肝肾,再合以鸡血藤、赤芍、丹参、生蒲黄等以化瘀活血。同时注重月经周期之阴阳消长调理助孕。且宫腔粘连患者受孕后多数人会有少量阴道漏红,在补肾止血的基础上,多加用血肉有情之品以填补奇经。

(2) 子宫切口瘢痕憩室:子宫切口瘢痕憩室(CSD)是指先前子宫下段剖宫产术后的子宫切口由于子宫位置、缝合技术、感染等原因致愈合缺陷,在切口处形成一个与宫腔相通的憩室(或称为凹陷、假腔),一般见于剖宫产术后半年以上的妇女。一孩政策所致的高剖宫产率,使CSD在再生育人群中的发生率也随之上升。临床上多表现为月经淋漓不净,经期延长,或伴有慢性下腹痛、经期腹痛等,给再生育带来一定的风险。

因目前西医的激素疗法以及手术效果多差强人意。针对该病,章勤根据月经周期采用中医药二步疗法。即第一步以"化瘀"为主,月经第1～第5日活血化瘀、清热疏肝。多以加味失笑散加减化裁,方中五灵脂、蒲黄、炒当归、赤芍、制香附、郁金、花蕊石、茜草、艾叶、泽兰、益母草活血化瘀,理气疏肝,再佐以臭椿皮、重楼、红藤等清热之品。多药合用以清解宫腔内热瘀之邪,因势利导,使经行得畅。第二步以"止漏"为要,月经第 6～第 12 日用药以固经止血,益气生肌,予固冲汤加减化裁,再合以白及、蒲黄炭、大黄炭、金银花炭、女贞子、墨旱莲、当归炭、仙鹤草等止血收敛之品,以达收敛假腔、固经止漏之效。

子宫切口瘢痕憩室除引起经期延长外,另一个再生育的风险是子宫瘢痕妊娠(CSP)。孕妇一旦发生子宫瘢痕妊娠,如果没有得到正确的治疗,有可能会导致子宫出血、子宫破裂,严重者甚至会摘除子宫,危及生命。章勤对再生育的剖宫产孕妇,要求其在孕早期必须通过超声检查了解其孕囊与瘢痕的距离,尤其是反复见红的患者,特别需要排除子宫瘢痕妊娠,若早期妊娠时即已发现 CSP 者,果断采用人工流产术下胎以益母,切忌盲目保胎。

(三) 医案实录

案 1　蒋某,女,35 岁。

初诊(2016 年 3 月 11 日)　主诉:月经周期缩短 1 年余,剖宫产后未避孕 1 年未再孕。

现病史:患者备孕二胎,近年月经周期逐月提前,末次月经 2016 年 3 月 7 日,经量中偏少,淋漓未净。婚育史:已婚,1-0-1-1(剖宫产)。刻下:夜寐欠宁,腰酸乏力,舌质红,苔薄白,脉细。妇科检查:经期暂缓。辅助检查:曾于月经第 3 日检测生殖激素:FSH 20.82 IU/L,AMH 0.17 ng/mL,甲状腺功能正常。中医诊断:不孕症、月经先期(肝肾阴虚证)。西医诊断:女性不孕、卵巢储备功能低下。治拟补肾填精,养血固冲。处方:

当归 15 g,川芎 10 g,炒白芍 10 g,制香附 10 g,郁金 10 g,淫羊藿 15 g,肉苁蓉 10 g,菟丝子 20 g,怀牛膝 10 g,覆盆子 15 g,黄精 20 g,葛根 30 g,天冬 12 g,绿萼梅 6 g,首乌藤 15 g,炒白术 10 g,茯苓 15 g。

7 剂,水煎服,每日 1 剂。

二诊(2016 年 3 月 18 日)　已近排卵期,自述少腹偶有胀痛,舌脉如前,再宗前意出入。处方:

上方去怀牛膝、天冬、首乌藤,加柏子仁 10 g、路路通 10 g、荆芥 6 g、五灵脂 6 g。12 剂,水煎服,每日 1 剂。

三诊（2016 年 4 月 15 日） 末次月经 2016 年 4 月 3 日，经量适中，7 日净，舌质红，苔薄白。月经第 3 日复查生殖激素：FSH 6.58 IU/L，较前下降。后如此调理 3 个月，于 2016 年 7 月告孕，经超声检查为宫内孕。

【按】 该患者卵巢储备功能低下，述近年来经水均先期而行，自觉夜寐欠宁，偶感烦热，且见舌质红脉细，其皆为肝肾阴虚之象。初诊之时正值经行之后血海空虚之际，此期培育卵泡为主要目的。章教授方用四物汤活血补血为基础，黄精、覆盆子、淫羊藿、肉苁蓉等补肾填精，合以葛根、天冬滋补肾阴，以达固阴清热之效，同时配合理气健脾之法以鼓舞后天之气，养血安冲，故佐以炒白术、茯苓。二诊正值经间期氤氲之时，故方中增荆芥、路路通、五灵脂等活血疏肝以使卵泡顺利排出。三诊时再测得 FSH 有所下降，夜寐转安，肝肾阴虚之象已有好转，故以初诊方去一味首乌藤继续调理。后 3 个月仍循卵泡期补肾填精以促卵泡发育提高卵子质量，排卵期疏肝理气以促排卵之周期疗法分时调理，终获疗效。

案 2 陆某，女，36 岁。

初诊（2016 年 3 月 18 日） 主诉：剖宫产后经期延长 2 年，未避孕 1 年未再孕。

现病史：剖宫产前经期 5～6 日，周期正常，剖宫产后 6 个月（2014 年 4 月）转经，每次行经半月有余，初始量中等 2 日，此后呈暗红色阴道分泌物，15～18 日始净，周期正常。曾因"经期延长"口服避孕药治疗，停药后经期延长症状未改善。备孕二胎 1 年余未成功。末次月经 2016 年 3 月 10 日。刻下：月经第 8 日仍淋漓未净，舌淡苔白，脉细。婚育史：已婚，1-0-0-1，备孕二胎，2013 年 10 月剖宫产一女，产后恢复尚可。妇科检查：出血暂缓。辅助检查：月经第 3 日测生殖激素水平正常，B 超检查提示子宫瘢痕憩室。中医诊断：不孕症、经期延长（气虚证）。西医诊断：女性不孕，子宫切口瘢痕憩室。因正处月经第 8 日仍未净，故治拟益气养阴，收敛止血。处方：

当归炭 10 g，炒白芍 10 g，黄芪 15 g，制香附 10 g，郁金 10 g，淫羊藿 15 g，肉苁蓉 10 g，菟丝子 20 g，柏子仁 10 g，制狗脊 12 g，墨旱莲 12 g，女贞子 12 g，海螵蛸 12 g，煅牡蛎 20 g，茜草炭 6 g，臭椿皮 15 g，金银花炭 10 g。

7 剂，水煎服，每日 1 剂。

二诊（2016 年 3 月 25 日） 自述服药 3 日后出血已止。

三诊（2016 年 4 月 8 日） 月经将至，自述乳房微胀，舌暗红，苔薄黄，脉弦

数。治拟活血化瘀,清热疏肝。处方:

五灵脂 10 g,蒲黄 10 g(包煎),炒当归 15 g,赤芍 10 g,制香附 10 g,郁金 10 g,川续断 10 g,茜草 10 g,益母草 30 g,花蕊石 15 g,臭椿皮 10 g,重楼 10 g,红藤 10 g,艾叶 3 g,泽兰 10 g。

5 剂,水煎服,每日 1 剂。

四诊(2016 年 4 月 22 日) 自述月经周期仍有延长,但较前好转。反复调理 3 个月,经期 7~8 日净,嘱其可于排卵期行卵泡监测并试孕。

2016 年 12 月 8 日测的尿妊娠试验阳性,后经 B 超检查确认宫内妊娠,孕 38+2 周顺产一子。

【按】 目前西医对子宫切口瘢痕憩室多采用激素疗法以及手术治疗,效果多差强人意,章勤多根据月经周期采用中医药二步疗法,该患者初诊时为月经第 8 日,月经仍淋漓未净,故而第一步以"止漏"为要,即在月经第 6~第 12 日用药以固经止血、益气生肌之法,方予固冲汤加减化裁,再合以金银花炭、女贞子、墨旱莲、当归炭、仙鹤草等止血收敛之品,以达收敛假腔、固经止漏之效。患者三诊时为经水将来之际,即第二步疗法以"化瘀"为主,月经第 1~第 5 日活血化瘀,清热疏肝,以加味失笑散加减化裁,方中五灵脂、蒲黄、炒当归、赤芍、制香附、郁金、花蕊石、茜草、艾叶、泽兰、益母草活血化瘀,理气疏肝,再佐以臭椿皮、重楼、红藤等清热之品,多药合用以清解宫腔内热瘀之邪,因势利导,使经行得畅。经期延长得治则有孕之日指日可待。同时,章勤对再生育的剖宫产孕妇,要求其在孕早期必须通过超声检查了解其孕囊与瘢痕的距离,以防子宫瘢痕妊娠。

案3 项某,女,35 岁。

初诊(2016 年 5 月 21 日) 主诉:未避孕未再孕 1 年余。

现病史:2014 年 7 月试孕至今未孕。平素月经周期准,末次月经 2016 年 4 月 28 日,来潮量中等,色暗有血块,轻度痛经。婚育史:已婚,1-0-1-1,2007 年顺产 1 子,2008 年因计划外妊娠行人流术。既往史:患者否认心、脑、肾、肺等重大器官疾病史。刻下:自觉神疲乏力,偶有腹胀,寐安纳可,二便调。舌淡红、苔薄白,脉细涩。妇科检查:外阴正常,阴道畅,宫颈光,子宫前位,大小正常,活动性可,子宫及附件压痛(-)。辅助检查:2016 年 4 月生殖激素检查正常,甲状腺功能正常。2016 年 4 月输卵管造影提示左侧输卵管通而不畅,右侧输卵管未见显影。中医诊断:不孕症(气虚血瘀证)。西医诊断:输卵管起因继发不孕。治法：益气健脾，化瘀通络。处方：

当归、淫羊藿、山药、马齿苋、鸡血藤各 15 g，胡芦巴、炒白芍、川芎、制香附、郁金、肉苁蓉、凌霄花、荔枝核各 10 g，红藤 20 g，木香、月季花各 9 g，红花、陈皮各 6 g。

7 剂，水煎服，每日 1 剂。

二诊(2016 年 6 月 4 日) 末次月经 2016 年 5 月 27 日，少腹左侧隐隐不适，大便溏薄，苔薄白，脉细。处方：

当归、黄芪各 15 g，炒白芍、柏子仁、郁金、制香附、鹿角片、路路通、胡芦巴、石见穿、皂角刺、石楠叶、炒川楝子各 10 g，绿萼梅、陈皮各 5 g，荆芥、桂枝、五灵脂各 6 g，紫石英 20 g。

12 剂，水煎服，每日 1 剂。

后循此周期规律分时调理半年余，嘱其月经中期监测卵泡并可试孕。于 2017 年 3 月 23 日告孕，后各项指标均正常，顺利分娩一女婴。

【按】 再生育人群由于既往无生育计划，故大多有流产史，因而邪毒易乘虚内侵，客于胞宫阻滞冲任；或在经行产后余血未净，湿热内侵与余血相搏，阻滞冲任蕴结胞宫胞脉。湿、热、毒邪反复进退，耗伤气血，缠绵不愈，皆可导致输卵管性阻塞、输卵管积水等盆腔炎性疾病，继发不孕。患者自述经来色暗有血块，常自觉乏力，且望诊可见舌质暗有瘀斑，四诊合参可诊断为气虚血瘀之证。初诊之际正逢经水将来之时，且患者在该月行输卵管造影术，故章勤在此时以何氏红藤汤加减，用药力求因势利导，清源以祛邪。方中胡芦巴、荔枝核行温通之意，以促进盆腔的血液循环；红藤、马齿苋清热解毒；月季花、凌霄花、鸡血藤、红花活血祛瘀，使经行得畅；同时，不忘兼顾脾胃，添以木香、山药理气健脾。二诊为经行之后卵泡期，此时以黄芪建中汤化裁培补元气以扶正，再合鹿角片、胡芦巴、路路通、石见穿、皂角刺等品增温通之力，因患者自觉少腹隐痛，少腹属肝，故而增一味炒川楝子以引肝经泄肝气，行气止痛。后半年仍循经前期因势利导以清源祛邪，经后期扶正培元以温通畅络之规律周期调理，以收疗效。

二、薄型子宫内膜人群助孕经验

子宫内膜厚度作为子宫内膜容受性的重要评价指标之一，在预测胚胎植入及妊娠结局具有重要意义。有研究显示，子宫内膜过薄或过厚均影响临床妊娠成功率。相较于子宫内膜过厚,薄型子宫内膜对妊娠结局的影响更加值得关注。针对薄型子宫内膜的妊娠策略也成了如今临床医生的研究热点。

目前研究多认为薄型子宫内膜患者其临床妊娠成功率偏低,但对薄型子宫内膜定义的阈值尚无统一的界定。最常使用的参照标准主要依据 B 超检测标准:超声测量子宫内膜厚度在晚卵泡期或促排卵后 6~8 日或注射用 HCG 或性激素替代疗法(HRT)孕激素使用日<7~8 mm。在临床上其多表现为月经量过少,可致反复流产或不孕,对女性的身心健康造成巨大的影响。

(一)病因病机

1. **局部因素** 薄型子宫内膜形成的局部因素包括由于宫腔操作及各种宫腔内感染、肿瘤等导致的子宫内膜直接损伤、感染、粘连或缺失等。内膜组织的结构和功能受到破坏,对雌激素及血管活性物质的反应性降低,引起内膜过薄,子宫内膜容受性下降继而引发不孕。其中宫腔粘连(IUA)是薄型子宫内膜的一个重要局部病因。章勤在接诊薄型子宫内膜的患者时,首先必筛查其病因,多通过宫腔三维超声等辅助检查综合临床表现评估其宫腔内环境,是否存在宫腔粘连等局部因素。

在中医学中,宫腔粘连或其他局部因素导致的薄型子宫内膜相当于"月经过少""闭经"等范畴。一者因金刃刀伤致奇经受损,冲任虚衰。"冲为血海""任主胞胎",冲任受伤,蓄藏之气血输送至胞宫受阻,胞宫失养。二者因"胞络者,系于肾",胞络受金刃之损,亦可致肾失其所藏,肾精亏虚,精水无从滋养胞宫。三者胞络受损,血行瘀滞,冲任虚衰,行血无力,使得瘀血内生,阻滞胞脉、冲任,而致胞宫润养失常。三者合之,肾虚血瘀、冲任气血虚衰,胞宫失之濡养,继而胎孕难成。

故而,针对局部因素导致的薄型子宫内膜,章勤多以奇经损伤、肾虚血瘀论治,以补肾活血化瘀为基本大法。章勤用方多以河车四物汤为底加减化裁,佐以肉苁蓉、菟丝子、制何首乌、黄精、覆盆子滋补肝肾,同时以龟甲等血肉有情之品填补奇经,使内膜得以修复与增长。再配合鸡血藤、赤芍、丹参等活血化瘀之品寓补于攻,通其瘀滞,使瘀血得化,新血得生,气血调畅,胞宫得以滋养。同时不忘遵循月经周期之阴阳消长调理助孕。且宫腔粘连患者受孕后多数人会有少量阴道漏红的症状,在补肾止血的基础上,加用血肉有情之品填补奇经以安胎元。在临床诊治当中,对于宫腔粘连造成薄型子宫内膜的患者,章勤多建议其以中药治疗与宫腔镜下粘连分离术相结合,通过宫腔镜人为改善其宫腔内环境,中药补肾活血修复其宫腔内膜组织,两者合之可达事半功倍之效。在行宫腔镜治疗的周期中佐以红藤、马齿苋等清热消炎之品加中药保留灌肠,预防宫腔手术后的感染发生。若该患者宫腔内粘连严重,建议次月仍需宫腔镜下治疗以防复粘。

2. 全身因素 若患者经过超声或宫腔镜检查并未发现宫腔粘连等局部因素,又无宫腔操作史,章勤认为该类患者之薄型子宫内膜与全身因素相关,多见于内分泌失调,如雌激素水平偏低等。雌激素的主要生理作用之一是使子宫内膜腺体和间质增生、修复。故雌激素水平偏低与薄型子宫内膜的形成关系密切。

由全身因素导致的薄型子宫内膜在中医学中同样相当于"月经过少""闭经""不孕"等范畴。子宫内膜作为有形之物,"阳化气,阴成形"(《内经》),其必然需先天肾之阴精所化生,若肾精亏损则无以化形,故肾精亏虚为薄型子宫内膜的主要病因。《傅青主女科》中有言:"经水出于肾。"中医理论中肾—天癸—冲任—胞宫轴与现代医学中下丘脑—垂体—卵巢性腺轴之意颇为相似。若肾精不足一则天癸失养,冲任气血虚衰,胞宫失于濡养,经水无源以出;再则"妇人受妊,本于肾气旺也,肾旺则以摄精"(《傅青主女科》),因其肾精肾气多亏虚,难以摄精受妊,易致不孕。

故章勤认为肾精亏损为薄型子宫内膜之主要病因,治疗以补肾填精为大法,注重卵泡期之调治。《傅青主女科》有言:"精满则子宫易于摄精,血足则子宫易于容物。"卵泡期正值经后,为子宫内膜增殖的主要时期,此时血海空虚,以"阴长"为其主要特征,章勤特别注重此期之用药,以补肾填精使"精满""血足",为后期之受妊奠定基础。组方以四物汤为底补血活血,遵从"善补阳者,必于阴中求阳;善补阴者,必于阳中求阴",在黄精、桑椹、何首乌、龟甲等滋补肾阴之品中佐以补肾助阳药,如淫羊藿、肉苁蓉、菟丝子、山茱萸、覆盆子等平补肾阴肾阳,质润而不腻,助肾阳亦能补益精血。再合以丹参、鸡血藤等活血补血,陈皮、青皮、砂仁等理气行滞,静中有动,既防滋腻之品碍胃,又可使胞宫气血调畅,改善胞宫血供以助内膜生长。同时,章勤常嘱咐患者平素可服用蛤士蟆、豆浆等具有雌激素样作用的食物以助疗效。经过卵泡期的积累,"阴长"至极,重阴必阳,故排卵期为阴盛阳动之际,此期方药中多增加活血理气之品以促排卵,如荆芥、皂角刺等。而黄体期为"阳长"之时,阴血充沛,阳气渐长,治以补肾温阳为主,以维持黄体功能。方中多加黄芪、巴戟天等益气温阳,桑寄生、川续断、枸杞子等补肾养血,并去卵泡期组方中之桑椹、何首乌、龟甲等滋阴之品以期力专效宏。若患者于排卵期已试孕,因其薄型子宫内膜病史多内分泌水平低下,章勤常配合口服地屈孕酮片辅助维持黄体功能。"阳长"至极,重阳必阴,行经期血海由满而泻,此期以活血化瘀为主,组方以桃红四物汤为底方因势利导,为下一周期奠定基础。若患者试孕成功,因"胞胎系于肾",孕后仍需鼓舞肾气,健脾安胎,常加人胎盘片滋肾填精,以收全效。

(二)诊治经验

子宫内膜厚度作为评估子宫内膜容受性的重要指标之一,其对于胚胎着床的成功率具有一定的影响。随着辅助生殖技术以及宫腔内操作的广泛普及,对于薄型子宫内膜临床研究也日趋热门,但对于其病因病机及治疗策略尚未达成共识。章勤在临床诊治中面对薄型子宫内膜患者,首先筛查其病因以分局部因素与全身因素。再者因子宫内膜为肾精所化形,故以补益肾精为主要治则。若有宫腔粘连等局部因素,常以补肾活血论治,配合宫腔镜手术治疗改善宫腔内环境。宫腔粘连分离后,有些患者虽然已经没有粘连,但持续存在薄型子宫内膜,章勤认为此时的重点在于改善内膜下血供,常用鹿角霜、胡芦巴、生蒲黄、皂角刺等温通,一旦内膜下血流达到 2 级,不论内膜厚度达到多少,可以建议患者试孕。若因内分泌失调等全身因素所致,以补肾填精为大法,则注重卵泡期之调治。且患者受孕后,必注重其肾精肾气,不忘补肾健脾以安胎元。章勤针对薄型子宫内膜患者之妊娠策略思路颇为清晰,值得临床推广。

三、小卵泡排卵性不孕诊治经验

小卵泡排卵为卵泡发育不良的一种形式,表现为卵泡尚未发育至成熟(三径平均值大于 18 mm)就已排出,易致患者受孕率降低,或受孕后自然流产率增加。随着 B 超监测排卵的普及,小卵泡排卵开始备受关注。有学者对原因不明性不孕患者行卵泡监测,发现其中小卵泡排卵患者占了 65%,因此可视其为导致不孕症发生的重要原因之一。目前克罗米芬(CC)促排卵是一种较普遍的治疗方法,但其"高排低孕"的特点使该治疗存在一定的局限性。

（一）病因病机

中医学中虽无小卵泡排卵的病名，但可以将其归类于"不孕症""无子""月经过少""数堕胎"等疾病。章勤认为小卵泡排卵不孕的病因主要责之于肾虚、肝郁、血瘀。《血证论·胎气》言"故行经也，必天癸之水至于胞中"，肾精足则天癸盛，女子才能有正常卵子发育与规律排卵，遂月事如期而至。卵子乃天癸之精华，又需经天癸的激化才能发育与成熟；有学者认为可视"天癸"为现代医学中的促性腺激素释放激素与促性腺激素，亦能说明其对卵泡的生发的重要作用。"天癸者，阴精也"，天癸是否富足又依赖于肾精充裕与否，因此章勤认为卵泡发育不良、小卵泡排卵与肾虚密切相关。若肾精亏耗、天癸乏源，那么妇女由于卵子质量下降、发育不良而引发不孕症的概率将大大增加，可视其为小卵泡排卵型不孕的最主要病机。

叶天士曾言"女子以肝为先天"，肝肾同源，肝血充盈则肾精化生有源，此为卵子生发物质基础；肝气失于疏泄则气机不利，卵泡不因时排出或发育未至成熟即排出。部分患者求子心切又多年未孕，导致情志抑郁、肝气疏泄失常，"情怀不畅则冲任受伤"（《叶氏秘本种子金丹》）、血海失于蓄溢而卵泡无以汲取营养，则发育受阻。曾有学者对小卵泡排卵患者进行中医证候学分析，认为生活压力大或精神紧张的妇女更易出现小卵泡排卵的现象。

小卵泡排卵型不孕的发生除与肾、肝密切相关外，还与血瘀有着必要的联系。血瘀或由胞络损伤，或由气机郁滞日久，血脉不畅所致。若血瘀病理产物结于冲任则气血运行受阻、卵泡无法汲取养分，发育排出皆受阻碍，氤氲之候无以启发。

（二）诊治经验

1. 补肾填精为主旨，与疏肝、调血并驱　肾精亏虚、阴阳失衡为小卵泡排卵不孕的基本病机，因此章勤认为补肾填精乃是治疗小卵泡排卵不孕症之根本。章勤善用巴戟天、肉苁蓉、淫羊藿、菟丝子等药物平补肾阴肾阳，以固女子之根本；阴精长则天癸盛，以熟地、枸杞子、黄精等药益肾阴、填肾精，为卵泡发育提供了物质基础，并佐以鹿角霜、仙茅温肾助阳、阳中求阴，以促卵泡生发。

在妇女的月经周期中，除了胞宫，卵巢亦有其定期藏泄的规律，可视卵泡蓄存阴精生长发育为藏，卵泡的排出为泄，而肝肾协调共同调节气血的藏泄。因此章勤认为卵子的生发、排出除了有赖于肾的封藏功能,与肝的疏泄功能也有着密切的联系,只有肝气调达才能使气机升降有司、推动卵子生长发育并顺利排出。因此以补肾为根基的同时注重肝气的疏通,运用绿萼梅、香附、郁金、月季花等疏肝理气,以调节气机升降。百脉胞络通畅则精血化生,冲任胞脉及卵子均得以滋养;因此宜配伍当归、川芎、丹参、白芍等补血行血之品畅通血行;现代药理学研究亦表明,补肾活血药能够促进卵泡的发育,并改善卵巢血供,有助于受孕。肾精充足而肝气舒畅,肝肾相协则卵巢藏泄有度,卵子得以生发并顺利排出;气滞得消而血行无阻,气血运行通畅则卵子能得到充足养分,生长发育无阻。以补肾、疏肝、调血并行之法治之,则精血互生,冲任调和,气血畅通,卵子生发有源而排出无碍,方能有子。

2. 把握的候,善用风药　经后期为卵泡发育启动的关键时期,只有肾精充足、天癸充盈才能激发卵子的发育;精血同源而能互相资化,因此养血补血亦能使卵泡发育得到支持。由是此期宜补益肝肾、精血共填。经后正值阴长阳消之期,章勤常于此期以四物汤为底方养血和血,配伍黄精益肾养阴,桑椹、制何首乌、覆盆子等益肝肾、补精血,淫羊藿、肉苁蓉、菟丝子等平补肾阴肾阳,使阴精渐充,奠定卵泡发育的物质基础以推动优势卵泡的形成与发育。经间期即为排卵期前后,为阴极转阳的关键时期,优势卵泡继续发育并欲排出,此期当于补肾的基础之上辅之以"动",旨在使卵泡发育的同时打破阴阳平衡以促卵泡顺利排出。章勤强调此时需把握的候,加用"风药","风药"这一概念的提出,最早见于李东垣的《脾胃论》:"味之薄者,诸风药是也,此助春夏升浮者也。"李氏认为风药在脾胃病治疗中具有升发阳气、行风胜湿、发散郁热、疏达木郁、行经活血、引药补脾等多种功效。傅山调经治带亦善用风药,常用的有升麻、柴胡、桑叶、荆芥穗等,其配伍之恰当严谨,运用之娴熟微妙,堪称应用风药治疗妇科疾病之典范。章勤常用的风药有荆芥、防风、柴胡等,若胞脉不畅,加五灵脂、石见穿、王不留行等行气通络;若精神紧张则加莲子心、柏子仁、绿萼梅等宁心清肝,推动卵泡发育与排出,以期种子。此期嘱患者行卵泡监测,见发育成熟的优势卵泡则指导同房。行至经前期,卵泡已排、阴阳俱盛,为种子育胎的时期,章勤于此期喜用当归、白芍补血和血,黄芪益气健脾,肉苁蓉、淫羊藿、菟丝子调补肾阴肾阳,以续断、桑寄生、盐杜仲补肝肾、安冲任,养血助孕以静候佳音。

（三）医案实录

案1 胡某,女,29岁。

初诊(2017年10月16日) 主诉:未避孕未再孕1年。现病史:患者2016年自然流产1次,近1年来未避孕未再孕。平素月经29～31日一行,末次月经2017年9月21日,7日净,色黯红有块。刻下:自述常因情绪波动导致腹泻,经前乳房胀痛。妇科检查:妇科检查示外阴正常,阴道畅,宫颈光,子宫前位,大小正常,活动性可,子宫及附件压痛(一)。辅助检查:曾有子宫动脉血流增高史,查性激素无异常。2017年9月月经周期卵泡监测提示:优势卵泡1.4 cm×1.4 cm×1.7 cm,内膜双层厚度1 cm。当月试孕未果。舌红苔白,脉弦。自述该月避孕,调理后再备孕。中医诊断:不孕症(肝郁血瘀证)。西医诊断:继发不孕。治拟益肾疏肝,养血活血。处方:

当归15 g,川芎15 g,炒白芍10 g,丹参15 g,赤芍10 g,醋香附10 g,郁金10 g,淫羊藿10 g,肉苁蓉15 g,泽兰10 g,皂角刺15 g,陈皮6 g,鸡血藤15 g,苍术10 g,凌霄花15 g,月季花6 g,马鞭草15 g,胡芦巴10 g,生甘草5 g。

12剂,水煎服,每日1剂。

二诊(2017年10月30日) 末次月经2017年10月23日,7日净,经量较前明显增多,色红,舌脉同前。此时经间期将至。处方:当归15 g,川芎15 g,炒白芍10 g,醋香附10 g,郁金10 g,淫羊藿10 g,肉苁蓉15 g,泽兰10 g,生甘草5 g,菟丝子15 g,覆盆子15 g,温山药20 g,黄精20 g,荆芥6 g,赤芍10 g。

7剂,水煎服,每日1剂。

按此法调理5月余,此间曾多次行卵泡监测,提示优势卵泡三径为1.5 cm×1.5 cm×1.4 cm与1.4 cm×1.8 cm×1.7 cm,小卵泡排卵诊断明确。于4月行卵泡监测示优势卵泡大小2.1 cm×2.0 cm×1.9 cm,嘱其同房并予处方:

黄芪15 g,当归15 g,炒白芍10 g,醋香附10 g,郁金10 g,淫羊藿10 g,肉苁蓉15 g,菟丝子20 g,泽兰10 g,陈皮6 g,木香10 g,青皮5 g,绿萼梅5 g,山药20 g,炒白术10 g,续断10 g,桑寄生15 g,盐杜仲12 g,生甘草5 g。

7剂,水煎服,每日1剂。5月告孕,B超提示宫内妊娠。

【按】 患者求子心切,情志抑郁导致肝气郁滞,故因肝气乘脾常致腹泻;患者前有自然流产史且子宫动脉阻力偏高,可视其为肝郁气滞兼瘀血内停,阻滞胞脉,卵泡因此失去后天滋养,出现形态偏小或扁的情况。患者初诊时正值经前期,自诉该月避孕,章勤考虑到若其经期经血内结不行、残留瘀血则气血转化不利,会影响经后期的阴长阳消,因此取四物加肉苁蓉、泽兰补肾养血,香附、郁金、月季花疏肝理气,丹参、鸡血藤通经行血,凌霄花、月季花、马鞭草活血散瘀,配伍苍术利水通经,皂角刺、胡芦巴温通以助瘀血出、使经血畅下,同时能够促进卵巢、子宫的血液循环,使其变得利于胚胎的种植。二诊时患者处于经间期,此时将至"氤氲之时",为重阴转阳的关键时期,此时在补肾养血的基础之上以菟丝子、黄精、温山药配荆芥、鸡血藤促进气血运行,补肾与促排卵并行,动静结合,推进阴阳转化以促卵泡发育至成熟并顺利排出。考虑患者肝气郁结,于经前期予绿萼梅、木香、青皮、陈皮疏肝理气,鼓动卵子排出并助力推动胚胎的着床,并配伍续断、桑寄生、盐杜仲、黄芪以益肾养血助孕。

案2　赵某,女,31岁。

初诊(2019年2月21日)　主诉:未避孕未孕1年半余。现病史:2018年10—12月基础体温单相,曾有无排卵性子宫异常出血病史。末次月经2019年2月6日,前次月经2019年12月27日。刻下:近日小腹坠胀,易尿路感染,汗出多,肩颈酸痛,下肢酸重,乏力疲倦,时常有胃脘不适,难消化。大便欠畅,舌淡红、苔薄,脉细滑弱。妇科检查:外阴正常,阴道畅,宫颈光,子宫前位,大小正常,活动性可,子宫及附件压痛(一)。辅助检查:曾查FSH 4.31 IU/L,LH 12.19 IU/L。中医诊断:不孕症(脾肾两虚证)。西医诊断:女性不孕卵泡发育不良综合征。治拟健脾和胃,补肾养心。处方:

紫石英30 g,菟丝子20 g,当归、淫羊藿、肉苁蓉、黄芪各15 g,川芎、香附、广郁金、巴戟天、桂枝、炒白芍、胡芦巴、柏子仁、糯稻根、紫苏梗、广木香各10 g,生甘草5 g,砂仁3 g。

14剂,水煎服,每日1剂。

二诊(2019年3月7日)　带下增多,腰酸,乳胀明显,盗汗好转,入睡困难,肩颈酸痛数年,大便调,近日两侧下腹隐痛,舌淡红苔薄白,脉细滑。予查尿妊娠阴性,患者有来潮之象。

予中药上方去紫苏梗、木香、砂仁、紫石英、糯稻根,加苍术、桑寄生各15 g,泽兰、怀牛膝、川续断、仙茅、桑枝、延胡索各10 g。14剂,水煎服,每日1剂。

三诊(2019年4月4日)　末次月经2019年3月21日。予B超监测:左卵泡1.6 cm×1.5 cm×1.6 cm,近日感夜寐易出汗,改方:

当归、黄芪、淫羊藿、肉苁蓉、桑寄生各 15 g,菟丝子 20 g,巴戟天、香附、泽兰、桂枝、炒白芍、柏子仁、怀牛膝、川续断、路路通各 10 g,荆芥、绿萼梅各 6 g,生甘草 5 g。

14 剂,水煎服,每日 1 剂。

患者已有优势卵泡发育,章勤于其经间期,加荆芥、路路通、绿萼梅疏肝和血,促成熟卵泡排出。2—3 月多次监测卵泡,均可见有优势卵泡发育。

四诊(2019 年 6 月 10 日) 末次月经 5 月 25 日,查 B 超:内膜 1.2 cm,右卵泡大小:2.4 cm×2.3 cm×2.2 cm,予绒促性素针 10 000 U 肌注促排。

患者 2019 年 6 月 29 日停经 34 日,查血 HCG 1 796.5 IU/L,提示早孕,此后予以安胎治疗。孕 38 周顺产一胎。

【按】 肾气肾精充盛,是实现正常排卵的物质基础。因肾藏精,主生长、发育、生殖。肾中精气充盛,天癸如期而至,冲任精血按时满溢,下注胞宫,则月经按期来潮,且色、质正常。肾中阴阳乃脏腑阴阳之根本,同时与卵子的成熟与排出密切相关。肾阴为卵子生长发育必要的物质基础,肾阳为卵子排出时必要的原动力。卵泡期,阴长为主,阳长为辅,肾阴足,卵子生长发育所需精微物质充盛,肾阳温煦,促进优势卵泡发育,同时使子宫内膜逐渐增厚,且与卵泡发育呈同步性;排卵期,此期经生殖之精充养成熟的卵子,在肾阳的进一步鼓动下顺利排出。若肾阴亏虚,则易引起卵泡缺乏精微物质的濡养而发育失常,引起成熟障碍;若肾阳亏虚,则导致卵泡启动困难,或排出障碍,同时阳虚使得无力推动气血运行,气滞血瘀,瘀滞冲任,受孕难成。故临床上治肾为先,尤以肾阳为要,处方用药轻灵不滋腻,常用淫羊藿、菟丝子、覆盆子、肉苁蓉、巴戟天、紫石英、胡芦巴等温煦肾阳,以助卵泡启动,优势卵泡得以生成。

四、改善子宫内膜容受性诊治经验

子宫内膜容受性(endometrial receptivity,ER)是指母体子宫内膜处于一种允许胚泡黏附、穿透并植入的状态,受到严格的时间和空间限制。随着辅助生殖技术的发展,在排卵和胚胎质量上已有明显提高,而胚胎种植率仍低,改善子宫内膜容受性成为提高辅助生殖技术成功率的技术关键。章勤应用中医药改善内膜容受性,临床上常常取得较好的疗效。

（一）病因病机

"肾藏精，为先天之根，主生殖，系胞络，为冲任之本。肾有阴阳二气，为水火之宅，寓元阴元阳。"古代先贤认为精藏于肾，依赖于肾气的贮藏作用和施泄作用发挥其主生殖的生理功能。肾、冲任、天癸决定女性月事、孕育等生理功能，其中肾为其根本。先天禀赋不足；或房劳久病，损伤肾气；或屡次堕胎，耗伤精气，损伤脉络；或数伤于血，营血亏虚，血虚故脉络亏虚，子宫内膜失于濡养，均可造成内膜容受性下降，故肾精亏虚为子宫内膜容受性低下的根本原因。王清任云："元气既虚，必不能达于血管，血管无气，必停留而瘀。"肾精不足，化血乏源，致脉道枯涩；阴虚生内热，迫血妄行，溢出脉外致瘀；肾气亏损，无力推动血液运行，血行不畅，瘀阻脉络；七情内伤，气滞血瘀，子宫内膜血流循环欠佳，也可使子宫内膜容受性降低。故章勤认为子宫内膜容受性低的主要病机为肾虚血瘀。现代医学多种研究表明，补肾活血中药在改善子宫内膜容受性相关因子如整合素 $\alpha v \beta 3$ mRNA 的表达、改善子宫内膜血流、调节雌孕激素、胞饮突等方面有良好作用，中医中药在提高子宫内膜容受性方面或许能起到更大的作用。

（二）诊治经验

1. 阴阳贯序为大法，补肾活血多变通　冲为血海，任主胞胎，冲任二脉起于胞中，隶属肝肾，影响女性生殖功能。肾为先天之本，元阴元阳之根，调节天癸的盛衰与冲任盈亏，使女性出现有规律的月经周期，在调理冲任时，补肾法贯穿始终。"女子血海盈亏有期"，故章勤在临证中依据女性月经周期中的阴阳消长规律从整体上调节肾—天癸—冲任—胞宫生殖轴，以纠正其太过与不足的状态。

经后期（卵泡期）以"阴长"为主要生理特征，采用填补肾精之法，基本方：当归、川芎、丹参、白芍、熟地、郁金、香附、淫羊藿、肉苁蓉、山茱萸、菟丝子、鸡血藤；经间期（排卵期）以"重阴必阳"为主要生理特点，此期是氤氲乐育之的候，经过卵泡期的积累，阴长至极，重阴必阳，治疗上用理气活血温通，以助破卵，基本处方：鹿角片、川芎、白芍、淫羊藿、肉苁蓉、菟丝子、香附、郁金、五灵脂、荆芥、绿萼梅等；经前期（黄体期）以"阳长"为主要生理特征，此时阴血由生至化，机体阳气渐长。治用温补肾阳，维持黄体功能。基本处方：鹿角片、巴戟天、炒白芍、黄芪、香附、郁金、淫羊藿、肉苁蓉、菟丝子、覆盆子;行经期,以"重阳必阴"为主要特征,血海充盈而泻,此时治宜因势利导,活血祛瘀,基本处方:当归、川芎、丹参、砂仁、桃仁、红花、益母草、香附、郁金、川牛膝、泽兰。

内膜容受性低下患者,虽主诉为不孕但往往有多种临床表现,在行阴阳贯序的周期疗法中还需根据各自的临床差异,辨证施治,酌情加减。

(1)先天禀赋不足,精血亏虚,或人工流产后内膜菲薄,月经量少,超声见着床期内膜厚度小于8 mm,三线征不明显者,在卵泡期加用龟甲、鹿角霜、覆盆子、仙茅、何首乌、黄精等加重补肾填精之效。龟甲、鹿角霜等血肉有情之品,非金石草木类也,功能栽培身内精血,在增长子宫内膜方面常取得较好的疗效;覆盆子、仙茅现代药理学研究认为有类雌激素样作用,也有利于内膜的修复与增长。填补精血之药味厚、滋腻、难以消化,故需配伍砂仁、陈皮、香附、青皮等理气行滞,静中有动,助其运化。

(2)瘀证突出者,如屡孕屡堕、宫腔手术史,B超见内膜形态欠佳或子宫动脉血流阻力偏高等,配合鸡血藤、赤芍、红花、蒲黄、五灵脂、丹参等消瘀活血。运用活血化瘀之品寓补于攻,通其瘀滞,改善子宫内膜血供,则新血始生,胞宫得养。

(3)子宫内膜偏厚,疑有息肉的患者,加用花蕊石、焦山楂、龙血竭等化瘀消癥,在行经之际加重活血化瘀之品,使内膜充分剥脱,帮助下一周期内膜生长,以改善容受性。

(4)排卵后,用黄芪益气温阳,鹿角片、巴戟天温肾助阳,有利于维持黄体功能,对超促排卵移植后黄体功能不足而导致内膜容受性下降的患者,能帮助维持基础体温的高相水平,提高着床率。

2.衷中参西,共奏奇效　现代医学建立在病理解剖基础上,对疾病诊断和病因机制的认识上,是值得学习的,同时基于对疾病病理变化提出的诊治思路也有可借鉴之处。生殖激素检测、超声下卵泡监测、测基础体温等是判断患者基础状态的常用手段。评价内膜容受性,也需要现代医学的检查手段,胞饮突是反映子宫内膜容受性的金标准,但需经内膜活检,且具有严格的窗口期,临床应用少。现临床上多用彩色多普勒超声成像技术来评估内膜容受性,形成了Salle评分等较为客观的内膜容受性评分体系。据此,章勤临证也多结合超声技术判断子宫内膜厚度、内膜形态、容积以及内膜下血流等,同时结合中医辨证,两者互补可更好地提示患者疾病的本质。

3. 情志疗法,事半功倍 长期的不孕和求医问药为患者造成了很大的精神压力,不仅仅是疾病本身,心理因素也是影响神经内分泌的重要原因。七情内伤,常常引起气机运行不畅,气滞血瘀,胞宫失养,自然降低了内膜容受性。故而在接待这类患者时,应花费更多时间用于精神疏导,或详解病情,加强患者信任;或分析疏导,化解郁结;或鼓舞激励,增加信心。用药上也常佐解郁安神之药,忧思抑郁者,加用柴胡、绿萼梅、炒川楝子疏解肝郁;夜寐欠佳、多梦易醒者,加用柏子仁、茯神、合欢皮、莲子心等交通心肾,常常有事半功倍的神效。

(三) 讨论

现代医学认为引起内膜容受性降低的原因有内分泌因素如母体 E_2、P 比值失调,炎症和损伤破坏内膜组织结构和功能,引起内膜过薄、对雌激素及血管活性药物反应降低,宫壁组织瘢痕粘连愈合、宫腔变形、狭窄和闭锁等,但其具体的机制尚不明确。故现代医学主要通过增加子宫内膜厚度和改善子宫内膜血流来提高子宫内膜容受性,手段主要通过补充雌、孕激素或使用抗凝药物治疗。其不足之处在于,目前尚不能明确引起内膜容受性低的发病机制,也缺乏改善内膜容受性的规范用药指南,就此而言,中医中药或能更好地改善内膜容受性。

研究认为,适合胚胎着床的内膜最佳范围是 $\geqslant 10$ mm,子宫内膜厚度 <5 mm 时一般无妊娠发生;A 型内膜即三线型内膜着床率较高;子宫内膜容积 <2 mL 时,妊娠率与种植率显著低下,运用中药补肾填精,有利于内膜增长和复旧,可有效改善子宫内膜厚度、形态和容积。子宫动脉血流搏动指数(PI)和阻力指数(RI)反映子宫内膜血供情况,子宫动脉 PI 值是最好的预测妊娠指标,且 $PI<2$ 时子宫具有良好的内膜容受性;内膜下血流,即血管指数(VI)、血流指数(FI)及血管血流指数(VFI)可反映内膜下血流状态,活血中药的应用,如小剂量红花、当归、赤芍等,对于改善血流阻力偏高,纠正血栓前状态较阿司匹林等药物,具有安全简便、疗效确切等优点。

辅助生殖技术常用的控制性超促排卵(COH)方案,也是引起内膜容受性下降的重要原因,降调期运用促性腺激素释放激素- α(GnRH - α)抑制内源性及早发的 LH 峰的产生,以募集更多的卵泡,而促排期则促使众多卵泡在短时间内迅速发育。从中医学角度看,这一过程是迅速消耗肾精的过程,势必造成肾精亏虚。排卵后由于黄体功能不足,子宫内膜发育延迟,子宫内膜的孕激素受体浓度偏低,影响了子宫内膜容受性,常常降低胚胎着床率。从这些病理变化出发,基于中医基础理论,对于 IVF–ET 术垂体降调阶段的患者,用药减少补肾之品如龟甲、菟丝子、覆盆子等,以平补阴阳为主;对于内膜偏薄的患者,采用补肾填精、健脾益气法,使土壤肥沃助其种植;在黄体期,加重益气温阳之品,纠正排卵后黄体功能不足,促进内膜分泌期改变,使内膜与胚胎发育同步,提高胚胎着床率。辅助生殖技术应用得越来越多,结合超促排卵周期,配合中医辨证中药治疗将是今后治疗不孕症的一大模式,中西合用,相得益彰,既发挥西药直接干预生殖轴,又使得中药发挥补其不足、损其有余的作用,缩短运用的疗程,提高治愈率,将是今后治疗不孕症的主要手段。

IVF–ET 术日趋成熟,成为越来越多不孕妇女的治疗手段,因而子宫内膜容受性受到广泛重视。目前尚缺乏子宫内膜容受性降低的规范化诊断标准,改善子宫内膜容受性的治疗也处于探索阶段。西药治疗受到局限,药物改善内膜容受性的临床研究参差不齐,对用药剂量、时间窗等说法也没有规范。相较而言中药治疗有其优势,我们根据多年临床经验,结合辅助检查手段,运用调理阴阳贯序疗法在增加子宫内膜容受性低患者的内膜厚度、改善内膜血流等方面都有显著效果,通过补肾活血中药,促进机体自我修复,达到标本兼治的作用。

第四章
章勤诊治不孕症常用药对举隅

一、补肾填精固根本

　　肾为先天之本,五脏六腑之根,主藏精,主生殖。《素问·上古天真论》曰:"女子七岁,肾气盛,齿更发长。二七而天癸至,任脉通,太冲脉盛,月事以时下,故有子。"因此肾之精气充盛,经脉气血流畅,是孕育的基础。《傅青主女科》云:"盖胞胎居于心肾之间,上系于心而下系于肾,胞胎之寒凉,乃心肾二火之衰微也。"故先天禀赋素弱,或因后天房事不节,耗伤肾中精气,肾精肾气亏损,肾中阴阳失衡均可导致不孕。章勤认为治疗不孕症,补肾填精是为大法。

　　1. 淫羊藿—肉苁蓉　淫羊藿味辛甘,性温,入肝、肾经,功效温肾壮阳,强筋骨,祛风湿。《本草经疏》称其为"补命门要药"。《医学纂要》云:"补命门肝肾,能壮阳益精。"肉苁蓉味甘咸,性温,入肾、大肠经,功效补肾阳,益精血,润肠道。《本草经疏》云:"肉苁蓉,滋肾补精血之要药。"淫羊藿与肉苁蓉相配伍,补肾壮阳效力增强。两者均为温柔平补之剂,温而不燥,补而不峻,滋而不腻,临床上不论是肾阳虚还是肾阴虚之不孕者均可用之。常用量:两者均为 10～15 g。

　　2. 鹿角霜—巴戟天　鹿角霜味咸,性温,入肝、肾经,功效补肾助阳,收敛止血。巴戟天味辛甘,性温,入肝、肾经,功效补肾壮阳,益精,强筋壮骨。鹿角霜为血肉有情之品,益精血兼能调冲任,"通督脉之气舍",擅长于温通督脉。巴戟天甘温能补,辛温能散,性较温和,甘润不燥,补而不滞。两药配合,相须为用,一曰补肾壮阳,固摄冲任;二曰益肾填精,共奏益肾温冲之功,冲脉得养,胎孕乃成。临床上多用于肾阳虚衰、寒凝胞宫之月经不调和不孕症。常用量:鹿角霜 10 g,巴戟天 10～12 g。

　　3. 覆盆子—桑椹　覆盆子味甘酸,性微温,入肝、肾经,功效固精缩尿,益肾养肝。《本草正义》谓："覆盆,为滋养真阴之药,味带微酸,能收摄耗散之阴气而生精液。"《药性论》曰:"男子肾精虚竭阴痿,能令坚长,女子食之有子。"桑椹味甘酸,性寒,入肝、肾经,功效滋肝益肾,滋阴养血。《本草经疏》载:"桑椹,甘寒益血而除热,为凉血补血益阴之药。"二药均为果实类药,又专入肾阴,补益肾阴,能坚肾气。两者相须为用,滋阴填精,治疗肾阴虚之不孕症疗效显著,多用于经后期,血海空虚,促使肾阴增长,促进卵泡生长发育。常用量:两者均为 10～15 g。

4. 菟丝子—枸杞子　菟丝子、枸杞子为五子衍宗丸的组成药物,出自明代医家王肯堂所著《证治准绳》,因具有填精补髓、疏补肾气、种嗣衍宗之功效而被历代医家所推崇,被誉为"填精补髓、温补肾阳虚的补肾经典方",取其"以子补子"之义,有助于繁衍宗嗣的作用,故名为五子衍宗丸。枸杞子以填精补血见长,菟丝子温肾壮阳力强,味厚质润,既可滋补阴血,又蕴含生生之气,补而不腻,不温不燥,不论肾阴虚、肾阳虚皆可应用,是平补肝肾之佳品,可使肝肾精血充沛,冲任血海充盈,自能摄精成孕。常用量:菟丝子 15～30 g,枸杞子 10～15 g。

5. 女贞子—墨旱莲　女贞子味甘苦,性凉,入肝、肾经,功效滋补肝肾,乌须明目。《本草经疏》云:"气味俱阴,乃入肾除热养精之要品,肾得补,则五脏自安,精神自足,百病去而身肥健矣。"墨旱莲味酸甘,性寒,入肝、肾经,功效补益肝肾,凉血止血。《本草正义》:"入肾补阴而生长毛发,又能入血,为凉血止血之品。"二药合用为二至丸,均入肝、肾经,药性平和,平补肝肾。女贞子养阴而不腻滞;墨旱莲补中有清,滋而不腻,能滋肾水,退虚热。两者相伍为用,补益肝肾,清热凉血止血之力增强。临床上多用于肝肾阴虚之经期延长、经间期出血等所致的不孕症。常用量:两者均为 10～15 g。

6. 黄精—玉竹—天冬　黄精甘平质润,可健脾润肺益肾,《本草纲目》谓之:"黄精为服食要药,故《别录》列于草部之首,仙家以为芝草之类,以其得坤土之精粹,故谓之黄精。"玉竹,甘,微寒,养阴润燥,生津止渴,养阴而不滋腻恋邪,善除烦闷,润心肺,补五劳七伤。天冬甘寒多汁,既养阴润肺,兼可滋肾阴、降虚火,如李时珍所言:"天门冬清金降火,益水之上源,故能下通肾气,入滋补方,合群药用之有效。"三者养阴润燥的功效相似,临床相须合用则加强药力,可用治肾阴不足,虚火内扰所致卵巢功能下降、不孕症患者。常用量:黄精 15～30 g,玉竹 10～20 g,天冬 10 g。

二、疏肝理脾调气血

肝为将军之官，性喜条达而恶抑郁，主疏泄，主藏血，主升，主动，肝经循行过阴器，抵小腹；冲任二脉起于胞宫，冲为血海，任为阴脉之海，主胞胎。肝、气血、冲任三者之间密切相关。女子以肝为先天，以血为本，以气为用，肝气郁结可致冲任不能相资，不能摄精成孕。《济阴纲目·求子门》云："女性多气多郁，气多则为火，郁多则血滞，故经脉不行，诸病交作，生育之道遂阻矣。"章勤认为，女子多思虑，不孕症女性思虑更甚，思则气结，临证中需重视疏肝解郁，调理气血。

1. 荆芥—五灵脂　荆芥味辛，性微温，入肺、肝经，功效轻宣发表，祛风理血。五灵脂味苦咸甘，性温，入肝经，功效化瘀止血，活血止痛。章勤将此二者配伍，多用于经间期。经间期又称为"的候"期、"真机"期，是重阴转阳、阴盛阳动之际，正是种子之的候，气血变化较为剧烈。荆芥为风药，《本草纲目》谓其"入足厥阴经气分"。气芳香而升散，行气而兼能和血。五灵脂专入肝经血分，苦甘温通疏泄，通利气脉。两者相配，肝经气血通利，犹如扳机，顺势促卵泡排出而助孕。常用量：荆芥 6 g，五灵脂 6 g。

2. 青皮—陈皮　青皮味苦辛，性温，入肝、胆、胃经，功效疏肝破气，消积化滞。《本草纲目》云："治胸膈气逆，胸满，小腹疝痛，消乳肿，疏肝胆。"李东垣称其为"足厥阴引经之药"。陈皮味辛苦，性温，入肺脾经，功效理气健脾，燥湿化痰。《药性赋》云："橘皮开胃去痰，导壅滞之逆气。"《本草纲目》云："疗呕哕反胃嘈杂，时吐清水。"二药一体二用，均为芳香之品，性味相似。《汤液本草》云："陈皮治高，青皮治低。"青皮偏于行气疏肝，陈皮偏于理气调中，两者合用，共奏疏肝理气健脾之功。常用量：青皮 6 g，陈皮 6 g。

3. 香附—郁金　香附味辛、微苦、微甘，性平，入肝、脾、三焦经。功效疏肝解郁，调经止痛。《本草求真》云："香附，专属开郁散气。"《本草纲目》谓："气病之总司，女科之主帅。"郁金味辛苦，性寒，入肝、胆、心经，功效行气解郁，凉血清心，活血止痛。《本草备要》谓其："行气，解郁，泄血，破瘀。凉心热，散肝郁。"香附为疏肝解郁，行气止痛之要药，专入气分，作用部位重点在肝，上行胸膈，外达皮肤，下走肝肾。郁金辛散苦泄，性寒清热，为血中之气药，入气分以行气解郁，入血分以活血止痛。两者配伍，使肝气得以疏泄，气血得以疏通。常用量：两者均为 10 g。

4. 当归—白芍　当归甘温而润，补血养血，辛香性开，走而不守；白芍性凉而滋，补血敛阴，酸收性合，守而不走。两者配对合用，辛而不过散，酸而不过收，一开一合，动静相宜，其养血补血、和血敛阴之功为佳，用于临床血气不足、气血失调之证，见于常用方四物汤、归芍地黄汤等。常用量：当归 10～15 g，炒白芍 10～15 g。如果用芍药缓急止痛则加倍用至 30 g。

三、祛瘀化痰通胞络

《神农本草经》曰："无子者多系冲任瘀血，瘀血去自能有子也。"瘀乃血液凝滞引起，瘀血既是病理产物，又是致病因素；痰乃津液之变。津血同源，故痰瘀不仅可以互相交结，而且可以互相转化，因痰致瘀，或因瘀致痰。痰瘀日久积聚，瘀滞冲任，留滞胞宫，胞脉胞络受阻，气血运行不畅，导致两精不能相合，而致不孕。西医的盆腔炎性疾病后遗症、子宫内膜异位症、子宫腺肌病、多囊卵巢综合征等引起的不孕症，章勤多按此论治。

1. 蒲黄—五灵脂　蒲黄味甘，性平，入肝、心包经，功效化瘀止血。《本草纲目》曰："凉血，活血，止心腹诸痛。"五灵脂味苦咸甘，性温，入肝经。功效化瘀止血，活血止痛。《本草从新》载："五灵脂，入肝经血分，通利血脉，散血和血，血闭能通。"《本草经疏》："五灵脂，其功长于破血行血，故凡瘀血停滞作痛，留血经闭，血滞经脉，气不得行，攻刺疼痛等证，在所必用。"两药合用，又名失笑散，化瘀止血之功增强，且止血不留瘀，化瘀不动血。蒲黄甘缓不峻，性平而无寒热之偏，入肝经血分，功善凉血止血，活血消瘀。五灵脂气味俱厚，专走血分，功专活血行瘀，行气止痛，为治疗血滞诸痛证之要药。二药伍用，通利血脉，活血散瘀止痛之力增强。临床上章勤多用于血瘀之子宫内膜异位症、子宫腺肌病等所致之不孕症。常用量：蒲黄 10～20 g，五灵脂 10～15 g。

2. 丹参—鸡血藤　丹参味苦，性微寒，入心、肝经，功效活血调经，祛瘀止痛。《妇人明理论》曰："一味丹参散，功同四物汤。"《本草纲目》曰："能破宿血，补新血。"鸡血藤味苦微甘，性温，入肝、肾经，功效补血行血，调经活络。《饮片新参》谓："去瘀血，生新血，流利经脉。"丹参善治血分，活血而不伤血。鸡血藤守走兼备，补血行血而疏通经络，对血瘀、血虚之证均宜。两者配伍，相辅相成，共奏行血活血畅经络之效。章勤多用于血瘀或血虚夹瘀等诸证而致之不孕症。

常用量：两者均为 10～15 g。

3. 焦山楂—花蕊石 焦山楂味酸甘,性微温,入脾、胃、肝经。功效消食化积,行气散瘀。《本草纲目》载:"消肉积、癥瘕痰饮、痞满吞酸、滞血痛胀。"花蕊石味酸涩,性平,入肝经,功效化瘀止血。《本草纲目》谓其"功专止血,酸以收之"。山楂虽为消食化滞要药,张锡纯谓"山楂善入血分为化瘀血之要药",其偏入血分,有温通气血、活血祛瘀之功。山楂去有形之血瘀,花蕊石入厥阴经血分,化瘀行血,两者相互促进,化瘀行血止血之力增加。章勤多用于瘀滞之子宫内膜息肉、崩漏等而致之不孕症。常用量：两者均为 10～15 g。

4. 胆南星—化橘红 胆南星味苦、微辛,性凉,入肝、胆经。功效清火化痰,息风定惊。《药品化义》谓其:"主治一切中风、风痫、惊风、头风、眩晕。"化橘红味辛苦,性温,归肺、脾经,功效理气宽中,燥湿化痰。胆南星化痰之力较强,性偏寒凉,化橘红燥湿之力较胜,性偏温燥,此二者一温一凉,相互制约,痰湿得以祛除,胞宫胞脉壅塞得以疏通。章勤多用于痰湿阻滞而致之不孕症。常用量：制胆南星 6 g,化橘红 6 g。

5. 丝瓜络—皂角刺 丝瓜络味甘,性平,入肺、胃、肝经。功效祛风通络活血。《本草再新》谓:"通经络,和血脉,化痰顺气。"皂角刺味辛,性温,入肝、肺经,功能活血消肿、化痰排脓。丝瓜络甘寒凉润,体轻通利,药性平和,有活血通络、凉血散瘀之力,皂角刺辛温助阳,辛散温通,有软坚透络、通经化瘀之功,两者相须为用,可使血行瘀去而经络通。章勤多用于输卵管炎性不通而致之不孕症。常用量：丝瓜络 9 g,皂角刺 10～15 g。

6. 小茴香—荔枝核 小茴香味辛,性温,入肝、肾、脾、胃经,功效散寒止痛,理气和胃。荔枝核味辛、微苦,性温,入肝、胃经,功效行气散结,散寒止痛。《本草备要》载:"入肝肾,散滞气,辟寒邪,治胃脘痛,妇人血气痛。"小茴香味辛芳香,辛温助阳,散寒之力较强;荔枝核辛行温通,散结通络之力较强。两者配伍,相辅相成,增强祛寒散结通络之效。章勤多用于寒凝之盆腔炎性疾病后遗症、输卵管炎而致之不孕症。常用量：小茴香 6 g,荔枝核 10～15 g。

以上药对皆是章勤多年治疗不孕症用药经验总结,疗效确切,临证时应加以分析,辨证用药,不能生搬硬套,方能收到较好的效果。

下篇

各论

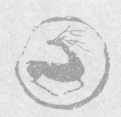

第五章
输卵管性不孕

一、西医概述

输卵管性不孕(tubal inflammatory infertility)是导致女性不孕尤其是继发性不孕的重要原因之一,在不孕症中发生率高达25%～50%,多因盆腔慢性炎症反复刺激,使输卵管发生水肿、充血、粘连、僵硬,引起管腔狭窄甚至伞端闭锁堵塞,输卵管功能和结构破坏,因而导致不孕。

(一)病因和发病机制

现代医学认为,输卵管炎性不孕症的致病机制有细胞毒性免疫、炎性损伤或先天畸形等,大肠埃希菌、金黄葡萄球菌、沙眼衣原体、淋病奈瑟菌等均为引发盆腔感染性疾病的常见病原体,因感染的传播途径不同而产生不同病理变化,形成输卵管黏膜炎、输卵管积脓、输卵管间质炎、输卵管周围炎等,长时间的炎症刺激可引起输卵管黏膜破坏、管腔狭窄或伞端闭锁,使输卵管阻塞或积水,造成输卵管功能和结构的破坏,从而导致不孕。同时多项研究表明,输卵管炎性不孕从分子生物学水平分析,可能与肿瘤坏死因子-α(TNF-α)、白细胞介素-6(LH-6)、白细胞介素-8(LH-8)等多种细胞因子的参与有密切联系。

(二)临床表现

输卵管炎性不孕通常表现为小腹一侧或两侧隐痛,劳则复发,腰骶部坠胀痛,月经不调,带下量增多,性交疼痛等,也有很多患者并无临床表现,仅因婚后数年不孕而就诊,诊断需依靠输卵管通畅试验。

（三）诊断

排除男方精液问题、女方生殖器官畸形、卵巢储备功能障碍、双方免疫等因素后仍未找到病因的患者，应着重进行输卵管检查。

1. 输卵管通液术　输卵管通液术为临床检查输卵管通畅度，松解粘连部位的常用方法，依靠推注液体时阻力大小、有无回流、注入液体量及患者主观感受判断输卵管通畅程度，在机械力和药物溶液在病变部位直接接触的作用下，起到疏通输卵管的作用。

2. 子宫输卵管造影（HSG）　通过向子宫腔和输卵管内注入对比剂后，在X线透视下观察宫腔输卵管显影状态、输卵管伞端开放状态、盆腔对比剂弥散状态、输卵管阻塞部位，从而判断子宫有无畸形、输卵管阻塞部位、通畅程度、结节性卵管炎、输卵管结扎部位、盆腔有无粘连、宫颈的功能等。其优点是可动态观察，分辨率高，能判断输卵管的形态和功能，且操作简单、安全、无创。同时对输卵管阻塞还有一定的治疗作用。目前 HSG 仍是无创检查输卵管通畅度的金标准。

3. 输卵管超声造影（HyCoSy）　在超声监视下，通过向宫腔注入阴性或阳性造影剂，实时观察造影剂通过宫腔、输卵管时的流动及进入盆腔后的分布情况，以判断输卵管通畅性，同时还能观察子宫、卵巢及盆腔情况。其不良反应小于 HSG，对诊断输卵管性不孕具有较高的临床价值。

4. 腹腔镜　腹腔镜直视下的输卵管通液术可以更加明确输卵管的通畅度及梗阻位置，同时可行治疗和组织学取样，宫腹腔镜联合虽为不孕症诊断的金标准，但费用昂贵、有创、操作复杂，故不宜作为首选检查方法。

（四）治疗

目前多采用抗菌药物治疗、输卵管通畅性检查、手术治疗、辅助生殖技术等方式改善输卵管条件，减轻患者不适症状，满足患者生育需求。

1. 抗菌药物　临床常用左氧氟沙星、甲硝唑等药物进行消炎治疗，可降低炎性因子水平，改善血流动力学。左氧氟沙星对革兰阳性菌、革兰阴性菌均有显著的杀菌性，并可抑制衣原体、支原体等复制。甲硝唑可有效调节新陈代谢，提高身体免疫力，清除细菌并且尽量避免出现再次感染。

2. 手术治疗　输卵管通液术可使粘连部位松解，梗阻的部位恢复通畅，但不能有效地治疗输卵管粘连瘢痕严重、梗阻时间长的患者。宫腹腔镜联合输卵管间质部插管通液术是目前治疗输卵管炎性不孕症的主要方法,通过介入输卵管导丝疏通输卵管梗阻部位,并配合药物注入作用局部,具有诊断和治疗作用,但术后常伴有再粘连、再阻塞等并发症,无法根治输卵管功能障碍。

3. 辅助生殖技术 双侧输卵管堵塞患者一般选择 IVF – ET 术为代表的辅助生殖技术。

二、章勤诊治思路与特色

(一) 中医病因病机

输卵管相当于中国古代医学文献中的"胞络""两歧",输卵管性不孕症在中医学中无明确的病名,根据其临床症状体征可归于"不孕""带下病""痛经""癥瘕"等范畴。《医宗金鉴》曰:"或因宿血积于胞中,新血不能成孕。"现代医家治疗本病多从气血立论,或因妇人多思多郁,肝失条达,气血失调,冲任不能相资,或因久病正虚而气滞,气滞而血瘀,瘀阻冲任,胞络涩滞,均可阻碍受精,不能顺利成孕。

(二) 诊治心得

中医素有"久病多瘀""久病多虚""久病入肾"之说,章勤将本病病理特点归纳为寒、瘀、郁、虚,与不孕症传统辨证相比更重于瘀和虚,并相应提出"温通疏补"之治疗大法,治疗时当分辨主次轻重,既要补其不足,亦要损其有余,最终达到气血冲任调和,胞宫藏泄有度的目的,为排卵、受精、着床各个环节清除障碍,以备万全。

1. 温通疏补,举要治繁

(1) 寒者温之:"夫寒冰之地,不生草木;重阴之渊,不长鱼龙。今胞胎既寒,何能受孕。"《傅青主女科》中指出,男子之精热甚,直射于子宫之内,而女子以寒冰之气相迫,必不能成孕。胞宫下系于肾,章勤常以鹿角片、巴戟天、淫羊藿、菟丝子、肉苁蓉、胡芦巴、杜仲、桂枝之品温肾助阳,肾火生则胞胎之寒自散,方可摄精成孕。

(2) 瘀者通之:胞络者,有运卵种子之功,正如《针灸甲乙经》记载:"女子绝子,衃血在内不下,关元主之。"瘀血是导致女性不孕的重要原因,瘀血积聚、胞络涩滞、冲任瘀阻,则难成孕。络阻尚轻者,以丝瓜络、荔枝核、王不留行、路路通、皂角刺等草木先行;久瘀宿疾者,以蜈蚣、䗪虫等虫类畅通胞络,以及桃红四物汤、赤芍、丹参、泽兰、鸡血藤之品活血祛瘀。

（3）郁者疏之:《景岳全书·妇人规》中提出"产育由于血气,血气由于情怀,情怀不畅则冲任不充,冲任不充则胎孕不受"。女子情志易变,贵平心定气以养气血,若患者情绪低落、性情焦虑,肝气失于条达,气血不和,冲任不得相滋,则难以成孕,故以香附、郁金、柴胡、绿萼梅、陈皮、青皮、紫苏梗之品疏肝解郁,调畅气机,同时重视心理疏导,帮助患者减轻心理负担,则可事半功倍。

（4）虚者补之:因女子生理特殊,其经、带、胎、产、乳无一不消耗气血,如再罹患崩带、堕胎、癥瘕诸疾则损耗愈烈,故而女子素体气血多虚,沈氏《女科撮要·求子》云:"此求子全赖气血充足,虚衰即无子。"故常以当归、熟地、白芍之品补血养血,党参、黄芪、白术、山药、白扁豆之品健脾益气,气血和调则不失濡养温煦之功。

2. 辨证分型,因时制宜　"温通疏补"之治疗方针虽可提纲挈领,然临床诊疗不可一概而论,当结合脉证详审病机,辨证施治,常见证型有瘀阻胞宫型和肾督损伤型。

其一为瘀阻胞宫型,此型患者就诊时多诉经行腹痛,经血不畅,平素带下腥秽,时久不能受孕,宜荡涤胞宫,祛瘀生新,促其摄精成孕,常以何氏经验方血竭化癥汤化裁运用,由血竭、乳香、没药、五灵脂、桃仁、制大黄、皂角刺、石见穿、水蛭、䗪虫、鹿角片诸味而成。同时当辨患者体质之壮实羸弱,病邪之新起久潜,证候之虚实主次,以增损治之,务必祛瘀不伤正,本虚标实者当扶正祛邪,合黄芪建中汤为用,以鼓舞正气,提高免疫功能,预防反复感染。

其二为肾督损伤型,此型多见于素体肾虚,复经人工流产或药物流产损伤肾督者,患者多诉月经不调,腰骶酸痛,形寒畏冷,治宜振督暖宫,寓通于补,佐以化瘀生新之品,畅盛冲任气血,两者相得益彰,疗效更著。常用何氏经验方龟鹿二仙汤,药物组成为鹿角片、炙龟甲、仙茅、淫羊藿、当归、熟地、巴戟天、续断、紫石英、紫河车、赤芍、香附等,酌情加以活血散瘀或理气通络之品,既可宣滋肾药物之滞,又能引领补肾药物直入其地,以利卵泡成熟和排卵。

本病常发生于人工流产或其他宫腔手术后,多因摄生不慎,或术中感染,湿毒内侵,胞络瘀滞所致,故清宫术后胞络未病之时,即予化瘀生新,佐以解毒利湿,防瘀血停留,外邪内侵,此未病先防也;胞络已阻者,强调把握好扶正祛邪的主次关系,在辨证基础上加用化瘀通络之品,次第用药。结合月经周期,正虚者可在经间期培元以补正,邪实者可值经前期清源以祛邪,不仅可消输卵管之炎症、瘀阻,还可以达到调整周期的目的,从而缩短疗程,以利尽早孕育。

3. 联合疗法,三管齐下　联合疗法即食管、肛管、输卵管同时给药,采用中药口服、中药保留灌肠、宫腔镜下输卵管插管通液术联合治疗输卵管炎性不孕症。宫腔镜下输卵管插管通液术可以快速疏通瘀阻,手术后常以桂枝茯苓丸合何氏经验灌肠方——妇外Ⅳ号,经直肠导入,既降低了肝脏的首过效应,直达病患之所,提高盆腔血药浓度,又能够缓解苦寒之药对胃肠道的刺激作用,延长药物在肠道的保留时间,从而达到改善盆腔血液循环,松解输卵管粘连,促进其畅通及功能恢复的作用,是一种见效快、操作简便、成本低的好方法。

(三)辨证分型

1. 湿热瘀结证

[主要证候] 婚久不孕,或有流产史、宫外孕保守治疗史,或有盆腔炎病史者,少腹隐痛或痛连腰骶,疼痛拒按,经行或劳累时疼痛加重,低热起伏,带下量多,色黄,质黏稠;胸闷纳呆,口干不欲饮,大便溏或秘结,小便黄赤;舌红,苔黄腻,脉弦数或滑数。

[治法] 清热除湿,化瘀通络。

[处方] 银蒲四逆散(《伤寒论》)、四妙散(《成方便读》)合失笑散(《素问病机气宜保命集》)加减;银甲丸(《王渭川妇科经验选》)。

2. 气滞血瘀证

[主要证候] 婚久不孕,或有清宫史,少腹胀痛或刺痛,经行疼痛加重,血块排出则痛减,经来量或多或少,伴有血块,带下量多,经前情志抑郁,乳房胀痛,舌体紫黯,或伴有瘀点瘀斑,苔薄,脉弦涩。

[治法] 活血化瘀,理气止痛。

[处方] 膈下逐瘀汤(《医林改错》)、血府逐瘀汤(《医林改错》)、红藤汤(何氏经验方,红藤、当归、赤芍、丹参、制乳香、制没药、黄芪、石见穿、三棱、莪术、白花蛇舌草、皂角刺、柴胡、枳壳)。

3. 寒湿瘀滞证

[主要证候] 婚久不孕,小腹冷痛或坠胀,经行腹痛加重,得温痛缓,经行延

后,经量少,色黯,带下淋漓,神疲乏力,腰骶冷痛,小便频数,舌质黯,苔白,脉沉迟。

〔治法〕祛湿除寒,化瘀通络。

〔处方〕少腹逐瘀汤(《医林改错》)合桂枝茯苓丸(《金匮要略》)、暖宫定痛汤(《刘奉五妇科经验》)。

4. 肾虚血瘀证

〔主要证候〕婚久不孕,月经量少,色黯有块,带下量多,腰背酸软,小便清长,夜尿频多,头晕耳鸣,舌黯,或有瘀点瘀斑,舌白,脉弦细无力。

〔治法〕补肾活血,化瘀通络。

〔处方〕杜断桑寄失笑散(《素问病机气宜保命集》)加减、肾虚不孕方(章勤自拟方:鹿角片 10 g,巴戟天 10 g,当归 15 g,白芍 10 g,淫羊藿 10 g,肉苁蓉 15 g,菟丝子 20 g,香附 10 g,郁金 9 g,甘草 5 g)、肾气丸(《金匮要略》)合何氏红藤汤加减。

5. 气虚血瘀证

〔主要证候〕婚久不孕,月经量多或量少,经色紫黯有块,带下量多质稀,神疲乏力,面色不荣,胃纳欠佳,舌黯或有瘀点,苔薄白,脉弦细。

〔治法〕益气健脾,化瘀通络。

〔处方〕理冲汤(《医学衷中参西录》)、举元煎(《景岳全书》)合失笑散(《素问病机气宜保命集》)加减。

三、医案实录

案 1 赵某,女,37 岁。

初诊(2018 年 7 月 31 日) 主诉:未避孕未再孕 1 年余。

现病史:5 年前剖宫产一子,1 年前开始未避孕,性生活正常,未避孕至今未再孕。丈夫精子检查正常,患者平素月经周期规则,约 28 日一行,5～7 日净,末次月经 2018 年 7 月 10 日,经量偏少,色黯,小腹疼痛,喜揉喜按。既往史:否认心、脑、肺、肾等相关疾病病史。婚育史:已婚,1-0-0-1,剖宫产 1 子。刻下:偶有腰酸,下腹坠胀不适,易乏力,胃纳可,睡眠一般,舌质黯苔白,脉弦细。查体:神清,精神可。妇科检查:外阴正常,阴道畅,宫颈光,子宫前位,大小正常,活动性可,子宫及附件压痛(一)。辅助检查:2018 年 5 月外院子宫输卵管造影检查示左侧输卵管积水,右侧输卵管通而不畅。中医诊断:不孕症(气虚血瘀证)。西医诊断:继发性不孕;输卵管积水。治法:益气养血,通络助孕。处方:

黄芪 10 g,桂枝 6 g,当归 15 g,川芎 10 g,炒白芍 10 g,香附 10 g,郁金 6 g,淫羊藿 10 g,菟丝子 20 g,肉苁蓉 15 g,山药 15 g,炒白术 10 g,泽兰 10 g,胡芦巴 10 g,皂角刺 15 g,荔枝核 10 g,石见穿 10 g,紫苏梗 6 g,茯苓皮 15 g,木香 9 g,生甘草 5 g。

14 剂,水煎服,每日 1 剂。

妇外Ⅳ号合桂枝茯苓胶囊灌肠治疗。每次灌肠量为 80～100 mL,每日睡前 1 次,至少保留 4 h 以上。

二诊(2018 年 8 月 28 日)　末次月经 2018 年 8 月 13 日,月经量中等,腹痛稍缓,畏寒肢冷,胃纳欠佳,舌质黯苔白,脉弦细。

初诊方去淫羊藿、菟丝子、肉苁蓉、茯苓皮、紫苏梗、木香,加鹿角片 10 g、鸡内金 6 g、小茴香 6 g、红藤 20 g。

14 剂,水煎服,每日 1 剂。

三诊(2018 年 9 月 11 日)　2018 年 9 月 2 日 B 超:右侧卵巢可见卵泡大者 1.6 cm×1.6 cm×1.6 cm,双层子宫内膜厚度 0.8 cm。2018 年 9 月 4 日 B 超可及黄体血流。患者此期已试孕。刻下乏力好转,大便略稀,舌淡苔薄白,脉弦细。以中药补气血,通胞络以助孕。

当归 12 g,炒白芍 10 g,黄芪 15 g,桂枝 6 g,香附 10 g,郁金 6 g,菟丝子 15 g,山药 20 g,炒白术 10 g,泽兰 10 g,鹿角霜 10 g,荔枝核 10 g,石见穿 10 g,陈皮 6 g,路路通 10 g,川续断 10 g,桑寄生 15 g,丝瓜络 10 g,甘草 5 g。

10 剂,水煎服,每日 1 剂。

四诊(2018 年 9 月 19 日)　末次月经 2018 年 8 月 13 日,9 月 15 日自测尿妊娠阳性,予中药安胎治疗。

随访(2019 年 5 月 30 日)　患者于 2019 年 5 月 17 日足月顺产一男婴,体重 3 120 g。

【按】　输卵管性不孕之病机多为虚实夹杂,诊治时应理清头绪,或各个击破,或兼而治之。本案患者未避孕未孕一年,辅助检查提示输卵管积水及通而不畅,观其舌脉,舌黯苔白,脉弦细,辨证可知气血不充为其本,胞脉瘀滞为其标,故治当调理气血,辅以理气化痰通络。以经方黄芪建中汤合四物汤鼓舞正气,同时患者不孕,肾主生殖,故配合肾虚不孕经验方以补肾填精,培补先天。月季花、红藤、泽兰、茯苓皮活血祛湿,荔枝核、石见穿、丝瓜络、路路通、皂角刺化瘀通络。同时予桂枝茯苓粉末溶入何氏经验灌肠方妇外Ⅳ号中,经直肠导入,直达病所,从而改善盆腔血液循环,松解输卵管粘连,促进其畅通及功能恢复。中药口服加灌肠两者联用。二诊时患者诉下腹隐痛好转但仍伴有不适,故减木香、紫苏梗等理气止痛之品,添小茴香等温经止痛之味。三诊时患者监测见优势卵泡且已排卵,先予非经期方以补肾养血观察,非经期用药于初诊方基础上减皂角刺、茯苓皮等,添桑寄生、川续断等补益肝肾之品。嘱患者等确认经期来时再服经期用方,以活血化瘀,使瘀滞顺势利导。而患者于治疗第2月方而收效,故经期方未服用。此外,不孕症患者的诊疗应持续到孕12周较为稳妥,一则对于输卵管因素不孕者要时时警惕宫外孕风险,二则不孕症患者大抵肾气不充,先天不足,孕后易堕,万不可掉以轻心,先喜后泣。

案2 刘某,女,28岁。

初诊(2021年2月26日) 主诉:异位妊娠后未避孕未再孕1年余。

现病史:2014年行人流1次,2019年1月因右侧输卵管妊娠行保守治疗,之后未避孕未再孕。平素月经规则,5～7日/28～30日,量中,色暗红,偶夹血块,无腹痛。末次月经2021年2月10日,来潮量中,色暗,夹血块。既往史:否认心、脑、肺、肾等相关疾病病史。婚育史:已婚,0-0-2-0,2014年行人流1次,2019年1月因右侧输卵管妊娠行保守治疗。刻下:腰膝酸软,肢冷怯寒,纳寐可,二便调。舌黯淡苔薄白,脉沉细。妇科检查:外阴正常,阴道畅,宫颈光,子宫前位,大小正常,活动性可,子宫及附件压痛(一)。辅助检查:2019年4月行生殖激素、抗缪勒管激素、甲状腺功能五项、优生五项、生殖抗体六项均正常。2020年6月行输卵管造影检查示左侧输卵管迂曲,右侧输卵管通而欠畅。既往数次行B超均示有优势卵泡排出。中医诊断:不孕症(肾虚血瘀证)。西医诊断:继发性不孕;输卵管炎。治法:补肾活血,散瘀通络。处方:

当归15 g,川芎10 g,炒白芍10 g,茯苓15 g,熟地9 g,牡丹皮10 g,鹿角片10 g,红藤30 g,马齿苋15 g,炒路路通10 g,黄芪10 g,桂枝6 g,石见穿10 g,皂角刺15 g,丝瓜络10 g,紫苏梗10 g,炙甘草5 g。

10剂,水煎服,每日1剂。辅以院内制剂化瘀解毒洗剂保留灌肠,每日1次,每次灌肠量为80～100 mL。

二诊(2021年3月8日) 末次月经2021年2月10日,诉近日心烦寐艰,

稍感腹胀,手足冰凉、腰酸好转,舌黯淡苔薄白,脉细略弦。处方:

首诊方去黄芪、桂枝、熟地,加首乌藤 15 g,酸枣仁 10 g。10 剂,水煎服,每日 1 剂。

三诊(2021 年 3 月 23 日) 末次月经 2021 年 3 月 11 日,量色同前,近日带下增多,舌脉类前。处方:

二诊方去红藤、马齿苋,加荆芥 6 g、覆盆子 15 g、巴戟天 10 g。14 剂,水煎服,每日 1 剂。

以上方加减治疗,2021 年 7 月 1 日患者查 B 超提示宫内孕,最终喜得一子。

【按】 本案患者为输卵管性不孕,结合全身症状及舌脉,证属肾虚血瘀,故予肾气丸合何氏红藤方加减,治以补肾活血、祛瘀通络。全程以风药躏之。红藤擅行血、治气块,合石见穿、马齿苋以清热解毒、利湿通络。路路通、皂角刺、丝瓜络、紫苏梗通达善行,疏通瘀塞,畅达胞络。该患者肾阳虚症状较甚,且瘀血阻滞气机,易生水湿,故予鹿角片温阳通络,少佐桂枝辛散行瘀,牡丹皮清热活血破瘀,茯苓利水渗湿,合风中之补剂黄芪,则益气通阳,通络行滞。活血、行血必损气、耗阴血,予炙甘草补脾益气,四物补气养血。二诊时患者诉心烦寐差,故在前方基础上添首乌藤、酸枣仁以宁心养肝安神。三诊时患者正逢经间期氤氲之时,稍添风药荆芥以促卵泡顺利排出,同时兼顾疏肝理气以调畅气机。上述诸药辅以灌肠,则透达于胞宫两歧曲折之处,疏通胞络壅滞而使气血周流不滞,为排卵、受精、着床各环节清除障碍,故而胎孕乃成。

案 3 沈某,女,33 岁。

初诊(2019 年 6 月 4 日) 主诉:流产后 2 年未孕。现病史:患者 2017 年 1 月孕 8 周难免流产行清宫术,之后未避孕近两年而未再孕。平素月经周期正常,末次月经 5 月 15 日,来潮量中。婚育史:已婚,0-0-1-0,2017 年 1 月孕 8 周难免流产行清宫术。既往史:否认心、脑、肺、肾等重大疾病病史。刻下:偶有腰酸,舌暗红苔薄,脉细。妇科检查:外阴正常,阴道畅,宫颈光,子宫前位,大小正常,活动性可,子宫及附件压痛(一)。辅助检查:2010 年曾在某医院行子宫输卵管造影提示双输卵管炎伴通而不畅,之后行腹腔镜探查手术+盆腔粘连分离术+盆腔内异灶电灼术+通液术,术后中药调理。2011 年 3 月宫腔镜下插管通液治疗后双侧输卵管通畅度尚可。中医诊断:不孕症(肾虚血瘀证)。西医诊断:继发不孕;输卵管炎。治法:补肾活血,化瘀通络。处方:

肾虚不孕方(鹿角片 10 g,巴戟天 10 g,当归 15 g,白芍 10 g,淫羊藿 10 g,肉苁蓉 15 g,菟丝子 20 g,香附 10 g,郁金 9 g,甘草 5 g)加川芎 9 g、泽兰 10 g、红藤 20 g、马齿苋 15 g、石见穿 15 g、路路通 10 g。

7 剂,水煎服,每日 1 剂。

二诊(2019 年 6 月 11 日) 月经将届,大便略溏。舌暗红苔薄脉细。处方:

初诊方去鹿角片、巴戟天、菟丝子、红藤、马齿苋、石见穿、路路通,加丹参 15 g,熟地 15 g,砂仁 3 g,广木香 6 g,鸡血藤 15 g,青皮、陈皮各 5 g。7 剂,水煎服,每日 1 剂。

三诊(2019 年 6 月 18 日) 末次月经 2019 年 6 月 12 日,来潮量中。舌暗红苔薄脉细。处方:

"肾虚不孕方"加川芎 9 g、红藤 15 g、马齿苋 15 g、石见穿 15 g、青皮 5 g、荔枝核 10 g、山药 15 g、炒白扁豆 10 g。7 剂,水煎服,每日 1 剂。

四诊(2019 年 6 月 25 日) 带下量多。外院查支原体阳性,已予米诺环素口服并嘱本月避孕。舌暗红苔薄,脉细。处方:

炙黄芪 15 g,桂枝 5 g,当归 15 g,川芎 9 g,白芍 10 g,茯苓 15 g,红藤 30 g,马齿苋 15 g,制大黄 9 g,牡丹皮 9 g,皂角刺 15 g,鹿角片 10 g,炙甘草 5 g,路路通 10 g,陈皮 5 g,荔枝核 10 g,胡芦巴 10 g。

10 剂,水煎服,每日 1 剂。

五诊(2019 年 7 月 9 日) 月经将届。舌淡红苔薄脉细。本次月经周期一直工具避孕。故加强活血通络治疗。

2019 年 6 月 11 日处方去广木香、青皮、陈皮,加怀牛膝 10 g、皂角刺 15 g、路路通 10 g、石见穿 15 g。7 剂,水煎服,每日 1 剂。

六诊(2019 年 7 月 16 日) 末次月经 2019 年 7 月 10 日,来潮量中,无腹痛。舌质红苔薄,脉细。

中药"肾虚不孕方"加红藤 20 g、马齿苋 15 g、石见穿 15 g、荔枝核 10 g、石见穿 15 g。7 剂,水煎服,每日 1 剂。

七诊(2019 年 7 月 23 日) 2019 年 7 月 21 日外院卵泡监测内膜厚 7 mm,右卵泡 2.0 cm×1.8 cm。今日本院 B 超示已排卵,内膜厚 1.0 cm。舌质红苔薄,脉细。

前方去荔枝核,加黄芪 10 g、荆芥 5 g、青皮 5 g。7 剂,水煎服,每日 1 剂。

八诊(2019年7月30日) 现排卵后1周。舌质红苔薄,脉细。拟中药益肾养血观察。

"肾虚不孕方"加黄芪10 g、覆盆子10 g、鸡血藤15 g、泽兰10 g。7剂,水煎服,每日1剂。

2019年8月13日来诊。停经34日,无阴道流血,无明显腹痛,苔薄脉细滑,今日血HCG>1 000 U/L、E_2 216.6 pg/mL、P 97.46 nmol/L。予安胎合剂保胎观察,嘱阴道出血、腹痛随诊。2019年9月3日查B超示宫内早孕,胚芽18 mm,原心搏动可见。

【按】 患者初诊时以多年不孕求诊,且有难免流产史,以温肾养血为主;又兼顾虽宫腹腔镜等治疗,或多或少仍存在输卵管通畅程度的问题,故而在章勤"肾虚不孕方"中加用活血通络、清热解毒之品。全方扶正化瘀,补虚泻实,用药寥寥十余味而数方面兼顾,思路清晰,疗效确切。2019年6月11日诊时月经将届,处方益肾养血为主,佐以理气活血调经,该处方较为平和,无破血峻猛碍胎之品,即使发现怀孕后再停药亦关系不大。2019年7月9日诊时月经将届,便溏已愈,当月一直工具避孕,予2019年6月11日处方去广木香、青皮、陈皮,加怀牛膝10 g、皂角刺15 g、路路通10 g、石见穿15 g以活血通络、疏通胞脉。7月30日时值排卵后1周,则以益肾养血观察为主。叶天士指出"女子以肝为先天"。《读医随笔》卷四:"凡脏腑十二经之气化,皆必藉肝胆之气化以鼓舞之,始能调畅而不病。"肝气调畅,则任脉通利,太冲脉盛,月经应时而下,故受妊有能。妇人多因生活工作压力过重,或长期不孕所致精神负担,郁郁寡欢终致肝失疏泄,冲任失调。王清任有云:"元气既虚,气必不能达于血管,血管无气,必停而留瘀。"肾精亏虚,化血乏源,故血络枯滞;肾气亏损,无力推动血液运行,血行不畅,则瘀阻络脉。虚瘀夹杂,冲任功能失常,胞宫失养,故难以成孕。治虚宜补,祛滞宜通,故临证注重分期而治,且将温通之法贯穿始终,以温肾活血、通达奇经为治疗大法。

案4 蔡某,女,26岁。

初诊(2018年10月24日) 主诉:未避孕1年余未再孕。现病史:2017年因难免流产行药流术,后因宫腔残留复经清宫术。术后未避孕1年未再孕。末次月经2018年10月6日,平素月经后期3～4日,量偏少。婚育史:已婚,0-0-1-0,2017年因难免流产行药流+清宫术。既往史:否认心、脑、肺、肾等重大内科疾病病史。刻下:体型丰满。舌淡胖,苔薄白,脉细略弦。妇科检查：外阴正常，阴道畅，宫颈光，子宫前位，大小正常，活动性可，子宫及附件压痛（－）。辅助检查：2017 年 12 月 HSG 提示双输卵管细长，通而不畅。丈夫精液分析正常范围。中医诊断：不孕症（肾虚血瘀证）。西医诊断：继发不孕；输卵管炎。治法：补肾活血，化瘀通络。处方：

黄芪 15 g，炒白术 10 g，太子参 15 g，当归 15 g，川芎 10 g，黄精 20 g，制何首乌 15 g，淫羊藿 15 g，菟丝子 15 g，蛇床子 6 g，覆盆子 15 g，皂角刺 15 g，路路通 15 g，炒枳壳 15 g，枸杞子 15 g，香附 10 g，郁金 10 g，川牛膝 15 g，茯苓 12 g，泽泻 10 g。

12 剂，水煎服，每日 1 剂。

二诊（2018 年 11 月 16 日） 末次月经 2018 年 11 月 11 日，后期 1 周，已查 E₂ 偏低，FSH 正常，甲状腺功能 TSH 3.2 IU/L，其余 TORCH 及不孕系列等自身抗体均正常。处方：

前方去太子参、淫羊藿、菟丝子、炒枳壳、茯苓，加丹参 10 g、泽兰 10 g、三棱 9 g、莪术 9 g、石见穿 15 g。12 剂，水煎服，每日 1 剂。

三诊（2018 年 12 月 21 日） 末次月经 2018 年 11 月 11 日，12 月 19 日查血 HCG 675 IU/L，E₂ 430 pg/mL，P 55 nmol/L。昨日少量阴道出血，拟收住院补肾健脾止血，保胎治疗。嘱其避风寒，畅情志，节饮食。处方：

党参 15 g，黄芪 15 g，太子参 15 g，黄芩 10 g，炒白术 10 g，川续断 15 g，菟丝子 30 g，桑寄生 15 g，炒杜仲 15 g，阿胶珠 9 g，苎麻根 15 g，当归身 10 g，炒白芍 10 g，生地炭 15 g，墨旱莲 15 g，生甘草 5 g。

5 剂，水煎服，每日 1 剂。入院后完善入院相关检查，黄体酮针 40 mg 肌内注射，每日 1 次；地屈孕酮片 10 mg 口服，每日 2 次，及中药补肾安胎汤药，水煎服，每日 1 剂。前方加减治疗月余，腹部闻及胎心，顺利出院。

【按】 患者堕胎不全复经清宫术，湿热之邪乘虚而入，瘀阻胞宫胞脉，损伤冲任，不能摄精成孕。月经后期量少，体丰，乏力，舌淡胖，苔薄白，脉细，皆为肾虚血亏之象。此案属肾虚血瘀、瘀阻胞络、虚中夹实之不孕，故治当益肾调理气血，辅以理气化瘀通络。首诊时患者正逢经后，予经验方"肾虚不孕方"添皂角刺、路路通等理气通络之品以求标本兼顾。二诊时经水刚过，遣方用药以治标为先，故添三棱、莪术、石见穿等活血化瘀通络力强之味以加速盆腔血液循环，促进炎症吸收，软化增生的纤维结缔组织。三诊时患者治疗未及 2 个月而收效。此时尤要注意的是不孕症患者的诊疗应持续到孕 12 周较稳妥。一则对于输卵管因素不孕者要时时警惕宫外孕风险,二则不孕患者大抵肾气不充,先天不足,孕后易堕。本患者孕后发现阴道少量出血等先兆流产表现,即果断收治入院,中西医结合保胎治疗而收到圆满效果。

输卵管炎性不孕多见于继发性不孕,临床常见小腹一侧或两侧隐痛,劳则复发,腰酸乏力,月经不调等,症状比较复杂。治疗时应分辨主次轻重,既要注重温寒化湿,活血化瘀,加速盆腔血液循环,促进炎症吸收,软化增生的纤维结缔组织,常用红藤、败酱草、失笑散、石见穿、炒䗪虫、炒荔枝核等;又要鼓舞正气,提高免疫功能,从而预防反复感染,常用防己黄芪汤及黄芪建中汤化裁。此外,用药要结合月经周期,正虚者可在经间期培元以扶正,邪实者可值经前、行经期清源以祛邪,不仅使炎症消除,还可达到调整经期的目的,从而缩短疗程,以利尽早孕育。

第六章
子宫性不孕

一、西医概述

子宫性不孕症（uterine factor infertility，UFI）是因子宫疾病导致不孕症的一类疾病总称，在育龄期妇女中发生率约为 1/500。子宫是女性怀孕至顺利生产这一过程中至关重要的器官，子宫因素不仅可以导致不孕症，也会对辅助生殖结局成功率产生一定的影响，故而对 UFI 的评估是诊治女性不孕症首先需要考虑的因素。UFI 按照病因分类，可分为先天性子宫畸形和后天获得性子宫病变两大类。先天性子宫畸形包括弓形子宫、子宫纵隔、单角子宫、双角子宫、双子宫及苗勒管发育不全综合征等；后天获得性子宫病变包括子宫内膜息肉、子宫肌瘤、宫腔粘连综合征与子宫腺肌病等，子宫腺肌病章节有详细介绍，故而在此章不过多赘述。

（一）病因和发病机制

先天性子宫畸形发生率约为 0.5%，在不孕症患者中发生率为 3%～13%。子宫在妊娠 8～16 周由双侧副中肾管发育而来，随着发育，双侧副中肾管下段融合形成子宫、子宫颈及阴道上段，中央纵隔被重吸收形成宫腔，而目前导致子宫发育过程失败的病因尚未明确。

后天获得性子宫病变中，子宫内膜息肉是临床常见的子宫内膜病变之一，病因与发病机制不明，目前认为可能与雌激素刺激作用、雌激素依赖性疾病、代谢综合征相关疾病、炎症刺激及遗传因素相关。子宫肌瘤是女性生殖系统最常见的良性肿瘤，由平滑肌及结缔组织组成，病因至今仍未明确，可能涉及正常肌层的细胞突变、性激素及局部生长因子间较为复杂的相互作用。宫腔粘连

(IUA)又称为 Asherman 综合征,是因子宫内膜损伤导致宫腔部分或全部封闭,从而引起月经量少甚至闭经、周期性腹痛、不孕或流产等症状。其形成与宫腔手术操作导致子宫内膜基底层损伤后子宫肌壁间的相互黏附相关,由于子宫内膜的修复多为不完全再生,子宫内膜在炎症期、组织形成期、组织重建期 3 个短暂重叠的修复时期其功能受损,最终形成瘢痕。目前,有关 IUA 的病因机制主要有纤维细胞增生活跃学说及神经反射学说等。

(二)临床表现

先天性子宫畸形的患者一般无明显的临床症状,通常通过超声检测、HSG 及磁共振成像(MRI)等常规筛查发现。而先天性子宫畸形中,苗勒管发育不全综合征则以原发性闭经为主要症状,特征性表现为无子宫、输卵管和阴道上2/3段,属于绝对子宫性不孕症。

后天获得性子宫病变中,子宫内膜息肉患者的临床表现不尽相同,常以异常子宫出血、不孕、阴道流液及腹痛为主要症状,部分患者无症状,症状的差异对患者的影响也不同。子宫肌瘤患者可无明显症状,其症状出现与肌瘤的部位、生长速度及肌瘤变性有密切关系,黏膜下肌瘤可表现为月经增多、经期延长、淋漓出血、月经周期缩短及痛经,浆膜下肌瘤蒂扭转可出现急腹痛,肌瘤红色变性时可出现腹痛伴发热等症状。子宫肌瘤可影响宫腔形态、阻塞输卵管开口或压迫输卵管使之扭曲变形等可导致不孕的发生。宫腔粘连可完全无症状或表现为月经紊乱,包括继发性闭经、月经量少、经期缩短等,经量减少与 IUA 发生的位置和严重程度呈正相关,也有患者表现为不孕、反复流产,在不孕症患者中 IUA 的发生率约为 13%。

(三)诊断

在先天性子宫畸形的诊断中,1988 年美国生殖协会(AFS)提出了先天性子宫畸形的分类,研究显示 11%～30% 的先天性子宫畸形患者合并有肾脏畸形,这些患者治疗前也应该评估肾脏情况。先天性子宫畸形的诊断方法包括 HSG、超声检查及 MRI 等。HSG 可判断宫腔形状及输卵管通畅程度,但是 HSG 不能够描述子宫的外部形状和不相通的宫角,无法区分子宫纵隔和双角子宫。三维超声和 MRI 能够准确显示子宫的内部、外部畸形。

后天性获得性子宫病变以超声检查为首要筛查方式,其可以同时评估子宫肌层、子宫内膜腔和周围附件，也可以显示大多数子宫病变，如平滑肌瘤、子宫内膜息肉和子宫腺肌病等。子宫内膜息肉常通过超声筛查发现，而组织学诊断是其金标准，其病理诊断分类包括非功能性息肉、功能性息肉、子宫腺肌瘤样息肉、子宫内膜-子宫颈管内膜息肉等，在诊断中需要注意是否合并子宫内膜增生或子宫内膜癌相关病变。子宫肌瘤的诊断方法包括超声、MRI 和 CT 等，主要根据肌瘤的位置分为肌壁间肌瘤、浆膜下肌瘤和黏膜下肌瘤等。宫腔粘连综合征以宫腔镜检查作为金标准，2015 年发布的《宫腔粘连临床诊疗中国专家共识》根据宫腔粘连的粘连范围、粘连性质、输卵管开口状态、子宫内膜厚度（增殖晚期）、月经状态、既往妊娠史与刮宫史综合评估，将其分为轻、中、重度三级应用于临床。

（四）治疗

先天性子宫畸形以手术矫形治疗为主，目前以宫腹腔镜联合手术为主要手术方法。但并非所有的子宫畸形患者都需要治疗，其适应证为检查疑似子宫畸形并包含以下一项症状者：有自然流产史 2 次以上，或者原因不明的不孕；需辅助生育技术的原发不孕症；有宫腔积血、周期性腹痛或急腹症症状。手术治疗在一定程度上可以改善子宫畸形患者的生殖结局，但对于苗勒管发育不全综合征患者来说，虽然手术矫形可以改善生殖道畸形，但对于生育能力而言目前仍无确切有效的治疗方式。

子宫内膜息肉的治疗主要包括观察（期待治疗）、药物治疗、手术治疗等。对于合并不孕症的子宫内膜息肉患者，宫腔镜下子宫内膜息肉切除术是目前主要的治疗方式。有研究发现，对于后壁息肉、子宫-输卵管交界息肉，术后无论辅助生殖技术还是自然妊娠，可明显提高其妊娠率。因子宫内膜息肉切除后的复发率为 2.5%～43.6%，并随着随访时间的延长而升高，对于有生育要求的患者，可选择孕激素类药物预防子宫内膜息肉切除术后的复发。

对于子宫肌瘤的治疗，包括手术治疗与药物保守治疗。目前研究认为浆膜下肌瘤不影响患者的生育能力，浆膜下肌瘤摘除术也不改善妊娠结局，但黏膜下肌瘤会显著降低临床妊娠率，推荐直径≥2 cm 黏膜下肌瘤和影响宫腔形态的肌壁间肌瘤进行手术处理。但对于不符合手术适应证的患者，仍以雄激素、促性腺激素释放激素类似物、米非司酮等药物治疗为主，但因药物使用对于具有生育要求患者的局限性，中医药治疗在控制肌瘤生长等方面体现出特殊的优势。

对于不孕、反复流产、月经过少且有生育要求的宫腔粘连患者，宫腔镜下宫腔粘连分离手术可作为首选治疗手段以恢复宫腔解剖学形态及宫腔容积。而术后预防粘连复发，促进子宫内膜再生及改善生育能力则为药物配合治疗的首要目的，包括雌激素应用、抗生素应用以及中医药应用等。同时，中、重度 IUA 患者 IUA 分离手术后，虽然子宫内膜状态较术前有明显改善，仍易出现由于内膜因素引起反复种植失败或胎盘血液供应异常引起的妊娠期相关并发症。因此，加强孕期监护，动态观察胚胎的生长、发育，及时处理相应的产科并发症尤为重要。

二、章勤诊治思路与特色

（一）中医病因病机

1. 先天性子宫畸形　中医中并无"先天性子宫畸形"病名，但可根据其临床表现散见于月经后期、月经过少、闭经等病证中。中医认为其病因病机多与先天禀赋不足、肾气不足、天癸匮乏所致，且冲任气血不充、后天脾胃虚弱、生化乏源导致五脏虚损，子宫缺乏气血滋养，故而发育不良。与肾—天癸—冲任—胞宫轴关系密切，但因肾为生殖发育之根本，先天性子宫畸形总以肾虚首为责之。脾主后天气血之来源，故而与先后天二脏关系密切。

2. 后天获得性子宫病变

（1）子宫内膜息肉：在中医古籍中并没有"子宫内膜息肉"之说，根据其临床症状，可将其归属于"癥瘕""经期延长""月经过多""崩漏""不孕"等范畴。章勤认为因子宫内膜息肉在宫腔镜下明确表现为往宫腔突起的结节，可从癥瘕论治。瘀是子宫内膜息肉发病的主要病机，或肝郁气滞、情志不畅，或素体气虚，推动乏力，或水湿内停，聚而成痰，痰与血相搏，均可导致气机运行失调，瘀血阻滞冲任、胞宫，不能摄精成孕。

（2）子宫肌瘤：子宫肌瘤在中医古籍中并没有相关记载，根据其临床症状，可将其归属于"癥瘕"范畴。古代医籍最早的叙述见于《灵枢·水胀》"石瘕生于胞中，寒气客于子门，子门闭塞，气不得通，恶血当泄不泄，衃以留止"。子宫肌瘤的形成，或因六淫之邪乘经产之虚而侵袭胞宫胞络，或因多产房劳、产后积血、七情内伤等皆引起脏腑功能失调，气血不畅，冲任受损，以致瘀血、痰饮、湿浊等有形实邪凝结不散,而致瘀结蔓延宫体或内或外。

（3）宫腔粘连：宫腔粘连在中医古籍中并没有相关记载,根据其临床症状,可归属于中医"月经过少""闭经""不孕""妇人腹痛"等范畴。论其病因病机,章勤认为一者因金刃刀伤致奇经受损,冲任虚衰。"冲为血海""任主胞胎",冲任受伤,蓄藏之气血输送至胞宫受阻,胞宫失养;二者因"胞络者,系于肾",胞络受金刃之损,亦可致肾失其所藏,肾精亏虚,精水无以滋养胞宫;三者胞络受损,加之感染邪毒,则血行瘀滞、冲任虚衰,行血无力,使得瘀血内生,阻滞胞脉、冲任,而致胞宫润养失常。三者合之,肾虚血瘀、冲任气血虚衰,胞宫失之濡养,继而胎孕难成,故而病因病机以"肾虚血瘀、湿热瘀滞"为主。

（二）诊治心得

在妇女肾—天癸—冲任—胞宫这一生殖轴之中,胞宫处于从属地位,章勤认为对于子宫因素导致的不孕症,应当强调整体与局部、宏观与微观的关系,主张可尽早结合现代医学的检查方法明确病因,运用西医中如超声及宫腔镜等检查方法更加直观地了解宫腔情况,从另一方面大大延伸了中医"望诊"的能力,使得疾病的认识更加全面具体。同时在治疗时兼顾西医治疗手段,必要时借助手术治疗恢复宫腔的正常解剖结构和功能,则可事半而功倍。而在中医辨证论治中,章勤认为精是形成人体的原始物质,是生殖的基础,故治疗子宫性不孕症以补肾填精养血为基本大法,病证结合,衷中参西,做到有的放矢。

先天性子宫畸形所致的不孕,章勤认为其往往先天禀赋不足,肾气未盛,天癸不充,且后天生化乏源,气血不盛,冲任失调。故当以健脾滋肾、鼓舞冲任为主,常以紫河车、熟地、鹿角胶等血肉有情之品补肾填精,配合当归、黄芪及四君子汤等健脾益气养血,使冲任气血充足化形而有物,因此病程较长,宜守法守方,缓而图之,目的以改善宫腔内环境,改善子宫内膜容受性,增加孕囊着床概率。孕后,因先天性子宫畸形者子宫腔狭窄,更易发生流产,此阶段重点是补肾健脾使先后天充盛,气血充足,使胎元强健稳固。

后天获得性内膜病变所致的不孕,如子宫内膜息肉、子宫腺肌病、子宫内膜异位症、子宫肌瘤、宫腔粘连患者,章勤认为病因病机总以本虚标实为主,常以"虚瘀并见",当攻补兼施,病证结合,随病情变化及月经周期等灵活变动,审时度势。

对于子宫内膜息肉的诊治,章勤认为子宫内膜息肉为有形之邪可视为标,本质以气虚运血乏力,气滞行而不畅,痰湿阻滞气机所致。治疗上应顺应女性月经周期,经期引血下行,活血化瘀,促进内膜的脱落以期息肉可顺势而下,则为治标;非经期辅以疏肝理气、益气养血、利湿化痰,则为治本。若不孕时间较长或B超提示宫腔息肉较大影响宫腔内形态,则建议行宫腔镜下息肉摘除术,配合术后中药活血化瘀,清热利湿,预防宫腔感染及改善宫腔环境以预防复发,为孕育胎儿打下基础。

对于子宫肌瘤的诊治,章勤认为其形成不外乎"血瘀"为病,或因脾肾亏虚,或因外邪侵袭,皆致气血阻滞,痰瘀互结,日久成癥,故有气滞血瘀、痰湿瘀结、湿热瘀阻及肾虚血瘀等证,治疗上不可一味攻伐,宜审证求因,攻补兼施,在软坚散结、化瘀消癥的基础上辅以补肾温阳、健脾益气、调畅冲任以助孕。在遣方用药中,非经期以茯苓、薏苡仁、猫爪草、皂角刺、夏枯草、藤梨根以软坚散结,同时不忘黄芪等益气扶正;而在经期,若因肌瘤较大影响子宫形态而出现经量过多时,当以防多为主,方中常添黄芪、川续断、狗脊、海螵蛸、茜草炭等益气止血,并注重患者因经量过大而出现贫血情况。在临证中,若子宫肌壁间肌瘤>5 cm或为黏膜下肌瘤,则建议先行手术治疗,祛除病因,而后循期调周以助孕。

对于宫腔粘连的诊治,章勤临证时结合患者病史症状,高度怀疑宫腔粘连或B超提示宫腔粘连患者,首先建议先行宫腔镜粘连分离术,以恢复宫腔的正常形态结构,其次通过中药预防粘连复发,改善子宫内膜容受性进而改善受孕调节。而在辨证论治时,主以奇经损伤、肾虚血瘀论治,主补肾活血化瘀为基本大法,兼顾术后清热利湿以预防宫腔感染。用法用方分三步而走,术后期清热化瘀防感染促修复,备孕期补肾活血防复发助内膜,妊娠期补肾安胎防出血安胎元。在宫腔镜术后期,章勤主活血化瘀、清热利湿,控制内膜炎症并助内膜修复,常佐以红藤、马齿苋等清热消炎之品加中药保留灌肠预防宫腔手术后的感染发生。对于轻度宫腔粘连患者下一次月经周期开始即可备孕,而对于重度宫腔粘连者,需再次复查宫腔镜,明确无复粘后方于下一周期开始备孕。在备孕期,章勤以补肾活血、填补奇经为主,用方多以河车四物汤为底加减化裁,佐以肉苁蓉、菟丝子、制何首乌、黄精、覆盆子滋补肝肾;以龟甲等血肉有情之品填补奇经,使内膜得以修复与增长;再配合鸡血藤、赤芍、丹参等活血化瘀之品,寓补于攻,通其瘀滞,使瘀血得化、新血得生,气血调畅,胞宫得以滋养;同时不忘遵循月经周期之阴阳消长调理助孕。若患者受孕,因既往有宫腔粘连病史者,其肾精多亏虚,奇经多有受损,受孕后常可见少量阴道漏红的症状,在补肾健脾安胎方中常加用龟甲、紫河车等血肉有情之品填补奇经以安胎元。

（三）辨证分型

1. 脾肾两虚证

［主要证候］婚久不孕、月经后期、闭经；素体虚弱，腰酸腿软，头晕耳鸣，神疲肢倦，毛发不泽或易脱落，身体羸瘦，面色萎黄，舌淡苔白，脉沉缓。

［治法］补肾健脾，养血调冲。

［处方］八珍汤（《丹溪心法》）合河车大造丸（《诸证辨疑》）加减。

2. 肾虚血瘀证

［主要证候］婚久不孕，月经量或多或少，经色紫黯，经行腹痛；或见胞中结块，腰膝酸软，头晕耳鸣，舌黯，苔薄白，脉弦细或沉涩。

［治法］补肾活血，化瘀消癥。

［处方］归肾丸（《景岳全书》）合桃红四物汤（《医宗金鉴》）加减。

3. 气滞血瘀证

［主要证候］婚久不孕，小腹胀满，月经先后不定期，经血量或多或少有血块，色黯；或见胞中结块，情志抑郁，胸闷不舒，面色晦暗；舌质紫黯，或有瘀斑，苔薄白，脉沉弦涩。

［治法］行气活血，化瘀消癥。

［处方］香棱丸（《丹溪心法》）加减；红藤汤（红藤、当归、赤芍、丹参、制乳香、制没药、黄芪、穿山甲、三棱、莪术、白花蛇舌草、皂角刺、柴胡、枳壳）。

4. 痰瘀交阻

［主要证候］婚久不孕，形体丰满，经行量多，淋漓难净；胸脘痞闷，腰腹疼痛；舌体胖大、紫黯，有瘀点瘀斑，苔白厚腻，脉弦滑或弦涩。

［治法］化痰除湿，活血化瘀。

［处方］苍附导痰丸（《叶天士女科诊治秘方》）加减。

5. 湿热瘀阻

［主要证候］婚久不孕，经行量或多或少，质黏稠，经期延长，带下量多色黄；身热口渴，心烦不宁，大便秘结，小便短赤；舌黯红有瘀斑，苔黄腻，脉弦滑数。

［治法］清热化湿，化瘀调冲。

［处方］银蒲四逆散（《伤寒论》）、四妙散（《成方便读》）和失笑散（《素问病

机气宜保命集》)加减。

三、医案实录

案1（子宫内膜息肉案）　蔡某,女,33岁。

初诊（2018年7月23日）　主诉:婚后夫妻正常性生活未避孕未孕1年余。

现病史:患者平素月经不规则,自诉近半年每逢排卵期皆有阴道出血,量少淋漓2～3日净。末次月经2018年6月21日,量中,色暗红,有血块,7日净,2018年7月1日起阴道少量出血1周,色暗。婚育史:已婚,0-0-0-0。既往史:否认心、脑、肺、肾等重大内科疾病病史。刻下:现无阴道出血,自诉感口苦,两胁偶有疼痛,舌暗红苔薄,舌下络脉青紫,脉弦涩。妇科检查:外阴正常,阴道畅,宫颈光,子宫前位,大小正常,活动性可,子宫及附件压痛(-)。辅助检查:今日查子宫附件超声提示,双层内膜1.0 cm,宫腔内见偏高回声,大小约1.7 cm×0.8 cm,内部见条状血流信号,宫腔息肉考虑。尿妊娠试验阴性。中医诊断:不孕症(气滞血瘀证);癥瘕经间期出血。西医诊断:女性不孕症;异常子宫出血-子宫内膜息肉。治法:疏肝行气,活血化瘀。处方:

当归15 g,川芎10 g,炒白芍10 g,香附10 g,泽兰10 g,生甘草5 g,陈皮5 g,怀牛膝15 g,柏子仁10 g,绿萼梅6 g,皂角刺15 g,焦山楂10 g,花蕊石20 g(先煎),丹参10 g,鸡血藤15 g。

7剂,水煎服,每日1剂。

二诊（2018年8月3日）　患者今日月经来潮,量少色黑,腹痛,舌暗红苔薄,舌下络脉青紫,脉弦涩。嘱其月经第5日复查子宫附件超声,如仍考虑宫腔息肉则建议行宫腔镜手术治疗。处方:

首诊方去陈皮、怀牛膝、柏子仁、绿萼梅、皂角刺、丹参、鸡血藤,添桃仁10 g、红花10 g、泽兰10 g、益母草30 g、马鞭草15 g、生甘草5 g、砂仁3 g(后下)、花蕊石20 g、焦山楂10 g、五灵脂6 g、生蒲黄15 g(包煎)。7剂,水煎服,每日1剂。

三诊（2018年8月17日）　患者8月7日行阴道B超提示:内膜双层厚0.7 cm,宫腔内见一枚偏高回声,大小约1.3 cm×0.6 cm,内部见条状血流信号,宫腔息肉考虑。遂于8月15日行宫腔镜下息肉摘除术,术中见宫腔后壁见一枚息肉样赘生物,约1.0 cm×1.5 cm大小。现患者宫腔镜下息肉摘除术后

2 日,刻下阴道少量出血,偶伴下腹隐痛,胃纳欠佳,舌暗红苔腻略黄,脉弦。治法:益气扶正,清热利湿。处方:红藤 30 g,马齿苋 15 g,重楼 6 g,制大黄 9 g,黄芪 10 g,炒白芍 10 g,山药 15 g,炒白术 10 g,茯苓 15 g,生甘草 5 g,川续断 10 g,菟丝子 15 g。

12 剂,水煎服,每日 1 剂。

后患者诉经间期出血症状已消失,予投补肾促孕大法调理 2 个月,因月经愆期测尿妊娠试验阳性,改予中药保胎,定期检查,随访患者足月正常分娩。

【按】 患者因不孕就诊,同时伴有经间期出血,行 B 超提示宫腔息肉可能,章勤认为患者近半年出现经间期出血症状,结合患者症状及舌脉,辨为气滞血瘀型,治宜疏肝行气,活血化瘀。方选四物汤添行气活血之品,方用当归、川芎行气活血养血,炒白芍柔肝缓急,泽兰、怀牛膝活血化瘀,香附功专行气解郁、调经止痛,丹参与鸡血藤二药合用活血行血而不伤血,焦山楂配伍花蕊石,两者合用促进化瘀行血止血之力,皂角刺有软坚透络、通经化瘀之功,柏子仁、绿萼梅疏肝理气,全方共奏活血调经、化瘀消癥之功。二诊时患者月经来潮,量少色黑,伴腹痛,予丹参、郁金、桃仁、红花、泽兰、益母草、马鞭草活血调经,生蒲黄、五灵脂合用又名失笑散,化瘀不动血,功专活血散瘀止痛,并续予焦山楂、花蕊石化瘀行血促进内膜脱落。患者经后复查仍提示宫腔息肉,章勤顾其备孕心切,故建议行宫腔镜手术治疗。三诊患者已行宫腔镜下息肉摘除术,术后阴道出血伴腹痛纳差,苔黄腻,考虑与手术损伤胞宫冲任及使用抗生素有关,故予红藤、马齿苋、重楼、制大黄、生甘草清热利湿,黄芪益气扶正,炒白芍缓急止痛,山药、炒白术、茯苓调畅脾胃升降之枢机,佐以川续断、菟丝子温肾振督修复胞宫,乃"养正而积自除"之意。术后患者胞宫环境恢复正常,继以调理后自然受孕。

案 2(宫腔粘连案) 陈某,女,30 岁。

初诊(2019 年 5 月 13 日) 主诉:不良妊娠 2 次,月经量少 2 年,未避孕 1 年未再孕。现病史:患者既往 2 次不良妊娠史,末次难免性流产于 2017 年 6 月孕 50 日左右胎停行清宫术,术后经量明显减少。现未避孕未孕 1 年,患者平素月经周期正常,7/28~30 日,末次月经 2019 年 4 月 23 日,量少,色暗。婚育史:已婚,0-0-2-0,2 次难免流产行清宫术。既往史:否认心、脑、肺、肾等重大内科疾病病史。刻下:偶有腰酸,胃纳可,二便调,舌暗红苔薄,脉细涩。查体:神清,精神可。妇科检查:外阴正常,阴道畅,宫颈光,子宫前位,大小正常,活动性可,子宫及附件压痛(一)。辅助检查:今行三维 B 超提示宫腔中上段右侧膜性粘连。中医诊断:不孕症;月经过少(肾虚血瘀证)。西医诊断:女性不孕症;宫腔粘连。治法:补肾活血,化瘀行滞。处方:

当归 15 g,川芎 10 g,炒白芍 10 g,香附 10 g,郁金 6 g,淫羊藿 10 g,肉苁蓉 15 g,菟丝子 20 g,泽兰 10 g,生甘草 5 g,陈皮 6 g,绿萼梅 6 g,山药 15 g,鸡血藤 15 g,路路通 10 g,紫苏梗 10 g,柏子仁 10 g,月季花 9 g,皂角刺 15 g。

14 剂,水煎服,每日 1 剂。建议患者经净后行宫腔镜探查术,患者 2019 年 5 月 20 日月经来潮,经量较前稍增多,于 2019 年 6 月 1 日行宫腔镜下粘连分解术。

二诊(2019 年 6 月 4 日)　患者宫腔镜术后,今阴道少量出血未净,偶有腹痛、腰酸,舌脉同前。处方:

首诊方去菟丝子、绿萼梅、山药、鸡血藤、路路通、柏子仁、月季花、皂角刺,添炒白术 10 g、广木香 9 g、红藤 20 g、马齿苋 15 g、重楼 6 g、黄芪 15 g、海螵蛸 10 g、茜草炭 6 g、川续断 10 g、狗脊 10 g。

7 剂,水煎服,每日 1 剂。

三诊(2019 年 6 月 21 日)　末次月经 2019 年 5 月 20 日,月经延期未转,患者自诉胸部胀痛明显,偶感腹部抽痛,无阴道出血,舌脉同前。处方:

首诊方去菟丝子,添丹参 10 g、延胡索 10 g、川楝子 10 g、鸡内金 6 g。14 剂,水煎服,每日 1 剂。

后按非经期补肾活血调冲,经期活血化瘀循期调周,以此补肾活血助孕调理 2 个月。

四诊(2019 年 8 月 25 日)　末次月经 2019 年 7 月 20 日,因月经愆期,自测 HCG 阳性,确认妊娠。后以补肾健脾为法安胎元。处方:寿胎丸加减。

党参 30 g,杭白芍 20 g,黄芩 9 g,炒白术 10 g,桑寄生 15 g,苎麻根 20 g,菟丝子 20 g,盐杜仲 12 g,阿胶珠 9 g,蜜甘草 5 g,温山药 15 g,陈皮 5 g,覆盆子 12 g,紫苏梗 6 g,肉苁蓉 10 g,川续断 10 g。

7 剂,水煎服,每日 1 剂。配合中成药人胎盘片口服,每次 3 片,每日 2 次。

五诊(2019 年 9 月 1 日)　患者自诉今有少量阴道出血,无明显腹痛,偶有腰酸。

前方基础上加用仙鹤草 15 g、藕节炭 15 g、墨旱莲 10 g、白及粉 3 g(吞服)。服药 3 日后血止,经进一步保胎治疗后病情稳定,多普勒检查测得胎心,随访患者足月剖宫产 1 子。

【按】 目前临床上宫腔镜检查为宫腔粘连诊断的金标准,宫腔镜下子宫内膜粘连分解术也是子宫内粘连的首选治疗方法。在宫腔镜手术的基础上,同时配合中医辨证施治能更好地促进内膜修复,改善月经的量色质,减少再次复粘。本案患者以月经过少为主症,病史明确,既往有2次清宫术史,术后B超提示宫腔粘连,且现未避孕未孕已有1年之久,可属于不孕症范畴。章勤认为宫腔粘连多以肾虚血瘀、湿热瘀滞为主要病机,并与宫腔操作史密切相关,术前以活血化瘀、清热利湿,兼以益肾为治则,术后补肾为主,辅以活血祛瘀、清热利湿为防复发。患者首诊时为经水将至,故以四物汤为主,辅以月季花、鸡血藤等活血化瘀之品以因势利导。二诊时为宫腔镜术后,当在补肾健脾的基础上,添红藤、马齿苋等清热解毒利湿之味以防炎症复发。而后循期调周,患者胎孕而成,但因薄型子宫内膜伴随宫腔粘连史的患者以肾精不足多见,孕后常有阴道漏红的症状,故需以补肾健脾合以止血之品以安胎元。

案3(宫腔粘连案) 李某,女,38岁。

初诊(2016年4月3日) 主诉:未避孕1年半未孕。现病史:2009年、2012年曾行人流术,2015年7月难免流产清宫一次,术后因宫腔粘连行宫腔镜下粘连分解术,术后月经量少,未避孕1年未再孕。末次月经时间为2016年4月1日,经量少,3日干净,周期提前1周左右。婚育史:已婚,1-0-3-1(剖宫产),2009年、2012年曾行人流术,2015年7月难免流产清宫1次。既往史:否认心、脑、肺、肾等重大内科疾病病史。刻下:偶有腰酸,舌质淡、苔薄,脉细涩。妇科检查:患者因月经未完全干净,拒绝行妇科检查。中医诊断:月经过少(肾虚血瘀证);不孕症。西医诊断:宫腔粘连;继发性不孕。治法:补肾填精,活血化瘀。处方:

当归15g,炒白芍10g,熟地炭9g,川芎9g,香附10g,郁金10g,覆盆子15g,紫河车3g,制何首乌10g,黄精30g,淫羊藿20g,肉苁蓉15g,炙龟甲15g,鸡血藤15g,赤芍10g,丹参10g,狗脊10g,青皮5g。

12剂,水煎服,每日1剂。

二诊(2016年4月17日) 自述有拉丝样白带,舌脉同前,处方:

首诊方去川芎、紫河车、黄精、赤芍、丹参,添黄芪15g、巴戟天15g。7剂,水煎服,每日1剂。

后在此方基础上随月经周期加减调理3月余,自述月经量有增多。

2016年12月1日自测尿妊娠试验阳性,经进一步保胎治疗后病情稳定。

【按】　因既往的生育政策,再生育人群妇女在首次分娩后往往有多次流产史,炎症和损伤破坏了内膜组织的结构和功能,引起内膜过薄、对雌激素及血管活性药物反应降低,宫壁组织瘢痕粘连愈合、宫腔变形、狭窄和闭锁等问题,导致再生育困难,即"子宫内膜容受性低下"。其中宫腔粘连的发生与子宫内膜容受性低下关系最为密切。在传统医学中,宫腔粘连相当于"月经过少""闭经""不孕"等范畴。因屡孕屡堕,金刃刀伤,致奇经受伤,冲任虚衰,肾精亏虚。胞络受损,冲任虚衰,使瘀血内生,阻滞冲任、胞脉,继而胎孕难成。章勤在治疗该病多以奇经损伤,肾虚血瘀论治,并配合月经周期阴阳之消长调理助孕。在该患者初诊时,正逢卵泡期,章勤以补肾活血化瘀为基本大法,药用河车四物汤加减以补血活血,佐覆盆子、制何首乌、黄精、肉苁蓉、菟丝子等品滋补肝肾以优卵培膜,再合以鸡血藤、赤芍、丹参等以化瘀活血,同时不忘以炙龟甲等血肉有情之品填补奇经。二诊时为黄体期,增巴戟天等品以温肾助阳,维持黄体功能,以助胚胎着床。而后循期调周,则月经量渐增,而后胎孕乃成。

案4(子宫平滑肌瘤案)　傅某,女,36岁。

初诊(2019年3月27日)　主诉:经期延长半年。现病史:患者既往2次不良妊娠史,平素月经周期尚准,近半年经期延长,经间期偶有漏红,末次月经2019年3月13日,量多,色暗,淋漓9日方净,伴小腹刺痛。婚育史:已婚,0-0-2-0,2次不良妊娠行清宫术。既往史:患者否认心、脑、肺、肾等重大内科疾病病史。刻下:患者无阴道出血,无腹痛,舌暗苔薄,脉细涩。妇科检查:外阴正常,阴道畅,宫颈光,子宫前位,大小正常,活动性可,子宫及附件压痛(-)。B超提示:双层内膜0.99 cm,肌壁间见1.5 cm×1.5 cm×1.1 cm低回声团块,周边血流丰富,子宫内膜线部分受压,肌壁间肌瘤考虑。中医诊断:癥瘕(气滞血瘀证)。西医诊断:子宫平滑肌瘤。治法:活血消癥,行气祛瘀。处方:

当归15 g,川芎10 g,炒白芍10 g,淫羊藿10 g,肉苁蓉15 g,菟丝子20 g,泽兰10 g,生甘草5 g,皂角刺15 g,陈皮6 g,猫爪草15 g,茯苓15 g,薏苡仁15 g,黄芪15 g,藤梨根20 g,白芥子10 g。

14剂,水煎服,每日1剂。

二诊(2019年4月9日)　患者2019年4月3日月经来潮,量多,色暗,今经量已转少,尚未净,舌脉同前。处方:

黄芪15 g,当归炭15 g,炒白芍10 g,川续断15 g,狗脊10 g,桑寄生15 g,红藤20 g,马齿苋20 g,生甘草5 g,墨旱莲10 g,女贞子10 g,海螵蛸10 g,茜草炭 6 g,绿萼梅 6 g,菟丝子 10 g,生地炭 12 g,苍术 10 g。

7 剂,水煎服,每日 1 剂。

三诊(2019 年 4 月 16 日) 患者诉小腹酸胀,带下偏多,无阴道出血,无腹痛。处方:

当归 15 g,川芎 10 g,炒白芍 10 g,淫羊藿 10 g,肉苁蓉 15 g,菟丝子 20 g,泽兰 10 g,陈皮 6 g,皂角刺 15 g,薏苡仁 15 g,夏枯草 15 g,石见穿 15 g,茯苓 10 g,路路通 10 g,绿萼梅 6 g,黄芪 15 g,桂枝 6 g。

14 剂,水煎服,每日 1 剂。

调理 4 个月后患者自然受孕,复查 B 超示子宫肌瘤缩小至 0.8 cm,改予保胎治疗。

【按】 章勤认为子宫肌瘤形成并非一朝一夕,治疗时难求旦夕之效,更不可一味攻伐,治宜扶正祛邪,软坚消癥,尤应注意调理脾胃元气,培补肝肾精血,佐以软坚消癥,恢复子宫正常生理功能。患者虽为肌壁间肌瘤,但有压迫子宫内膜的趋势,月经来潮量多,且淋漓不净,故平时以益气消癥、软坚散结为主,常用黄芪、茯苓、薏苡仁、猫爪草、皂角刺、夏枯草、藤梨根、白芥子等,于患者首诊及三诊时可见;经期防量多防痛经,重在益气摄血、化瘀止血,多用黄芪、川续断、狗脊、海螵蛸、茜草炭,佐以生地炭、炒白芍、墨旱莲、女贞子等滋阴养血之品扶正以宁静血海,于患者二诊时可见。循期调周,攻补兼施,终获良效。

案 5(纵隔子宫案) 杨某,女,30 岁。

初诊(2019 年 6 月 10 日) 主诉:流产后未避孕未孕 1 年。

现病史:2018 年初因胎停行药物流产术。现未避孕未孕 1 年,丈夫体健,精液检查未见明显异常。本人曾于月经第 3 日查生殖激素未见明显异常,行子宫及附件超声提示不全纵隔子宫,有成熟卵泡发育。曾行子宫动脉超声检查提示子宫动脉血流阻力偏高。末次月经:2019 年 5 月 18 日,月经量可,色黯,有血块,5~6 日净。婚育史:已婚,0 - 0 - 1 - 0,2018 年难免流产行药流术。既往史:否认心、脑、肺、肾等重大内科疾病病史。刻下:腰酸乏力,烦躁易怒,寐欠安,纳可,舌淡红苔薄,脉细涩。妇科检查:外阴正常,阴道畅,宫颈光,子宫前位,大小正常,活动性可,子宫及附件压痛(一)。辅检:既往生殖激素检查无殊,超声提示不全纵隔子宫。2019 年 6 月 1 日行卵泡监测提示见优势卵泡大小约 1.9 cm×1.4 cm×1.3 cm。中医诊断:不孕症(肾虚血瘀证)。西医诊断:女性不孕症不全纵隔子宫。治则:补肾健脾,化瘀调冲。处方:

当归 15 g,川芎 10 g,炒白芍 10 g,香附 10 g,郁金 6 g,淫羊藿 10 g,肉苁蓉 15 g,菟丝子 20 g,泽兰 10 g,陈皮 6 g,茯苓 20 g,山药 20 g,炒白芍 10 g,胡芦巴 10 g,泽泻 10 g,皂角刺 15 g,天竺子 10 g。

12 剂,水煎服,每日 1 剂。

二诊(2019 年 7 月 2 日)　末次月经:2019 年 6 月 19 日,周期尚准,2019 年 6 月 30 日卵泡监测提示双层内膜厚 0.5 cm,未见明显优势卵泡,近日带下不多,舌淡黯苔薄白,脉细。处方:

首诊方去泽泻、皂角刺、天竺子,添覆盆子 15 g、荆芥 6 g、苍术 10 g、柏子仁 10 g、桑寄生 15 g。

12 剂,水煎服,每日 1 剂。

三诊(2019 年 7 月 30 日)　病史同前,末次月经 7 月 25 日,月经后期 8 日,来潮量中,舌淡苔薄脉细。处方:

首诊方去泽泻、皂角刺、天竺子,添炒白术 12 g、覆盆子 15 g、苍术 10 g、柏子仁 10 g、桑椹 10 g、鹿角霜 15 g。

12 剂,水煎服,每日 1 剂。

后患者如此循期调理 2 个月。

四诊(2019 年 9 月 30 日)　末次月经:2019 年 8 月 26 日,2019 年 9 月 24 日自测尿妊娠阳性,后血 HCG 翻倍尚可。近日有少许阴道出血,伴下腹隐痛,予补肾安胎,收敛止血。处方:

党参 30 g,黄芩 9 g,炒白术 10 g,桑寄生 15 g,苎麻根 20 g,菟丝子 20 g,杜仲 10 g,阿胶珠 9 g,墨旱莲 15 g,藕节炭 15 g,炙甘草 5 g,山药 15 g,仙鹤草 20 g,生白芍 20 g,龙骨 15 g,川续断 10 g。

7 剂,水煎服,每日 1 剂。

五诊(2019 年 10 月 7 日)　停经 42 日,自诉服药 3 日血止,自觉恶心,食欲不佳。今复查超声见:左侧宫腔近宫角处孕囊,不全纵隔子宫;子宫动脉:双侧子宫动脉舒张期反向缺失。

前方去仙鹤草、龙骨、藕节炭、墨旱莲,添当归炭 10 g、炒枳壳 9 g、砂仁 5 g、紫苏梗 6 g、陈皮 6 g。

7 剂,水煎服,每日 1 剂。以此方加减运用保胎,后超声提示孕囊位于宫腔内,随访 NT 无殊。孕 37+5 周顺产一子。

【按】　患者既往有两次不良妊娠史,基础生殖激素及排卵检查未见明显异常,其不孕症主要考虑与宫腔纵隔及子宫动脉血流相关,结合患者四诊症状,故辨证为肾虚血瘀之证,治疗以补肾健脾、化瘀调冲为主。全方以八珍加减补益先后天脾肾为主,用药中更有鹿角霜等血肉有情之品填补奇经,泽兰、香附、郁金等理气行瘀,补肾健脾调冲任以改善子宫内膜容受性,同时结合月经周期调理助孕。患者平素月经后期,故添荆芥以促卵泡生发,同时添桑寄生、覆盆子等补肾填精之品固护本元,三诊正逢经后卵泡期,则需补肾活血以期卵泡发育优良,以此循期调周,则胎孕乃成。但孕后患者出现漏红症状,以藕节炭、仙鹤草、龙骨等益气收敛止血,血止后又因超声提示孕囊偏宫角,故在补肾止血的基础上,循炒枳壳一味稍行气以促孕囊移动至宫腔,更显"有故无殒,亦无殒也"之说,微观与宏观相结合,助孕保胎终获疗效。

第七章
排卵障碍性不孕

第一节　多囊卵巢综合征

多囊卵巢综合征(polycystic ovary syndrome,PCOS)是育龄妇女常见的内分泌及代谢紊乱性疾病之一,在育龄女性中的发病率为 6%～8%,闭经妇女中占 25%,无排卵不孕症妇女中约占 1/3,是引起育龄女性继发性闭经和无排卵性不孕的主要原因之一,也是中医妇科门诊的常见病、多发病。

一、西医概述

(一)病因和发病机制

目前有关 PCOS 的病因学研究众多,有学者认为 PCOS 的家族性排卵功能障碍和卵巢多囊样改变提示该病存在遗传基础。另一些研究认为,孕期子宫内激素环境影响成年后个体的内分泌状态,孕期高浓度雄激素环境下,如母亲 PCOS 史、母亲先天性肾上腺皮质增生症、高雄激素控制不良等,青春期后易发生排卵功能障碍。有关 PCOS 的病理生理机制研究亦较多,主要集中在高雄激素血症、高胰岛素血症、慢性炎症因子等方面,目前尚无定论。

(二)临床表现

1. 月经紊乱　因无排卵或稀发排卵,PCOS 患者常伴有闭经、月经稀发、异常子宫出血,成为其就诊妇科门诊的常见原因。此外,因 PCOS 患者排卵功能障碍,缺乏周期性孕激素分泌,子宫内膜因长期单纯高雌激素刺激,易出现子宫内膜单纯性增生、异常性增生,甚至子宫内膜非典型增生,严重者诱发子宫内膜癌。

2. 不孕不育   PCOS 患者由于排卵障碍导致受孕率下降,且流产率增高。PCOS 是复发性流产(recurrent spontaneous abortion,RSA)的危险因素之一。PCOS 引起 RSA 的因素主要是高胰岛素血症/胰岛素抵抗、高雄激素水平和肥胖。此外,高黄体生成素水平、高同型半胱氨酸血症和血栓前状态与胰岛素抵抗、高雄激素水平、肥胖三者之间相辅相成,互相促进,共同作用导致 RSA 的发生。

3. 肥胖   50％以上 PCOS 患者肥胖(体重指数 BMI$\geqslant$25 kg/m^2),常呈腹性肥胖(腰臀比$\geqslant$0.8)。研究表明,较高的 BMI 是月经不规律、高雄激素血症、多毛的高风险因素,同时与胰岛素抵抗相关。且肥胖与闭经常常互为因果,造成恶性循环。肥胖是复发性流产的独立危险因素。

4. 高雄激素血症   主要表现为多毛和痤疮、油脂性皮肤。出现不同程度多毛,以性毛为主,阴毛浓密且呈男性型倾向,延及肛周、腹股沟或腹中线,也有出现上唇、下颌细须或乳晕周围有长毛等。痤疮多分布于额部、颧部、下颌及胸背部,具有症状重、持续时间长、顽固难愈、治疗反应差等特点。

5. 卵巢多囊样改变(PCO)   超声下可见单侧或双侧卵巢内卵泡$\geqslant$12 个,直径在 2～9 mm,和(或)卵巢体积(长×宽×厚/2)>10 mL。

(三) 诊断

目前国际上较多采用鹿特丹标准:① 稀发排卵或无排卵。② 高雄激素血症或高雄激素的临床表现。③ 超声检查卵巢多囊样改变。3 项中符合 2 项并排除其他高雄激素病因(如先天肾上腺皮质增生症,分泌雄激素的肿瘤、库欣综合征等)。为了更适应我国临床实际,原卫生部颁布了中国的 PCOS 诊断标准:有月经稀发或闭经或不规则子宫出血这些月经失调的表现,再符合下列 2 项中的 1 项:① 高雄激素的临床表现或高雄激素血症。② 超声提示多囊卵巢(polycystic ovarian,PCO)。且需排除引起高雄激素和排卵异常的其他病因。

(四) 治疗

除生活方式调整外,西医治疗 PCOS 及其引起的不孕症,主要通过口服避孕药如达英－35(炔雌醇环丙孕酮片)等调整周期、降低雄激素水平,以及促排卵药克罗米芬、来曲唑、人尿促性腺激素（HMG）等，虽然排卵率较高，但妊娠率低、早期流产率高。PCOS患者基础窦卵泡多，对外源性FSH的阈值高，阈值窗窄，促排卵时往往无反应或者发生卵巢过度刺激综合征（OHSS）两个极端。另外口服避孕药及促排卵药有增加高凝、血栓的风险，超促排卵周期也易导致子宫内膜容受性下降等副作用，中西药并用或采用中医药治疗，可明显减少这些副作用，具有独特优势。

对于存在胰岛素抵抗、高胰岛素血症的PCOS患者，服用胰岛素增敏剂药物二甲双胍可明显降低早期自然流产率。对于复发性流产PCOS患者，孕前应常规筛查葡萄糖耐量及同步胰岛素释放试验，异常增高者应予以二甲双胍干预治疗。二甲双胍在美国食品药品监督管理局（FDA）妊娠期用药分级中为B类药物。动物实验显示二甲双胍无致畸作用，孕早期口服二甲双胍没有增加胎儿重大畸形和新生儿并发症的风险。但由于二甲双胍可以通过胎盘屏障，对胎儿的潜在远期影响尚不明确，目前尚未作为该类患者妊娠期常规用药。

二、章勤诊治思路与特色

（一）中医病因病机

中医古籍无"多囊卵巢综合征"之病名，但根据其症状、体征，可归类于中医学"不孕""月经后期""月经过少""闭经""崩漏"等范畴。《丹溪心法》中论及："若是肥盛妇人，禀受甚厚，恣于酒食之人，经水不调，不能成胎。"提出肥胖痰湿可致妇人月经不调、不孕。而非肥胖型多囊卵巢不孕症临床特点如身瘦不孕、心烦易怒、月经量少伴后期等，则与《傅青主女科》瘦人不孕类似："妇人有瘦怯身躯，久不孕育，一交男子，即卧病终朝……人以为气虚之故，谁知是血虚之故。"病机为肾虚血亏，肝木失养。近期国内专家共识认为PCOS排卵障碍其主要证型有肾虚、肝经郁热、脾虚痰湿三大证候。

（二）诊治心得

朱丹溪在《丹溪心法》中曾写道"自郁成积，自积成痰，痰挟瘀血，遂成窠囊"，认为肥盛妇人"躯脂满溢，闭塞子宫"致"经水不调，不能成胎"。傅山论及肥胖痰湿之人易患此病，在《傅青主女科》中提到"肥厚之妇，内肉必满，遮子宫，不能受精"。《万氏妇人科》云:"惟彼肥硕者,膏脂充满,元室之户不开,挟痰者痰涎壅滞,血海之波不流……为闭经,为无子之道。"

章勤认为多囊卵巢综合征的病机,主要责之于肾,除肾虚外,还有脾虚、痰湿、肝郁、血瘀等证,且上述证型常交错杂糅,临床上以单纯病机出现者并不多见,使得多囊卵巢综合征的病性多属虚实夹杂,病程较为迁延,临证时更须四诊合参,辨证论治。

1. 治肾为先,养血为要 章勤认为多囊卵巢综合征为多因素引起的肾—天癸—冲任—胞宫生殖轴功能紊乱,而肾虚为本病的病机关键。育龄期妇女的多囊卵巢综合征的临床症状虽呈多样性,如月经失调、闭经、不孕、肥胖、痤疮等,但究其本质,均为排卵功能障碍或排卵功能紊乱。

肾气肾精充盛,是实现正常排卵的物质基础。因肾藏精,主生长、发育、生殖。肾中精气充盛,天癸如期而至,冲任精血按时满溢,下注胞宫,则月经按期来潮,且色、质正常。肾中阴阳乃脏腑阴阳之根本,同时与卵子的成熟与排出密切相关。肾阴为卵子生长发育必要的物质基础,肾阳为卵子排出时必要的原动力。卵泡期,阴长为主,阳长为辅,肾阴足,卵子生长发育所需精微物质充盛,肾阳温煦,促进优势卵泡发育,同时使子宫内膜逐渐增厚,且与卵泡发育呈同步性;排卵期,此期经生殖之精充养成熟的卵子,在肾阳的进一步鼓动下顺利排出。若肾阴亏虚,则易引起卵泡缺乏精微物质的濡养而发育失常,引起成熟障碍;若肾阳亏虚,则导致卵泡启动困难,或排出障碍,同时阳虚使得无力推动气血运行,气滞血瘀,瘀滞冲任,受孕难成。

同时在水液代谢过程中肾虚气化不利,水湿聚而生痰,痰涎壅盛于冲任,则胞宫不启。同时肾虚亦可与痰湿、气滞、瘀血、肝火等实邪合并出现,导致肾—天癸—冲任—胞宫生殖轴功能紊乱,从而发生月经失调、闭经、不孕、癥瘕、肥胖、痤疮、多毛、脱发、卵巢呈多囊样变(PCO)等诸症出现,即 PCOS 的发生。

故临床上章勤诊治多囊卵巢综合征以治肾为先,尤以肾阳为要,处方用药轻灵不滋腻,常用淫羊藿、菟丝子、覆盆子、肉苁蓉、巴戟天、紫石英、胡芦巴、石楠叶等温煦肾阳,以助卵泡启动,优势卵泡得以生成。同时配合枸杞子、天冬、黄精、玉竹等充养肾阴,常用熟地炭代熟地,配合砂仁同用,取其滋阴之效,却其静滞之性。对于肾精亏虚较甚,伤及奇经者,以鹿角、紫河车等血肉有情之品温补疏通奇经,促其优势卵子发育,同时又有温通畅络之效。

月经以阴血为物质基础。女子以肝为先天,肝气顺和条达则血脉疏畅。章勤在滋肾之基础上,常予四物汤配合小剂量香附、郁金养血柔肝疏肝。临床上较为多见的小卵泡综合征,其症状可有子宫内膜生长缓慢,卵巢内很多小卵泡,无优势卵泡生长、卵泡发育迟滞、不排卵等,从而无法形成规律的有排卵的月经,导致月经后期、闭经、不孕、异常子宫出血等。治疗此症,章勤常用调经促排方加减,药以淫羊藿、菟丝子、肉苁蓉、覆盆子等温肾,当归、川芎、炒白芍等养血,香附、郁金、皂角刺等理气通络,姜半夏、茯苓、陈皮、甘草等健脾化痰,配伍精当,疗效确切。

2. 次责脾虚,脾肾同调　脾虚是多囊卵巢综合征的另一重要的病因病机,肾为生痰之本,脾为生痰之源,脾气健运,则水谷精微得以运化,气血得以生产。若脾运失健,则易水湿内聚,痰涎壅盛,滞于冲任,则表现为月经稀发、闭经、不孕,常伴形体肥胖、肢软乏力、头身困重,带下量多,便溏或黏腻不爽,胸闷泛恶,喉间多痰,舌质淡苔薄腻或有齿痕,脉细滑或沉涩等脾虚湿困表现,该证型临床上也较为多见。

朱丹溪云:"经不行者,非无血也,为痰所碍而不行也,宜燥湿、祛痰、行气。"章勤在临床上注重脾肾同调,在温肾基础上,加黄芪、党参、炒白术、茯苓、广木香等益气健脾化湿,先后二天共调,对于痰湿壅盛严重者,常予苍术、香附、茯苓皮、泽兰、泽泻、白芥子等药燥湿涤痰,此方对治疗 BMI 指数偏高之肥胖型多囊卵巢综合征常有较好疗效。同时,脾主四肢,对于脾虚痰湿内盛的 PCOS 患者,章勤常嘱咐患者适当锻炼,以助脾运,合理膳食,规律作息,积极控制体重,标本兼治。

3. 标本兼顾,通利为本

(1) 化痰祛湿:多囊卵巢综合征的调治,总不离"化痰"二字,《女科切要》云:"肥白妇人经闭而不通者,必是湿痰与脂膜壅塞之故也。"痰湿壅塞,躯脂满溢,阻于胞脉,则发为闭经、不孕。临床上对于痰湿较甚,偏于实证者,章勤处方常予苍附导痰丸化裁加减,药用紫石英、石菖蒲、皂角刺、姜半夏、胆南星、焦山楂、鸡内金、天竺子、白芥子等涤痰祛湿,治标为主,兼顾其本,补中有散,药味多甘温平和,以不损脾胃为先。对于脾肾阳虚兼痰湿内阻者,常用补中益气汤配合平胃散、二陈汤等加减出入,标本同治。

(2) 活血祛瘀:多囊卵巢综合征病程常迁延日久,久病入络,易造成痰湿、血瘀、肝郁等多重病理因素互结其中,虚实夹杂。其治疗常扶正祛邪并举。常配合月经周期加用活血祛瘀畅络之品:如近排卵期之"的候",常加用丹参、荆芥、五灵脂、红花以活血通络；对于卵泡排出障碍者，常在补肾基础上予皂角刺、路路通、泽兰等通络促排之品；经前期及经期，予川牛膝、月季花、凌霄花、马鞭草、蒲黄等祛瘀通络以生新。

（3）疏肝理气：多囊卵巢综合征患者病程往往迁延，以月经失调求诊者不在少数，更多患者因有"生育要求"就诊，其心理负担较重，常合并焦虑、失眠等证。思虑过度易伤心脾，心脾两虚，营阴不足。心情郁结则肝之疏泄异常，气机失畅，更难受孕。临床上常在月经失调的基础上伴少腹胀痛，胸闷胁胀，乳房胀痛，或烦躁易怒，口苦咽干等肝气郁结、心肝火旺等证。冲任气机运行受阻，常表现为排卵异常，其治疗宜在补肾基础上配伍理气疏肝之品，常用制香附、郁金、青皮、佛手等疏肝理气不伤阴之品。除了药物清肝疏肝之外，章勤尤其重视对患者进行积极宣教及心理疏导，门诊时常予言语宽慰，正面引导，帮助患者建立积极平和的心态。心情疏导配合药物补肾疏肝等对症治疗，每获捷效。

4. 中西合璧，证症互参　章勤在继承何氏妇科治疗经验的同时，还具有扎实的西医功底，常借鉴西医诊疗方法，配合何氏妇科特色治疗，同时结合自身临床经验，证症互参，综合论治，使患者得到最及时精准的治疗效果。

（1）周期调治：章勤在治疗多囊卵巢综合征时常在辨证论治为前提的情况下，结合现代生殖内分泌学理论，注重分期论治。若属于卵泡不能发育成熟、卵巢壁过度增厚不能破裂所致排卵障碍，其往往子宫内膜生长缓慢，卵巢内很多小卵泡。对于此类患者，常结合妇科超声监测卵泡情况，了解内膜厚度。若子宫内膜仍处于卵泡期水平，常予补肾养精为主药，使肾气精血充盛，促进卵泡生长、子宫内膜增厚。对于顽固型多囊卵巢综合征患者，常辅以自然周期促排卵方案（如来曲唑配合 HMG 方案），同时配妇科超声监测排卵，待卵泡逐渐发育为优势卵泡，子宫内膜厚度达到增殖晚期，临床可见阴道分泌物增多、呈透明、拉丝状时，常在补肾气、养精血的基础上加以活血畅络之品促进卵子排出。对于雄激素增高的闭经患者，常灵活运用雌孕激素人工周期法、炔雌醇环丙孕酮片配合中药辨证论治。若子宫内膜长至黄体期水平，可予理气活血方药促进月经来潮，若本周期已试孕，则予提前补肾健脾助孕治疗。

（2）证症合参：章勤常针对多囊卵巢综合征不同临床表现，在辨证论治的基础上随症状加减。如对于肥胖型多囊卵巢综合征，此类患者大多为脾肾阳虚兼痰湿内盛，治疗偏于温肾健脾化痰，常用煅紫石英、石菖蒲、姜半夏、胆南星、焦山楂、茯苓皮、泽兰等。对于瘦型多囊卵巢综合征者,常合并心肾阴亏之证,治疗上需固护心肾之阴,常在温肾涤痰基础上加以覆盆子、葛根、黄精等滋阴化痰。对于小卵泡黄素化不排卵者,认为其多精血虚寒为主,常用巴戟天、淫羊藿、熟地、肉苁蓉、鹿角霜以温补肾阳,填充肾精。对于卵泡滞留型或大卵泡型,此类患者常因长期不孕而处于精神紧张和应激状态中,或因卵巢局部炎症粘连等导致卵泡不破裂,多偏重于气机阻滞,宜在补肾基础上理气活血,常用制香附、郁金、丹参、荆芥、五灵脂、红花等以利排卵。

(三) 辨证分型

多囊卵巢综合征的主症为月经稀发与闭经、不孕,也有表现为月经频发或淋漓不净等崩漏征象。结合其他症状进行辨证论治,现代中医教材把多囊卵巢综合征分为以下几个证型。

1. 肾阳虚证

[主要证候] 症见月经迟至,经量少,甚至闭经,或月经周期紊乱,经量多或淋漓不净,或婚久不孕,腰腿酸软,头晕耳鸣,面色不华,神疲倦怠,畏寒,便溏,舌淡苔薄,脉沉细。

[治法] 温肾调冲。

[处方] 右归丸(《景岳全书》)。

2. 肾阴虚证

[主要证候] 形体瘦小,手足心热,便秘溲黄,口咽干燥,舌红苔少或无苔,脉细数。

[治法] 滋肾填精,调经助孕。

[处方] 左归丸(《景岳全书》)。

3. 痰湿阻滞证

(1) 阳虚痰阻证

[主要证候] 月经周期延后,经量少,色淡质黏稠,渐至闭经,或婚久不孕,带下量多,胸闷泛恶,形体丰满或肥胖,喉间多痰,毛发浓密,神疲肢重,苔白腻,脉滑或沉滑。

[治法] 温肾涤痰。

[处方] 苍附导痰丸(《叶天士女科诊治秘方》)、温经导痰汤(自拟方,肉桂、鹿角片、淫羊藿、仙茅、巴戟天、苍术、姜半夏、胆南星、泽泻、山楂)。

（2）阴虚痰阻证

［主要证候］月经先后不定期，量少色红质稠，形体肥胖，喉中有痰，色黄质稠，面红气粗，口干不欲饮，胸腹胀满，大便秘结，苔黄腻，脉弦滑。

［治法］清热化痰，养血调经。

［处方］清腑导痰汤（自拟方，大黄、芒硝、竹沥半夏、胆南星、天竺黄、黄芩、茜草、赤芍、桃仁、益母草、川石斛、马鞭草、潼蒺藜、菟丝子）。

4. 气滞血瘀证

［主要证候］月经周期延后，经量多或少，经期淋漓不净，色暗红，质稠或有血块，渐至闭经，或婚久未孕，伴乳房胀痛，小腹胀痛拒按，胸胁胀痛，舌黯红或有瘀点，苔薄，脉沉涩。

［治法］理气活血，祛瘀通经。

［处方］膈下逐瘀汤（《医林改错》）。

5. 肝经郁热证

［主要证候］月经稀发，月经稀少或闭经，或月经紊乱，婚久不孕，毛发浓密，面部痤疮，经前乳胀，大便秘结，苔薄黄，脉弦或弦数。

［治法］疏肝清热，除湿调经。

［处方］丹栀逍遥散（《内科摘要》）；带下量多，阴痒者，可选用龙胆泻肝汤（《医宗金鉴》）。

三、医案实录

案 1　赵某，女，30 岁。

初诊（2016 年 4 月 22 日）　主诉：月经稀发 8 年，未避孕 3 年未孕。

现病史：患者 PCOS 病史 8 年，月经稀发，3～6 个月一行，需服黄体酮方转，就诊前已间断服中药调治 1 年，曾服达英-35（炔雌醇环丙孕酮片）半年。2013 年起未避孕至今未孕。末次月经 2016 年 1 月 24 日，月经闭止至今未转。婚育史：已婚，0-0-0-0。既往史：PCOS 病史 8 年，否认其他心、脑、肺、肾等重大内科疾病史。刻下：带下似水样，无乳胀，形丰，舌质淡胖，苔白腻薄脉细。查体：神清，精神可。妇科检查：外阴正常，阴道畅，宫颈光，子宫前位，大小正常，活动性可，子宫及附件压痛（－）。辅助检查：尿 HCG 阴性。中医诊断：不孕症、月经后期（阳虚痰阻证）；西医诊断：女性不孕、多囊卵巢综合征。

治法：温肾涤痰。处方：

当归 15 g，川芎 10 g，炒白芍 15 g，熟地 15 g，砂仁 3 g，丹参 15 g，香附 10 g，郁金 9 g，淫羊藿 10 g，肉苁蓉 15 g，鸡血藤 15 g，泽兰 10 g，月季花 9 g，怀牛膝 10 g，皂角刺 10 g，生甘草 5 g。

10 剂，水煎服，每日 1 剂。另予黄体酮胶囊 100 mg，每日 2 次，连服 5 日。

二诊（2016 年 5 月 6 日） 末次月经 2016 年 4 月 29 日，撤药后月经来潮，量中，5 日净，4 月 22 日测生殖内分泌激素：E_2 55.9 pg/mL，FSH 7.41 U/L，LH 42.1 U/L，T 1.52 nmol/L，PRL 7.73 ng/L，自诉喉间有痰，舌质淡胖，苔薄白腻，脉细。处方：

紫石英 30 g，石菖蒲 9 g，当归 15 g，川芎 10 g，丹参 15 g，香附 10 g，郁金 9 g，苍术 15 g，陈胆星 6 g，泽泻 10 g，泽兰 10 g，淫羊藿 15 g，菟丝子 20 g，肉苁蓉 15 g，皂角刺 10 g，炒白芍 15 g，怀牛膝 10 g，生甘草 5 g。

14 剂，水煎服，每日 1 剂。

上方加减治疗 1 个月后，喉间痰少，B 超检查：子宫偏小，双卵巢多囊改变。

治疗期间患者查宫颈 HPV 感染暂时避孕近半年，予干扰素治疗。其间予中药，月经 2 月余来潮 1 次，宫颈 HPV 感染转阴后，在中药基础上配合西药促排卵，于月经来潮的第 5 日开始，予来曲唑片 1 片，每日 2 次，连服 5 日。经间期补肾化湿活血促进卵泡排出，经前期温肾暖宫助孕，行经期养血活血。

随访：2017 年 5 月 19 日。停经 42 日，查血 HCG 24 953.1 U/L，无明显不适。停经 50 多日后 B 超检查示"宫内孕，双活胎"。孕 38＋2 周剖宫产一子一女。

【按】 临床上多囊卵巢综合征的患者，其中医病机多错综杂糅，单纯病机常不多见，需细细分辨。该患者形体稍丰，喉间有痰，月经后期甚至闭止不行，观其舌脉，证属肾阳虚，痰湿内阻。肾主生殖，为先天之本，肾精不足，天癸乏源，冲任不调，胞宫无以灌溉，无经血可下。肾阳虚，水湿不化，痰湿阻滞于胞宫，气血运行不畅，壅塞胞宫，遂致经闭不行，更不能摄精成孕。一诊时月经数月未行，以四物汤合活血通络之月季花、皂角刺、丹参等以补肾活血化瘀治其标。二诊时方以紫石英汤合苍附导痰丸加减以温肾涤痰以治本。方中以紫石英、淫羊藿、菟丝子、肉苁蓉补肾温阳，石菖蒲、苍术、陈胆南星燥湿化痰，当归、川芎、泽兰养血活血调冲，香附、郁金理气调经，皂角刺、丹参活血通胞络。胞络得充且通,则经血应时而下。针对病史较久、顽固性排卵障碍同时求孕心切的患者,于中药调理的基础上,中西合璧,酌情辅以西药促排卵,往往事半功倍,缩短疗程。

案2 卢某,女,24岁。

初诊(2018年3月2日) 主诉:未避孕未孕1年余,月经推迟4个月。现病史:1年前结婚,试孕至今未孕,丈夫精液无殊。本人曾于外院予西药克罗米芬促排卵治疗未效。自初潮后月经稀发,月经周期2~4个月,时需服黄体酮转经,末次月经2017年11月,至今已闭止4个月。婚育史:已婚,0-0-0-0。

既往史:否认心、脑、肺、肾等重大内科疾病病史。刻下:阴道少量漏红。无乳胀。自诉畏寒,感腰酸,面色欠华,口唇色白,形丰,额上痤疮,舌淡苔白腻,脉沉。妇科检查:因出血拒绝行妇科检查。辅助检查:尿妊娠试验(一)。中医诊断:不孕症(阳虚痰阻证)。西医诊断:原发不孕。治法:补肾温阳,化痰通经。处方:

当归15 g,川芎10 g,炒白芍15 g,丹参15 g,熟地炭9 g,醋香附10 g,郁金10 g,淫羊藿10 g,浙肉苁蓉15 g,泽兰10 g,生甘草5 g,陈皮6 g,怀牛膝15 g,鸡血藤15 g,凌霄花10 g,皂角刺15 g。

14剂,水煎服,每日1剂。

二诊(2018年3月16日) 末次月经2018年3月2日,来潮量中,4日净。2018年3月3日查生殖激素E_2 63.9 pg/mL,LH 19.99 U/L,FSH 8.26 U/L,T 2.3 nmol/L↑。舌苔转薄,脉沉。处方:

初诊方去怀牛膝、鸡血藤、凌霄花、丹参、皂角刺,添菟丝子20 g、石菖蒲10 g、茯苓15 g、黄精15 g、覆盆子15 g、胡芦巴15 g、紫石英30 g(先煎)、鸡血藤15 g、虎杖10 g。

14剂,水煎服,每日1剂。

三诊(2018年4月9日) 末次月经2018年3月2日,月经愆期未转,无来潮预兆,舌淡苔白腻,脉细。

前方去熟地炭、覆盆子、石菖蒲、茯苓、虎杖,加怀牛膝10 g、凌霄花15 g、石楠叶10 g。

9剂,水煎服,每日1剂。

四诊(2018年4月19日) 末次月经2018年3月2日,月经愆期未转,前日略有拉丝白带,无乳胀,平素易外感,舌淡苔白腻,脉较前有力。

前方去鸡血藤,加皂角刺10 g、路路通10 g。

14 剂,水煎服,每日 1 剂。

五诊(2018 年 5 月 3 日)　末次月经 2018 年 3 月 2 日,月经愆期未转,无乳胀,舌脉同前。

前方去黄精、胡芦巴、紫石英,加月季花 9 g、佛手 6 g、紫苏梗 6 g。共 10 剂,水煎服,每日 1 剂。黄体酮胶囊 100 mg,每日 2 次,口服 5 日。

六诊(2018 年 5 月 15 日)　末次月经 2018 年 5 月 10 日,撤退性出血,来潮量稀少,仅用护垫。舌淡红苔薄脉细。处方:

紫石英 20 g,当归 15 g,川芎 10 g,炒白芍 15 g,醋香附 10 g,郁金 10 g,淫羊藿 10 g,浙肉苁蓉 15 g,菟丝子 20 g,泽兰 10 g,生甘草 5 g,怀牛膝 10 g,陈皮 6 g,黄精 30 g,石楠叶 10 g,覆盆子 15 g,路路通 10 g。

14 剂,水煎服,每日 1 剂。另予西药人工周期(戊酸雌二醇片 1 盒,1 片,每日 2 次口服,共 21 日,服药第 12 日加服地屈孕酮片 1 片,每日 2 次口服,共 10 日)。

七诊(2018 年 6 月 12 日)　末次月经 2018 年 5 月 10 日,停人工周期药已 5～6 日,月经尚未转,带下不多,无乳胀。测尿妊娠(＋),B 超宫内早孕,左卵巢黄体考虑。予健脾滋肾安胎治疗,后随访至听及胎心。

【按】　该患者自月经初潮即后期或稀发,月经第 3 日查性激素六项提示雄激素异常偏高,LH/FSH 值异常增高,患者有生育要求,未避孕 1 年未孕,丈夫精液正常,不孕原因首先考虑排卵功能异常。结合病史,四诊信息,辨证其属于痰湿瘀阻型多囊卵巢综合征。处方用药顺应月经周期,初诊时正值经期,但量少欠畅,治以顺势利导为则,方用四物汤和活血化瘀之品,通经下行治其标,同时运用温肾阳之淫羊藿、肉苁蓉等固其本。二诊时经水已行,重点在于调经以助孕,辨证肾阳不足,生殖之精不盛,处方予紫石英汤合苍附导痰丸加减,方中紫石英、胡芦巴、淫羊藿、肉苁蓉、菟丝子等温补肾阳,石菖蒲、郁金豁痰,皂角刺、路路通络,同时予四物、黄精、覆盆子等滋阴,使得阳得阴助,源源不绝。患者为顽固性无排卵,章勤治疗此类患者,酌加西药人工周期药物,衷中参西,加强内膜容受性及其与卵泡发育的同步性。最终,多年不孕症短短治疗数次即痊愈。

案 3　张某,女,26 岁。

初诊(2015 年 12 月 25 日)　主诉:月经稀发 10 余年。

现病史:患者自初潮起月经即不规则,平素周期 40～60 日,量中等,色暗红,夹血块,轻度痛经。近 1 年来体重增加近 5 kg,常感疲乏,月经量较前减少,色偏暗。末次月经 12 月 24 日。婚育史:未婚,0-0-0-0。既往史:否认心、脑、肺、肾等重大内科疾病史。现症:疲乏,面部痤疮,舌质黯,边有瘀点,苔白腻,脉弦。妇科检查:因否认性生活史未行妇科检查。辅助检查:既往外院 B 超检查示"双侧卵巢见多个小卵泡成项链征"。月经第 2 日生殖激素:LH 22.65 U/L,FSH 5.85 U/L。中医诊断:月经后期(阳虚痰阻兼见气滞血瘀证)。西医诊断:多囊卵巢综合征。治法:温肾化痰,活血通经。处方:

当归 15 g,川芎 10 g,炒白芍 10 g,香附 10 g,郁金 10 g,丹参 15 g,红花 6 g,桃仁 10 g,益母草 30 g,透骨草 15 g,马鞭草 15 g,砂仁 3 g,木香 6 g,生甘草 5 g。

7 剂,水煎服,每日 1 剂。

二诊(2016 年 1 月 1 日) 面部痤疮渐消,自诉疲乏感较前减轻,胃纳欠佳,舌有瘀点、苔白,脉涩,重按无力。处方:

当归 15 g,川芎 10 g,炒白芍 10 g,丹参 15 g,淫羊藿 10 g,炒白术 10 g,茯苓 10 g,鸡血藤 10 g,陈皮 6 g,佛手 6 g,山药 20 g,泽兰 10 g,生甘草 5 g。

14 剂,水煎服,每日 1 剂。

三诊(2016 年 1 月 15 日) 诉前日已有拉丝白带,胃纳可,二便无特殊。查 B 超示已排卵。处方:

黄芪 15 g,当归 15 g,炒白芍 10 g,香附 10 g,郁金 10 g,淫羊藿 10 g,仙茅 10 g,肉苁蓉 15 g,菟丝子 20 g,巴戟天 10 g,石楠叶 10 g,石菖蒲 10 g,怀牛膝 15 g,泽兰 10 g,生甘草 5 g。

14 剂,水煎服,每日 1 剂。

继续按此法调治半年,痛经缓解,经量较前增多,月经周期调至 32 日。

【按】 临床上多囊卵巢综合征常发病时间迁延,久病易入络,久病易及肾。该患者初潮起即月经衍期,痛经、夹杂血块均为血瘀之象,血瘀日久,化为痰水,故出现肥胖、痤疮等,证属肾虚痰瘀互结。章勤治疗上顺应月经周期的阴阳变化。一诊正值行经期,治宜活血化瘀为主,辅以理气化湿,方选四物汤加减。二诊患者近期体重增加,同时感疲乏、面多发痤疮等症,均属水湿困脾,脾失健运之相。此时患者月事已去,血海空虚,正是除旧复新的良机,故治宜活血祛瘀、健脾养血。三诊患者排卵期后,证属肾阳虚,应在理气活血的基础上重视温阳,以肉苁蓉、菟丝子、淫羊藿、仙茅、巴戟天、石楠叶温肾,益火之源终消痰瘀之阴翳。

案 4　黄某,女,30 岁。

初诊(2018 年 3 月 7 日)　主诉:未避孕未孕 3 年余。

现病史:患者 3 年前结婚,试孕至今未孕,丈夫精液无殊。平素月经 40～60 日一行,外院诊为多囊卵巢综合征伴胰岛素抵抗,予格华止(盐酸二甲双胍片)治疗半年。末次月经 2018 年 3 月 2 日,量中等偏少,4 日净。婚育史:已婚,0-0-0-0。既往史:多囊卵巢综合征史,胰岛素抵抗病史。现症:喉中有痰,大便偏稀,舌质淡胖,苔白腻,脉沉细。妇科检查:外阴正常,阴道畅,宫颈光,子宫前位,大小正常,活动性可,子宫及附件压痛(一)。辅助检查:曾行子宫输卵管造影无殊。中医诊断:不孕症(阳虚痰阻),月经后期。西医诊断:原发不孕;多囊卵巢综合征;胰岛素抵抗。治法:温肾化痰。处方:

紫石英 30 g,石菖蒲 10 g,当归 15 g,川芎 10 g,香附 10 g,广郁金 10 g,苍术 15 g,泽泻 10 g,泽兰 10 g,淫羊藿 15 g,菟丝子 20 g,巴戟天 10 g,生甘草 5 g,茯苓皮 20 g,胡芦巴 10 g,天竺子 10 g,化橘红 6 g,炒白术 12 g,广木香 9 g。

14 剂,水煎服,每日 1 剂。嘱继续服用格华止(盐酸二甲双胍片),并测基础体温。

二诊(2018 年 3 月 21 日)　末次月经 2018 年 3 月 2 日,2018 年 3 月 7 日测 AMH 17.1 ng/mL。基础体温未升。喉间仍有痰,未见拉丝白带。舌淡胖,苔白腻,脉沉细。处方:

初诊方去石菖蒲、天竺子,添覆盆子 15 g、鹿角霜 10 g。14 剂,水煎服,每日 1 剂。

三诊(2018 年 4 月 4 日)　末次月经 2018 年 3 月 2 日。自诉基础体温上升,见拉丝白带,已同房。考虑患者已试孕,黄体期予补肾化痰助孕。处方:

前方去川芎,添黄芪 15 g、卷柏 10 g、川续断 10 g、桑寄生 15 g、杜仲 12 g、枸杞子 12 g。

10 剂,水煎服,每日 1 剂。若未孕转经,予停中药,经期服用益母草颗粒。

四诊(2018 年 4 月 18 日)　末次月经 2018 年 4 月 12 日。继续予中药补肾化痰及格华止(盐酸二甲双胍片)治疗。宗上法治疗 3 个月,月经周期规律,28～30 日一行,喉间痰减少,大便调。

随访(2018年8月20日) 停经38日,查血HCG 14 673.1 U/L,自觉偶有腰酸,继续予中药补肾安胎治疗。停经50日B超检查示"宫内孕,单活胎"。

【按】 多囊卵巢综合征的患者常合并代谢综合征,使得疾病更为迁延,该患者3年未孕,外院诊断为多囊卵巢综合征合并胰岛素抵抗,初诊时已服用二甲双胍对症治疗。患者除月经后期外,喉中有痰,大便偏稀,舌质淡胖,苔白腻,脉沉细,辨证当属脾肾阳虚、痰湿内阻证。其治疗以温肾健脾,化痰利水,方用苍附导痰汤合紫石英汤加减。方中大剂紫石英为君,《神农本草经》谓其"补不足,女子风寒在子宫,绝孕十年无子,久服温中,轻身延年",鹿角霜、巴戟天温肾振督之力更胜,配合淫羊藿、菟丝子、肉苁蓉补肾益精,苍附导痰汤加减以健脾燥湿化痰,茯苓皮取其健脾利水之功,泽兰汤以养血活血调冲。二诊时患者仍未排卵,故予鹿角霜、覆盆子以增温肾助阳之力,血肉有情之品以填补奇经。而后三诊为经前黄体期,故以桑寄生、川续断、杜仲等补益肝肾。以此循期调周,同时监测基础体温,抓住"的候"以试孕,调治半年,月经渐准期,3年不孕得愈。

案5 周某,女,27岁。

初诊(2020年11月2日) 主诉:月经稀发10年余,不良妊娠3次。现病史:患者10年来月经稀发,周期为40~50日,经行量少色黯,无痛经。曾于外院诊断为多囊卵巢综合征伴胰岛素抵抗。患者于2019年2月、2020年3月生化妊娠,2020年8月应用促排卵药物后受孕,孕2个月后因胚胎停育行清宫术,胚胎送检未见染色体异常核型。清宫术后服用戊酸雌二醇片及地屈孕酮片28日,目前月经未转。婚育史:已婚,0-0-3-0,2次生化妊娠,1次胎停行清宫。既往史:多囊卵巢综合征、胰岛素抵抗病史,否认其他心、脑、肺、肾等重大内科疾病病史。现症:形体肥胖(BMI 29.24 kg/m²),喉中有痰,舌淡苔白腻,脉弦滑。妇科检查:患者拒绝行妇科检查故暂缓。今日于本院复查子宫附件B超:双层内膜厚约0.4 cm。中医诊断:月经后期(阳虚痰阻);滑胎。西医诊断:多囊卵巢综合征;习惯性流产。治法:温肾涤痰。处方:

当归15 g,川芎10 g,炒白芍10 g,醋香附10 g,郁金6 g,淫羊藿10 g,肉苁蓉15 g,菟丝子20 g,泽兰10 g,甘草5 g,覆盆子15 g,陈皮6 g,黄精30 g,熟地15 g,砂仁3 g(后下),红藤20 g,紫石英30 g(先煎)。

14剂,水煎服,每日1剂。另嘱口服二甲双胍每次0.5 g,每日2次。

二诊(2020年11月16日) 末次月经2020年11月15日,量可,6日净。予前方去红藤、黄精,加荷叶15 g、天竺子10 g、决明子20 g、泽泻10 g。14

剂,水煎服,每日 1 剂。嘱调整生活方式,积极减重。

三诊(2020 年 12 月 14 日) 末次月经 2020 年 12 月 12 日,经行下血不爽,伴阵发性痛经。

予前方去甘草、泽泻,加瓜蒌仁 12 g、石菖蒲 9 g、虎杖 10 g。14 剂,水煎服,每日 1 剂。患者有难免流产史,复查 T 2.32 nmol/L(正常范围 0.29～1.21 nmol/L),予达英 - 35(炔雌醇环丙孕酮片)降雄激素治疗,连续服用 3 个月。

四诊(2021 年 1 月 11 日) 末次月经 2021 年 1 月 9 日,量中,无腹痛。2020 年 12 月 30 日宫腔镜检查示:子宫内粘连及子宫内膜炎。舌黯苔白腻,脉沉弦。

予前方去泽兰、陈皮、砂仁、熟地、荷叶、紫石英、石菖蒲、虎杖,加红藤 20 g、马齿苋 15 g、重楼 6 g、化橘红 6 g、荠菜花 15 g、茯苓皮 20 g。

14 剂,水煎服,每日 1 剂。配合妇外四号(院内制剂)保留灌肠治疗。此后患者因回家探亲暂缓服用中药。

五诊(2021 年 3 月 8 日) 末次月经 2021 年 2 月 11 日,量中,无腹痛。2 月 23 日复查宫腔镜未见明显子宫内粘连,内膜炎症仍有。

予前方去天竺子、决明子、瓜蒌仁,加蒲公英 30 g、苍术 10 g、怀牛膝 10 g、月季花 9 g。12 剂,水煎服,每日 1 剂。

六诊(2021 年 3 月 22 日) 末次月经 2021 年 3 月 19 日,量较前增多。患者就诊时有咳嗽。停服达英 - 35(炔雌醇环丙孕酮片),月经周期第 5 日起予来曲唑片 2.5 mg/d。处方:

当归 15 g、紫石英 30 g(先煎)、川芎 10 g、炒白芍 10 g、醋香附 10 g、淫羊藿 10 g、肉苁蓉 15 g、菟丝子 20 g、陈皮 6 g、瓜蒌仁 12 g、化橘红 6 g、荷叶 15 g、决明子 20 g、泽泻 10 g、补骨脂 10 g、炒白术 10 g、石菖蒲 9 g、卷柏 10 g。

12 剂,水煎服,每日 1 剂。

七诊(2021 年 4 月 5 日) 患者近期运动后减重 12 kg(BMI 24.43 kg/m²),复查葡萄糖耐量试验(OGTT)提示胰岛素抵抗较前改善。

予前方去卷柏、石菖蒲,加黄精 30 g。14 剂,水煎服,每日 1 剂。

随访(2021 年 5 月 4 日) 患者于当地医院查血 HCG 935.3 IU/L,无阴道出血、腰酸腹痛等不适。5 月 31 日子宫附件 B 超示胚芽 4 mm,原始心管搏动可见,保胎至孕 12 周胎儿检查均正常,并于 11 月 8 日剖宫产 1 男婴,母子均安。

【按】 本案患者10年来月经稀发,素体肥胖、喉间有痰,舌淡苔白腻,脉弦滑,均属阳虚痰阻之证。患者堕胎后经来下血不畅伴痛经,责于屡孕屡堕,致肾气益亏,兼有瘀滞,故治以补肾,兼顾化痰利水。初诊方以苁蓉菟丝子丸合四物汤加减,其中除予滋肾养血之品外,重用紫石英温肾涤痰,以去胞宫中壅滞之痰湿,而初诊恰逢清宫术后,又添红藤化瘀消癥。二诊、三诊去养阴之黄精、活血之红藤、利水之泽泻,甘草酸甘化阴亦去之,加石菖蒲增强化痰之力,虎杖利水化瘀,荷叶、天竺子、决明子渗湿去浊,瓜蒌仁润肠通便,辅助患者减重。为避免药方过大,疗效不专之弊,用药时结合患者手术安排,在四诊、五诊患者宫腔镜检查后去化痰渗湿药,予马齿苋、重楼、荠菜花、月季花活血化瘀消癥,茯苓皮专利下焦水湿,以期改善子宫内环境,减少粘连。六诊时,患者已服用达英-35(炔雌醇环丙孕酮片)治疗3个月,故予来曲唑促排试孕,继予渗湿去浊药,并加补骨脂、石菖蒲,取卵泡得阳则发之意,稍佐化橘红化痰止咳。七诊时恰逢黄体期,易石菖蒲为黄精以安冲候期,并去卷柏避免动血。

本案患者除患有多囊卵巢综合征外,又伴子宫内膜炎症及多次宫腔手术史,情况较为复杂。章勤治疗不孕症强调孕前预培其损,初诊时适逢患者清宫术后,复查兼有内膜炎症及高雄激素血症,故在运用加减毓麟汤化裁补肾安本的同时,重用活血消癥之品,配合保留灌肠,并予达英-35(炔雌醇环丙孕酮片)降雄激素。考虑患者习惯性流产与胰岛素抵抗相关,章勤运用二甲双胍改善全身代谢障碍,通过预处理以降低胎停风险。中西结合、多管齐下,经3个周期治疗后,内膜炎症、血糖水平均得到一定程度控制,加之患者求子心切,予促排试孕。

案6 王某,女,25岁。

初诊(2020年10月27日) 主诉:未避孕未孕2年余。现病史:患者婚后2年未避孕而未孕,2017年3月曾因月经后期稀发于外院就诊,当时查B超示双侧卵巢呈多囊样改变,诊断为多囊卵巢综合征,前医予达英-35(炔雌醇环丙孕酮片)治疗1年余。平素月经推后,7日/40～90日,量少,色淡,无血块,近两年体重增加约13 kg。末次月经2020年9月10日,量少,色淡。本月月经延期未转,今测尿妊娠试验阴性。既往史:否认心、脑、肺、肾等重大内科疾病病史。婚育史:已婚,0-0-0-0。刻下:时感倦怠乏力,喉间有痰,纳寐可,便溏。舌淡胖,苔白腻,脉沉缓。妇科检查:外阴正常,阴道畅,宫颈光,子宫前位,大小正常,活动性可,子宫及附件压痛(一)。辅助检查:曾查B超示双侧卵巢呈多囊样改变。中医诊断：不孕症（阳虚痰阻证）；月经后期。西医诊断：多囊卵巢综合征；原发性不孕。治法：温肾化痰。处方：

紫石英 30 g，石楠叶 10 g，石菖蒲 6 g，当归 15 g，川芎 10 g，醋香附 10 g，炒白芍 10 g，广郁金 10 g，炒苍术 15 g，泽泻 10 g，泽兰 10 g，淫羊藿 15 g，浙肉苁蓉 15 g，巴戟天 10 g，甘草 5 g，凌霄花 15 g，路路通 10 g。

7 剂，水煎服，每日 1 剂。

二诊（2020 年 11 月 3 日）　前方服后，疲乏好转，痰不多，然月经仍未转，测尿妊娠阴性，感乳胀，带下不多，纳寐可，二便调。舌淡胖，苔腻减轻，脉同前。处方：

首诊方加月季花 6 g、鸡血藤 15 g、王不留行 10 g 活血通经。10 剂，水煎服，每日 1 剂。

三诊（2020 年 11 月 17 日）　末次月经 2020 年 11 月 14 日，月经已转 3 日，量少，色淡，纳寐可，便溏。舌淡胖苔薄白，脉细缓。处方：

二诊方去月季花、鸡血藤、王不留行、路路通，加白扁豆 15 g、茯苓 15 g、广木香 9 g、砂仁 3 g、覆盆子 10 g、胡芦巴 10 g。

12 剂，水煎服，每日 1 剂。

四诊（2020 年 12 月 1 日）　便溏好转，近日带下增多，余症及舌脉类前，B 超示左卵巢内见多枚卵泡，大者约 2.1 cm×2.0 cm×1.2 cm。处方：

三诊方稍减白扁豆、茯苓、砂仁健脾利湿之品，加荆芥 6 g、柏子仁 10 g 疏理安神。10 剂，水煎服，每日 1 剂。

五诊（2020 年 12 月 15 日）　便溏，苔腻，脉细略滑。处方：

四诊方去荆芥、柏子仁，加桑寄生 15 g、川续断 10 g。10 剂，水煎服，每日 1 剂。

六诊（2020 年 12 月 22 日）　已停经 38 日，末次月经 2020 年 11 月 14 日，测尿妊娠试验阳性，予补肾养血安胎法固胎元。随访至 2021 年 8 月顺产一男婴。

【按】　本案患者为多囊卵巢综合征合并不孕患者，结合全身症状及舌脉，证属阳虚痰阻，故予紫石英汤合苍附导痰汤加减，其以益肾豁痰为主要功效，主治痰湿阻滞、胞脉不通之不孕症。本病以痰湿为标，肾虚为本，予淫羊藿、紫石英、巴戟天温肾祛风利水，菟丝子、浙肉苁蓉补肾阳而益精血。少佐苍术、泽泻、石楠叶、石菖蒲。苍术性辛苦温，助脾燥湿。石楠叶别名风药，为治风痹肾弱要药;石菖蒲开心孔,利九窍,二石入肾善宣风气,助阳可胜湿邪。痰湿滞于胞宫,血行不畅,久而成瘀,故痰瘀并治,以四物养血活血,郁金、香附疏肝理气,合泽兰、凌霄花、路路通化瘀祛风,甘草调和诸药。二诊患者自觉乳胀,考虑经期将至,故添月季花等活血痛经之品以求因势利导。三诊为经后卵泡期,此期最为关键,以砂仁、木香等理气健脾,覆盆子、胡芦巴等温补阳气,以养阳使卵泡与内膜循期养阳滋长。四诊为排卵期,则添荆芥等风药以"动"而使卵泡顺利排出。五诊为排卵后则添桑寄生、川续断以补肾养血。本案以温补肾阳兼顾化湿祛痰,循期调周,而胎孕乃成。

案7 邵某,女,27岁。

初诊(2018年4月16日) 主诉:月经稀发10年,婚后未避孕未孕2年。

现病史:患者既往月经稀发,1~3个月一行,久者半年一行,曾在外地不规则治疗,西药治疗(具体不详),停药后复发。结婚2年,未避孕一直未孕,诉男方精液检查未见异常。患者末次月经2018年3月16日,现月经未转。既往史:否认心、脑、肺、肾等重大内科疾病病史。婚育史:已婚,0-0-0-0。现症:形体肥胖,咽喉间有痰,晨起明显,舌淡胖苔白腻,脉滑,胃纳可,大便调,睡眠安。妇科检查:外阴正常,阴道畅,宫颈光,子宫前位,大小正常,活动性可,子宫及附件压痛(一)。辅检:2018年4月16日我院查B超双层内膜0.8 cm,双侧卵巢数枚小卵泡,最大径约1.0 cm。基础体温未上升。中医诊断:月经后期(阳虚痰阻证);不孕症。西医诊断:多囊卵巢综合征;原发不孕。治法:温肾化痰,调冲助孕。处方:

当归15 g,川芎10 g,炒白芍10 g,香附10 g,广郁金10 g,泽兰10 g,淫羊藿15 g,菟丝子20 g,肉苁蓉15 g,生甘草5 g,补骨脂10 g,卷柏10 g,山茱萸10 g,紫石英30 g,石菖蒲6 g,石楠叶10 g,皂角刺15 g。

14剂,水煎服,每日1剂。

二诊(2018年5月15日) 2018年5月8日少量阴道出血1日,现基础体温上升2日,考虑非正常月经。处方:

当归15 g,白芍10 g,郁金6 g,淫羊藿15 g,陈皮6 g,肉苁蓉15 g,补骨脂10 g,桑寄生15 g,黄芪15 g,茯苓15 g,香附10 g,甘草5 g,菟丝子20 g,怀牛膝15 g,川续断15 g,枸杞子15 g,白术10 g。

14剂,水煎服,每日1剂。

三诊(2018年5月29日) 末次月经2018年5月27日,量中。处方:

初诊方去山茱萸,添苍术 10 g、天竺子 10 g、陈皮 6 g、怀牛膝 15 g、泽泻 10 g、胡芦巴 10 g。12 剂,水煎服,每日 1 剂。

四诊(2018 年 6 月 11 日) 基础体温上升 1 日,已排卵。处方:

前方去石菖蒲、石楠叶、皂角刺、卷柏、补骨脂,添川续断 15 g、桑寄生 15 g、枸杞子 15 g、黄芪 15 g、炒白术 10 g、苍术 10 g、山药 15 g、路路通 10 g。14 剂,水煎服,每日 1 剂。

上方加减治疗 1 个月后,于月经来潮的第 5 日开始,予枸橼酸氯米芬片(法地兰)2 粒(100 mg),每日 1 次,连服 5 日,经间期补肾化湿活血促进卵泡排出。处方:

首诊方,12 剂,水煎服,每日 1 剂。经前期温肾暖宫助孕,行经期养血活血。

五诊(2018 年 8 月 19 日) 末次月经 2018 年 7 月 18 日,HCG 301.8 U/L,E_2 193 pg/mL,P 36.2 ng/mL,甲状腺功能正常。前两日阴道少量出血,今日血已止,有腰酸,拟中药补肾安胎。处方:

党参 30 g,杭白芍 15 g,黄芩 9 g,炒白术 10 g,桑寄生 15 g,苎麻根 20 g,菟丝子 20 g,杜仲 10 g,阿胶珠 9 g,炙甘草 5 g,山药 15 g,温山药 15 g,枸杞子 15 g,覆盆子 10 g,陈皮 6 g,紫苏梗 6 g。

7 剂,水煎服,每日 1 剂。

随访:患者保胎至孕 12 周,孕 38+1 周顺产一胎。

【按】 该患者形体稍丰,喉间有痰,月经后期甚至闭止不行,观其脉证,证属肾阳虚,痰湿内阻。肾主生殖,为先天之本,肾精不足,天癸乏源,冲任不调,胞宫无以灌溉,无经血可下。痰湿阻滞于胞宫,胞脉闭阻,气血运行不畅,久而成瘀,遂致经闭不行,更不能摄精成孕。初诊方选紫石英汤合苍附导痰汤加减,方中以淫羊藿、菟丝子、肉苁蓉补肾益精,石菖蒲、苍术、陈胆南星燥湿化痰,当归、川芎、泽兰养血活血调冲,香附、郁金理气调经,皂角刺、丹参活血通胞络。二诊基础体温已上升,故为黄体期以桑寄生、杜仲等温肾助阳,以维持黄体功能。三诊为经后期,当补肾养血,化痰调冲,故予苍术、天竺子、陈皮以治本。而后循期调周,故胞络得充且通,则经血应时而下,同时适时配合西药促排卵,终获全效。

案8 陈某,女,31 岁。

初诊(2018 年 3 月 5 日) 主诉:不避孕 2 年未孕,月经闭止 3 个月。

现病史：患者 2016 年婚，婚后未避孕一直未孕。既往有 PCOS 史，月经稀发，2～4 个月一行，时需服黄体酮方转，曾服达英-35（炔雌醇环丙孕酮片）半年。末次月经 2017 年 11 月 27 日，月经闭止至今未转，今尿 HCG 阴性。既往史：既往有 PCOS 病史，否认其他心、脑、肺、肾等重大内科疾病史。婚育史：已婚，0-0-0-0。刻下：带下似水样，无乳胀，形体稍丰，舌质红有瘀点，苔薄，脉细。妇科检查：外阴正常，阴道畅，宫颈光，子宫前位，大小正常，活动性可，子宫及附件压痛（一）。中医诊断：不孕症、闭经（肾虚痰阻，气滞血瘀证）。西医诊断：女性不孕、多囊卵巢综合征。治法：补肾活血，化瘀调冲。处方：

当归 15 g，川芎 10 g，炒白芍 15 g，熟地 15 g，砂仁 3 g（后下），丹参 15 g，香附 10 g，郁金 9 g，淫羊藿 10 g，肉苁蓉 15 g，菟丝子 15 g，鸡血藤 15 g，泽兰 10 g，制何首乌 10 g，怀牛膝 10 g，皂角刺 10 g，生甘草 5 g。

10 剂，水煎服，每日 1 剂。另黄体酮胶囊 2 粒（100 mg），每日 2 次，连服 5 日。

二诊（2018 年 3 月 19 日）　末次月经 2018 年 3 月 13 日，撤药后来潮，量中，5 日净，2018 年 3 月 16 日测生殖内分泌激素 E_2 55.9 pg/mL，FSH 7.41 U/L，LH 42.1 U/L，T 1.52 nmol/L，PRL 7.73 ng/L，自诉喉间有痰，舌质红有瘀点，苔薄脉细。治拟益肾化痰，活血通络。处方：

紫石英 30 g，石菖蒲 9 g，当归 15 g，川芎 10 g，丹参 15 g，香附 10 g，郁金 9 g，苍术 15 g，陈胆南星 6 g，泽泻 10 g，泽兰 10 g，淫羊藿 15 g，菟丝子 20 g，肉苁蓉 15 g，皂角刺 10 g，炒白芍 15 g，怀牛膝 10 g，生甘草 5 g。

14 剂，水煎服，每日 1 剂。

上方加减治疗 1 个月后，喉间痰少，B 超检查：子宫偏小，双卵巢多囊改变。2018 年 5 月 20 日月经来潮的第 5 日开始，在中药基础上配合西药促排卵，于来曲唑每日 2 粒，连服 5 日。2018 年 6 月 30 日就诊，停经 41 日，查血 HCG 4 953 U/L，无明显不适，停经 50 多日后 B 超检查宫内孕，活胎。

【按】　近年来 PCOS 的临床患病率呈上升趋势，严重影响女性健康，引起生殖及内分泌医学界的广泛重视，现已成为妇科生殖及内分泌学共同探讨研究的热点。章勤认为 PCOS 的中医病机主要为"痰瘀互结，重阴不阳"，提出以"补肾健脾，顺应阴阳，活血祛瘀，化痰通络"作为本病的主要治则。强调本病以调补肾脾脏腑功能、清除痰瘀两邪的同时，尤其重视顺应月经周期中阴阳消长转化的自然规律，临床往往有良好收效。患者首诊时月经久闭未行，四诊合参辨证为肾虚痰阻兼气滞血瘀证,又因患者经闭未行,以活血调经、化瘀行滞为主,结合西药黄体酮胶囊,使经水顺势利导为主要,故予四物汤合鸡血藤、皂角刺等活血化瘀之品。二诊时为经后期,当温肾化痰、行气化瘀为主,故以紫石英汤合苍附导痰汤为主,添泽兰、丹参、怀牛膝等活血行血之味,则气血调和,冲任气血调畅。多囊卵巢综合征的临床表现虽然有多样性,具有高度异质性,但这些复杂的证候都符合中医"痰"和"瘀"的证候诊断要点。痰瘀壅滞于胞宫脉络表现为闭经、不孕、卵巢呈多囊性改变等症状,痰浊阻塞肌肤及血络可表现为肥胖、多毛,故采用养血补肾填精、理气化痰通络为大法。

案9　李某,女,29 岁。

初诊(2018 年 9 月 16 日)　主诉:月经稀发 6 年。现病史:患者月经稀发 6 年余,曾于外院就诊查超声提示卵巢多囊样改变,生殖激素 LH/FSH>3(具体数据未见),考虑 PCOS,予西药(具体不详)调整周期后次月月经仍无法自然来潮。近半年体重增加 10 余斤,平素月经 1～3 个月一行,量不多,无明显痛经,末次月经 6 月 25 日,现月经过期未转。既往史:否认心、脑、肺、肾等重大内科疾病史。婚育史:已婚,0-0-0-0。刻下:形体肥胖,自觉乏力,喉间痰多,舌淡苔白腻,薄脉细。妇科检查:外阴正常,阴道畅,宫颈光,子宫前位,大小正常,活动性可,子宫及附件压痛(一)。辅助检查:既往 B 超示子宫 3.4 cm× 3.4 cm×2.6 cm,双卵巢多囊样改变。处方:

姜半夏 10 g,陈胆南星 6 g,化橘红 9 g,炙鸡内金 15 g,白芥子 10 g,当归 15 g,川芎 10 g,香附 10 g,郁金 9 g,鸡血藤 15 g,虎杖 15 g,川牛膝 15 g,益母草 30 g,淫羊藿 15 g,菟丝子 30 g,泽泻、泽兰各 10 g,红花 6 g,制黄精 20 g。

12 剂,水煎服,每日 1 剂。

二诊(2018 年 10 月 6 日)　末次月经 2018 年 10 月 6 日,量极少,腹痛不显。处方:

当归 15 g,川芎 10 g,熟地 15 g,香附 10 g,郁金 10 g,鸡血藤 15 g,川牛膝 30 g,泽兰 10 g,淫羊藿 15 g,红花 6 g,桃仁 6 g,益母草 30 g,透骨草 30 g,青皮 5 g,路路通 10 g。

7 剂,水煎服,每日 1 剂。

三诊(2018 年 10 月 14 日)　经净后,无明显不适。处方:

初诊方去虎杖、益母草、红花、制黄精,加丹参 15 g、茯苓 10 g、覆盆子 12 g、车前子 10 g。

以此循周期调理，每月经水可按月来潮。经后复查 E$_2$ 104 pg/mL，LH 6.7 mIU/mL，FSH 1.2 mIU/mL，P 45.7 nmol/L，PRL 36.6 ng/mL。

【按】 患者形体逐渐肥胖为整体痰湿瘀阻表现，局部卵巢多囊样改变为卵巢包膜增厚，卵子排出困难。患者首诊月经过期未转，治疗崇苍附导痰丸之意，采用养血补肾填精、理气化痰通络为大法，姜半夏、胆南星、化橘红祛除顽痰，鸡内金健脾助运化，白芥子祛皮里膜外之痰；当归、川芎、熟地养血；淫羊藿、菟丝子、覆盆子、肉苁蓉补肾益精，香附、郁金调理气机；泽泻、泽兰、益母草利水活血，共奏调经助孕恢复排卵之功。二诊时正逢患者月经来潮，予四物汤加减，添红花、桃仁、益母草、透骨草、青皮等理气活血等药味，经水顺势而下，则气血调畅。三诊经后，为补肾养血之重，予覆盆子补肾填精，则培补本元，卵泡与内膜顺势发育，为正常排卵打下基础。多囊卵巢综合征合并不孕诊断相对容易，而治疗往往较为棘手。部分患者中药效果满意，仍有相当一部分患者需要西药促排卵治疗，乃至人工授精、试管婴儿。无生育要求者则尽可能使其恢复正常或接近正常的排卵，不要求月经每月准期来潮，但不宜超过三个月，闭经时间长者应用黄体酮或雌孕激素序贯、联合应用转经保护内膜，及时准备调节下一个周期。

第二节　卵巢功能减退

一、西医概述

卵巢储备功能（ovarian reservation，OR）是指卵巢皮质区卵泡生长、发育、形成受精卵泡的能力，主要反映在卵巢内存留卵泡的数量和质量上，反映女性的内分泌水平及生育潜能。当卵巢内存留的可募集卵泡数量减少，卵母细胞质量下降，生殖内分泌功能紊乱，生育能力下降，同时伴有 AMH 水平降低，窦卵泡数（AFC）减少，基础 FSH 水平增高，即可称为卵巢储备功能减退（diminished ovarian reservation，DOR），临床表现为月经稀少、不孕，甚至绝经等一系列症状。卵巢功能减退可分为与高龄相关的生理性 DOR 和与年龄不相符的病理性 DOR 两类，约 10％的女性可发生卵巢储备过早减少，人群中的发病率为 10％～35％。

近年来卵巢储备功能提早减退的发生逐年增加,同时发病年龄也呈年轻化趋势。临床上卵巢功能减退相关疾病主要包括:早发性卵巢功能不全(premature ovarian insufficiency,POI)、卵巢早衰(premature ovarian failure,POF)等。

(一) 病因和发病机制

卵巢功能减退的病因及发病机制尚未完全明确,目前确定的病因主要有:年龄因素、遗传因素、代谢因素、免疫因素、医源因素、感染因素、环境因素、社会心理因素。

1. 年龄因素　年龄是卵巢储备功能减退的重要因素,随着年龄的增长,女性的卵泡数量会以每年 0.79 个递减,32 岁以后卵巢功能下降明显,37 岁以后则呈急剧下降趋势。同时,随着年龄的增长,卵泡数量及卵子质量呈现不可逆转的下降。

2. 遗传因素　研究表明遗传因素是病理性 DOR 的重要原因,常有家族遗传倾向,尤其是性染色体遗传,如脆性 X 综合征家族史,基因突变(FMR1),表观遗传因素和染色体异位均可参与病理性 DOR 的发生,其他相关基因主要围绕卵泡生成(NR5A1、NOBOX、FIGLA 和 FOXL2)、卵泡生长因子(inhibin α、GDF9 和 BMP15)、卵巢类固醇发生(FSHR、FSH、LHR 和 LH)。

3. 免疫因素　自身免疫性疾病、自身抗体异常、细胞免疫失衡等均可导致卵巢损伤。

4. 医源因素　卵巢功能减退的医源性损伤多与肿瘤的放化疗相关,联合化疗和烷化剂已被证明在儿童期和成年期具有较大的性腺毒性。另外,盆腔手术也可导致卵巢功能减退,其原因可能是卵巢切除术或骨盆内手术可继发性腺血供减少。研究显示腹腔镜下子宫内膜异位囊肿切除术中约 2.4% 的病例中存在卵巢功能不全风险,卵巢子宫内膜异位手术与卵巢储备减少有关。

5. 感染因素　目前与卵巢功能减退的发病相关的感染因素主要有:流行性腮腺炎病毒,其可导致腮腺炎、卵巢炎,并继发卵巢功能衰竭;人类免疫缺陷病毒的抗病毒治疗,抗逆转录病毒治疗被认为可能损害卵巢功能。

6. 环境及社会心理因素　最近的荟萃研究显示环境污染物和毒素在卵巢功能减退的发病机制中发挥作用,其主要包括:双酚 A、多环芳烃、多氯联苯、杀虫剂、二噁英、染料木黄酮或香烟烟雾。环境污染物及毒素对卵巢的毒性影响的具体机制仍待进一步研究。另外，长期的负面情绪，如焦虑、忧虑、惊恐、抑郁、悲伤等，会影响生殖轴功能，进而对卵巢功能造成不良影响，同时现代社会的高压、快节奏的生活方式以及不良生活习惯，如长期熬夜、吸烟、饮酒等也是诱发卵巢功能减退的常见因素。

（二）临床表现

DOR 的主要临床特征包括以下一个或多个：① 生育力减低：主要表现为不孕、易早期流产、反复流产、对促性腺激素（Gn）反应性不良、反复胚胎种植失败等。② 月经紊乱：DOR 通常有规律的月经，但也可表现为各种月经紊乱，包括月经稀发或频发、经期延长或缩短、闭经、经量时多时少等。③ 性激素缺乏或波动的相关症状：表现程度不一，主要为低雌激素症状及围绝经症状，如潮热、盗汗、关节酸痛等。

（三）诊断

根据 2022 年中华预防医学会生育力保护分会生殖内分泌生育保护学组的专家联合编写制定"卵巢储备功能减退临床诊治专家共识"，推荐综合使用 AMH、AFC、基础 FSH 水平并结合年龄因素，对卵巢储备功能进行评估，提示 DOR 的具体指标包括：① AMH＜1.1 ng/mL。② 两侧卵巢 AFC＜5～7 枚。③ 连续两个月经周期的基础 FSH≥10 U/L（月经第 2～第 4 日检测）。④ 建议 35 岁以上女性，如果积极试孕超过 6 个月仍未成功妊娠的患者，需要积极进行卵巢储备功能评估检测。

其他相关概念：

（1）早发性卵巢功能不全（premature ovarian insufficiency，POI）：POI 是指女性在 40 岁之前由于卵巢生理功能丧失引发的一系列异常表现的临床综合征。POI 的诊断标准：① 染色体正常，以往有过正常月经。② 小于 40 岁。③ 月经稀发或停经至少 4 个月以上。④ 4～6 周，至少 2 次血清基础 FSH＞25 U/L。

（2）卵巢早衰（premature ovarian failure，POF）：POF 是指女性 40 岁以前出现闭经、Gn 水平升高（FSH＞40 U/L）和雌激素水平降低，并伴有不同程度的围绝经期症状，是 POI 的终末阶段。

POI/POF 的诊断标准较严格,存在年龄的限制,而 DOR 是根据异常的卵巢储备功能参数进行诊断,无年龄限制,如>40 岁的女性可能被诊断为 DOR,但不会被诊断为 POI/POF。

(3) 卵巢低反应(poor ovarian response,POR),根据博洛尼亚标准,满足以下 3 个特征中的 2 个即诊断为 POR：① 女性年龄≥40 岁或者有其他 POR 的风险因素(例如：特纳综合征、卵巢手术史、癌症治疗史等)。② 前次辅助生殖周期卵巢反应低下,即接受常规促排卵方案后,获卵数≤3 枚。③ 卵巢储备功能检测异常,即 AFC<5～7 枚或 AMH<0.5～1.1 ng/mL。

(四) 治疗

目前针对卵巢功能减退的治疗手段主要有：激素替代治疗,免疫调节治疗,干细胞治疗,抗氧化补充治疗等。激素替代治疗(HRT)被推荐用来改善卵巢功能减退的低雌激素症状,HRT 适用于改善血管舒缩和泌尿生殖系统症状,同时对患者骨骼及心血管健康有利。长期 HRT 的风险主要有静脉血栓栓塞风险,乳腺癌的风险仍存在争议。免疫调节为治疗自身免疫性因素引起卵巢功能下降的一种有效的办法,同时有关干细胞治疗不孕症及卵巢衰竭的研究方兴未艾。目前动物模型的研究表明,干细胞治疗可以改善卵巢结构和功能,其或可成为治疗卵巢早衰的有效方法。但上述研究都处于研究阶段,临床未普及开展。其他常见的西医手段主要有抗氧化补充剂治疗,主要包括辅酶 Q10、褪黑素、脱氢表雄酮(dehydroepiandrosterone,DHEA)、维生素 E 等,但针对卵巢储备功能减退的治疗有效性仍有限,针对卵巢储备功能减退的研究仍是目前生殖医学界的难点之一。

二、章勤诊治思路与特色

(一) 中医病因病机

"卵巢储备功能减退"根据临床症状,其可归属于中医"月经过少""闭经""血枯""月经后期""不孕""断续""断经前后诸症"等疾病中。《内经》有云："女子七岁,肾气盛,齿更发长;二七而天癸至,任脉通,太冲脉盛,月事以时下……七七任脉虚,太冲脉衰少,天癸竭,地道不通,故形坏而无子也。"可见肾与天癸、冲任在女性月经生理及生殖生理中起着重要作用,肾对月经的产生及正常活动起主导作用。《傅青主女科》曾记载:"经水出诸肾。""经水非血,乃天一之水,出自肾中。""经水早断,似乎肾水衰涸。""肾气本虚,何能盈满而化经水外泄。"由此可见,肾精充盈是卵巢储备的内在物质基础,而肾虚是卵巢功能减退的主要病机。

心者,主血,胞脉者,属心而络于胞中,同时全身之血均于脉中运行,均依赖于心气的推动送达全身。《素问·评热病论》曰:"月事不来者,胞脉闭也。胞脉者,属心而络于胞中。今气上迫肺,心气不得下通,故月事不来也。"同时心气下通于肾,心肾交合于胞宫,使得脉道通畅,月事应期而至。因而月水充盛,定时以下,与心的功能密切相关。《女科经纶》:"心气不得下通,而月事不来,月事不来者,胞脉闭也。"若心血暗耗,心失濡养,虚火上行,不得下通,心肾不交,则月事不来。肝主藏血、疏泄,调畅气机。气机升降失常,疏泄失司,冲任血海空虚,源断其流,女子不月或求嗣不得,临床上常见DOR患者常存在持续性的心烦焦虑。脾者,仓廪之官,后天气血生化之源。女子经水皆由脾胃所生,凡血枯经闭,当求生血之源为先,血有余,则化为经水,若脾虚而不行,则无以充养先天,卵泡无以滋养,发育受阻。

(二)诊治心得

章勤认为,肾精亏虚、癸水不足为本病发病的根本原因,治疗本病,当求其本,亦须顾及他脏。

1. 充养天癸,养阳与滋阴并举 卵巢储备减退,首责肾精亏虚,癸水不足,补肾填精是治疗本病的基本大法。肾精蕴含肾中阴阳,肾阴阳因人的体质不同亦常有偏颇,出现肾阴虚及肾阳虚。因肾阴阳互根互用,病程日久,往往可导致阴阳两虚。"善补阳者,必于阴中求阳;善补阴者,必于阳中求阴",章勤组方遵从古训,治从"壮水之主以制阳光,益火之源以消阴翳",临诊常用"何氏养巢方加减"平补阴阳,充养先天,取菟丝子、淫羊藿、肉苁蓉温肾阳,益精血,质润而不燥;覆盆子、天冬、黄精、玉竹、葛根等滋肾阴,润虚燥,性平而不腻;柏子仁、远志、合欢宁心除烦;绿萼梅、陈皮以疏通气机,动静相宜,此方阴阳平补,临床和动物实验均证实养巢方促进卵泡的生长发育成熟,改善卵巢激素水平和卵巢功能,增加自然妊娠率的功效。

2. 调经为先,先天与后天同调 卵巢储备功能减退类疾病,常常以月经紊乱为求诊之因,急则治其标,故章勤诊治卵巢储备功能减退,往往从调经着手。

《素问·上古天真论》云:"女子七岁,肾气盛,齿更发长;二七而天癸至,任脉通,太冲脉盛,月事以时下,故有子……七七,任脉虚,太冲脉衰少,天癸竭,地道不通,故形坏而无子也。"来潮而有子,至月经闭绝,则形坏而无子,正为女性一生卵巢功能演变的体现。

故调经亦当遵循不同月经时期机体气血阴阳的变化规律,针对性的调治。

经后期血海空虚渐复,呈阴长状态,此时当滋肾益阴养血,常用药物:当归、白芍、熟地、淫羊藿、肉苁蓉、菟丝子、天冬、玉竹、山茱萸、制何首乌,使精血充盈,阴血渐复,促进卵泡发育。同时脾胃为后天之本,太子参、山药、白术、陈皮等健脾药物,与补肝肾药物共用,先后天同补,以益气血生化之源,使后天之精得以充养。月经量少者,章勤在经后期重用熟地、枸杞子、鸡血藤、何首乌等补益精血,使任通充盛,血海充盈。月经先期明显者,此期重滋阴收敛之药,如龟甲、山茱萸、二至丸等。

经间期是重阴转阳、阴盛阳动之际,治宜激发肾阳,疏通冲任血气,以利卵子排出。章勤认为,肝经夹阴器,上小腹,布于胁肋部,其循行部位恰对应女性内外生殖器分布。另外此期阴阳转化,更依赖于心肾相交,心火下降以暖肾水,肾水上济以清心火,上下相资,阴阳和调。肝经气血和畅,心肾水火既济,阴阳才得以转化平稳,卵泡才能顺利排出。治疗上可佐温肾疏肝、理气活血药物,如鹿角霜-石楠叶、荆芥-红花、菟丝子-肉苁蓉等药对。

经前期,阴盛阳生渐至重阳,至重阳状态时阴阳俱盛。治疗应维持阴阳的相对平衡,宜阴中求阳,加温补脾肾之药酌加疏肝理气。药用:杜仲、桑寄生、怀牛膝、紫苏梗、绿萼梅。

行经期,子宫血海重阳转阴,血海满盈而泻,治以活血通经。多用养血活血之药,如泽兰、益母草、马鞭草、透骨草、川牛膝等。行经期常有出现头晕头痛、心烦易怒者,此为阴血不足、肝阳上亢所致,可加钩藤、天麻平抑肝阳;肝郁化火,热象重者,可加栀子、牡丹皮清热除烦;夜寐不安、失眠健忘者,可加酸枣仁、合欢皮、首乌藤、柏子仁等养心安神。

此病患者初期多有月经提前,故在此期可加用黄芪补气升提;基础体温升高不著,素体畏寒怕冷、肾阳亏虚甚者,可入仙茅、紫石英。卵巢功能下降的患者易有潮热汗出、心烦等类似围绝经期的症状,章勤常重用天冬、淮小麦、石决明、黑豆衣等养阴宁心、敛汗除烦。

3. 灵机活法，中西针药襄盛举　章勤有着扎实的中西医学功底，紧跟最新研究诊治进展，中药与西药共用，中药配合针灸，多种手段，取长补短，提高治疗效率和效果。针对患者的治疗需求个体化治疗。育龄期备孕患者，西医需长期激素替代治疗，势必会带来一定副作用，而单用中药见效缓慢，章勤提倡以西药建立周期，中药配合治病之根本，补虚之不足，缩短西药的疗程。此外，此类患者不宜轻易促排卵助孕，应待 FSH 基本正常再行促排卵治疗。求助辅助生殖的患者，章勤顺应西医治疗原则，根据移植前后期的内分泌变化规律，自创"三步三期法"辅助治疗。针对围绝经期及育龄期非备孕患者，则主要以中药改善患者症状。

现代药理研究表明，紫河车、葛根等中药具有雌激素样作用，能促使卵泡发育。故临床上，章勤常较大剂量用葛根、紫河车粉养血填精、滋养天癸。

4. 以人为本，心病还需心药医　卵巢储备功能减退患者，尤其是合并不孕症的患者，需对抗来自社会、家庭、工作等各方面的压力，情绪焦虑抑郁的不在少数。章勤在治疗过程中注重医患沟通，针对性地疏导患者的负面情绪，通过亲切的言语打开患者的心结，使患者接纳信任医生，为更好地治疗打下良好基础。同时，此类疾病疗程通常比较长，初诊时即告知患者需调整心态，耐心治疗，医患共同合作方能取得良效。

（三）辨证分型

肾为先天之本，五脏六腑之根，同时与心、肝、脾三脏关系密切。同时卵巢功能减退，其病程多迁延，虚实夹杂，但归根到底，卵巢储备功能减退，总以肾虚为主，兼夹他脏之疾，如肾虚肝郁证、肝肾阴虚证、脾虚阳虚证、肾虚血瘀证等。

1. 肝肾阴虚证

[主要证候] 经来涩少，点滴即净，经色暗红或鲜红，或月经推后，或停闭数月不行，或月经紊乱渐至经断，或是突然经断，或是婚久不孕，亦可有多次人流，或是一次人流后月经停闭。偶发，或是频发潮热汗出，失眠多梦，头晕心悸，腰酸背痛膝软，足跟或关节疼痛，白带少，甚或阴中干涩，性欲减退，性交痛，或是困难，或尿道灼热，舌质稍红少苔，脉弦细，或是略数。

[治法] 滋养肝肾，养血调经。

[处方] 何氏养巢方(何氏经验方，菟丝子 10 g，覆盆子 10 g，葛根 20 g，天冬 10 g，肉苁蓉 10 g，当归 10 g，白芍 10 g，柏子仁 10 g)。

2. 肾虚肝郁证

［主要证候］情绪低落,郁闷不乐,或是心烦焦虑,月经推后,数月不行,或是月经过少,渐致经闭,婚久不孕,亦可有七情内伤后突发停经,神疲乏力,头晕失眠多梦,或形容憔悴,脱发,或枯黄,皮肤干,时有烘热汗出,关节酸麻痛,舌暗红,或尖边有瘀斑,苔白,脉弦。

［治法］疏肝益肾,养血调经。

［处方］丹栀逍遥散(《内科摘要》)。

3. 脾肾阳虚证

［主要证候］月经稀发或稀少,色淡暗质清稀,或月经推后,或停闭数月不来,或突然经断,或婚久不孕,或反复流产后停经,面目虚浮,或形寒怕冷,面色晦暗,眼眶黯,环唇淡黯,舌质淡胖齿痕,齿印,脉沉细。

［治法］补肾温肾健脾调经。

［处方］毓麟珠(《景岳全书》)。

4. 肾虚血瘀证

［主要证候］月经周期延后,经量减少、色紫黯有血块,或月经停闭,不孕,小腹疼痛拒按,血块排出后减轻,腰酸乏力,足跟痛,舌紫黯或有瘀斑、瘀点,脉涩。

［治法］活血化瘀调经。

［处方］肾气丸合桃红四物汤(《医宗金鉴》)。

三、医案实录

案1 高某,女,32 岁。

初诊(2023 年 2 月 22 日) 主诉:闭经 1 年。现病史:患者 2016 年开始月经不规律,表现为先期 5~7 日,量少,色暗,3 个月前结婚,有生育要求,故求诊中药治疗。长期熬夜至凌晨 1~2 点入睡,工作压力大,心烦焦虑。婚育史:已婚,0-0-0-0。刻下:月经 1 年未转,面色欠华,带下极少,舌质暗,苔薄脉沉,胃纳可,二便调。辅助检查:2021 年 12 月测血 FSH 66.8 U/L,AMH < 0.2 ng/mL,E_2 < 18.4 pg/mL。今日就诊查 B 超:内膜双层厚 0.7 cm,左侧卵巢囊性回声区,透声佳。妇科检查:外阴正常,阴道畅,宫颈光,子宫前位,大小正常,活动性可,子宫及附件压痛(一)。中医诊断:闭经(肝肾亏虚证)。西医诊断:闭经;卵巢功能减退。处方:

当归15 g,川芎10 g,炒白芍10 g,香附10 g,郁金6 g,淫羊藿10 g,肉苁蓉15 g,菟丝子20 g,泽兰10 g,甘草片5 g,山药15 g,覆盆子12 g,陈皮5 g,黄精30 g,葛根30 g,仙茅10 g,巴戟天10 g,月季花9 g。

14剂,水煎服,每日1剂。另予芬吗通(雌二醇片/雌二醇地屈孕酮片1 mg)每日一片口服治疗,医嘱测生殖激素及AMH。

二诊(2023年2月22日) 复查FSH＞66 U/L,目前芬吗通(雌二醇片/雌二醇地屈孕酮片)口服,月经未转,睡眠改善,心烦焦虑好转。处方:

上方加鸡血藤15 g、丹参15 g。14剂,水煎服,每日1剂。

三诊(2023年3月8日) 月经已转。末次月经2023年3月3日,量少,色暗,腰酸隐隐。处方:

二诊方加怀牛膝15 g、制玉竹12 g。14剂,水煎服,每日1剂。

四诊(2023年3月22日) 患者自诉腰酸好转,似有清带下,舌淡苔薄脉弦,继崇前法。处方:

当归15 g,川芎10 g,炒白芍10 g,香附10 g,郁金6 g,淫羊藿10 g,肉苁蓉15 g,菟丝子20 g,泽兰10 g,甘草片5 g,山药15 g,覆盆子15 g,陈皮6 g,黄精30 g,葛根30 g,仙茅10 g,巴戟天10 g,怀牛膝15 g。

14剂,水煎服,每日1剂。另配养巢颗粒每日2包冲服。患者服药后月经自行来潮,其后行IVF-ET术,分娩一胎。

【按】 患者虽年龄"五七"未至,生殖激素水平已达绝经水平,符合"卵巢早衰"诊断。刻下闭经1年,尚有生育要求,如此低下的卵巢功能,求助辅助生殖,亦是举步维艰。保护卵巢功能,提高生育力为当务之急。根据病史,结合四诊,辨证为肝肾亏虚型闭经,治从温肾填精、养血活血入手,养巢方配合二仙汤加减。仙茅、淫羊藿、巴戟天、菟丝子温补肾阳,大剂量黄精、葛根、玉竹滋阴,配合当归、川芎、白芍、泽兰、月季花、鸡血藤养血活血,急则治标,中西医结合。首诊时予芬吗通片(雌二醇片/雌二醇地屈孕酮片)外源性增加雌孕激素转经,调治1个月,月经闭止1年后再转。量少色暗为肾精不足之证。患者长期摄生不慎,情绪焦虑,心肾之阴暗耗至竭,阴损及阳,冲任失充,天癸失机,予汤药配合中药颗粒及西药,重剂缓图以期启沉疴。

案2 李某,女,39岁。

初诊(2016年2月1日) 主诉:未避孕未再孕2年。现病史:患者曾于2009年顺产1男婴,近2年来试孕,未再孕。半年前行HSG,提示"双侧输卵管通而欠畅"。1个月前行宫腔镜下输卵管通液术,术中提示双侧输卵管通畅。平素月经周期规律,25～26日一行,经量偏少。末次月经2016年1月29日,先期3日,经量少,色黯红。刻下:舌质红苔薄,脉沉细,尺脉弱。婚育史:已婚,1-0-0-1。妇科检查:外阴正常,阴道畅,宫颈光,子宫前位,大小正常,活动性可,子宫及附件压痛(一)。辅助检查:(2015年11月)生殖激素六项:FSH 13.38 U/L、LH 5.62 U/L、E_2 32.63 pg/L。中医诊断:不孕(肝肾阴虚证)。西医诊断:女性不孕症;卵巢功能减退;输卵管炎。处方:

当归15 g,川芎10 g,炒白芍10 g,生地15 g,丹参15 g,砂仁3 g,香附10 g,郁金10 g,淫羊藿10 g,肉苁蓉15 g,菟丝子15 g,巴戟天12 g,泽兰10 g,生甘草5 g,制何首乌10 g,覆盆子20 g,葛根30 g,绿萼梅6 g,天冬10 g。

10剂,水煎服,每日1剂。

二诊(2016年2月15日)　2016年1月31日复查生殖激素:FSH 18.82 U/L、LH 9.61 U/L、E_2 32.60 pg/L。患者自诉夜间潮热较甚,舌黯红苔薄,脉沉细,尺脉弱。证属肝肾阴虚,虚阳外越。治拟补肾填精,滋阴敛阳。平时服用处方:

2016年2月1日处方去肉苁蓉、巴戟天、绿萼梅,加炒玉竹12 g。10剂,水煎服,每日1剂。患者月经周期多提前,考虑到患者下一周期月经来潮时尚未复诊,因此另附一处方予患者嘱其于月经来潮时服用。患者行经时常经量偏少,色黯红,治拟补肾活血。经期处方:当归15 g,川芎10 g,炒白芍10 g,丹参15 g,砂仁3 g,香附10 g,郁金10 g,淫羊藿10 g,菟丝子15 g,泽兰10 g,生甘草5 g,怀牛膝15 g,陈皮5 g,透骨草15 g,马鞭草15 g。5剂,水煎服,每日1剂。

以上述方法调理2个月,患者潮热汗出症状有所缓解,月经量较前增多。2016年4月测生殖激素:FSH 8.13 U/L。5月复查:FSH 7.94 U/L、LH 3.3 U/L、E_2 38.59 pg/L。FSH水平较初诊时有明显下降。2018年8月告孕。

【按】　肾精亏虚,癸水不足为本病的根本病机,补肾填精为基本治法,衰竭之天癸渐充,经血渐调,孕事将至。章勤常将补肾壮阳药与滋肾养阴药同用,并喜用平补阴阳之药,如淫羊藿、杜仲补肾阳,巴戟天、肉苁蓉、菟丝子、山茱萸平补肾阴肾阳,质润而不燥,助肾阳亦能补益精血。再加石斛、天冬、玉竹滋养肾阴,降虚火、清虚热。卵巢储备功能下降的患者多兼潮热汗出、心烦等类绝经前后的症状,故配伍柏子仁、淮小麦、绿萼梅宁心敛汗除烦。精血同源,加四物汤补血养肝,和血调经。患者月经量少,加制何首乌补益精血,使任通充盛,血海充盈。因补虚药性多属"静",药味偏滋腻,大量运用时有碍脾之运化,章勤常于方中适当配伍理气、活血药,如砂仁、香附、郁金、丹参等,动静结合,以补为主,补中有泻,可使全方补而不滞,滋而不腻。章勤也非常注重结合药理用药,在辨证基础上常重用葛根、玉竹、黄精等具有雌激素样作用的药物。

案3 陈某,女,32岁。

初诊(2022年6月13日) 主诉:2次不良妊娠,月经提前4年。

现病史:患者2018年平产1次,此后有2次不良妊娠史,2020年孕8周难免流产(无胎心)行药流+清宫术。2021年5月邵逸夫医院取卵12枚,配9养囊1枚,2021年8月移植1枚囊胚,孕8周难免流产(空囊)行清宫术。术后月经量减少,约为1/2,无痛经。一胎产后平素月经先期,3/21日,来潮量少,无痛经。末次月经2022年6月12日,地屈孕酮片(达芙通)撤退性出血。婚育史:已婚,1-0-2-1。刻下:体倦乏力,心烦易怒,入睡困难,凌晨4~5点易醒,性欲减退,胃纳二便可,舌暗苔薄,脉弦。妇科检查:外阴正常,阴道畅,宫颈光,子宫前位,大小正常,活动性可,子宫及附件压痛(一)。辅助检查:2022年2月AMH 0.76 ng/mL。中医诊断:月经先期(肝肾阴虚证),数堕胎。西医诊断:月经不规则;卵巢功能减退;复发性流产。处方:

当归15 g,川芎10 g,炒白芍10 g,香附10 g,淫羊藿10 g,肉苁蓉15 g,菟丝子20 g,泽兰10 g,生甘草5 g,山药15 g,覆盆子15 g,陈皮6 g,黄精30 g,龟甲15 g,葛根30 g,山茱萸9 g,天冬10 g,生地10 g,丝瓜络10 g,制远志10 g。

14剂,水煎服,每日1剂。

二诊(2022年7月27日) 2022年7月27日B超提示:双层内膜0.8 cm,两侧窦卵泡3+2枚,无明显带下增多。睡眠精力改善。处方:

2022年6月13日处方加熟地炭10 g、川续断15 g、杜仲15 g、制何首乌10 g、黄芪15 g。

14剂,水煎服,每日1剂。后依此方加减治疗3个月,经期改予活血化瘀中药。

三诊(2022年10月11日) 4日前在B超引导下取卵5枚。刻下稍感腹胀,白带量多色黄,舌红、苔薄白,脉沉弦。治以补肾养阴,疏肝理气。处方:

当归15 g,白芍10 g,川芎10 g,香附10 g,郁金10 g,肉苁蓉10 g,淫羊藿15 g,菟丝子20 g,怀牛膝10 g,覆盆子15 g,桑椹12 g,制玉竹12 g,天冬12 g,葛根30 g,绿萼梅5 g,荆芥6 g,陈皮6 g,柏子仁10 g。

7 剂,水煎服,每日 1 剂。

四诊(2022 年 11 月 20 日)　10 月取卵 5 枚,配成 2 枚优胚冻存。末次月经 2022 年 11 月 17 日,先期 2 日,量中等。患者已于本月开始内膜准备,拟行胚胎移植。舌淡红、苔薄,脉沉细。处方:

淫羊藿 10 g,巴戟天 10 g,熟地炭 10 g,炒白芍 10 g,当归 15 g,郁金 10 g,香附 10 g,鸡血藤 15 g,陈皮 5 g,黄精 20 g,肉苁蓉 15 g,川芎 10 g,覆盆子 15 g,胡芦巴 10 g,丹参 5 g,绿萼梅 6 g。

7 剂,水煎服,每日 1 剂。

嘱移植后改服健脾补肾,养血助孕中药。处方:党参 30 g,黄芪 10 g,炒白术 10 g,山药 15 g,太子参 15 g,杭白芍 15 g,菟丝子 20 g,覆盆子 10 g,桑寄生 15 g,杜仲 10 g,枸杞子 15 g,黄芩 9 g,阿胶珠 9 g,炙甘草 5 g,苎麻根 20 g,广木香 6 g。14 剂,水煎服,每日 1 剂。

五诊(2022 年 12 月 20 日)　2022 年 12 月 18 日测 HCG 588.1 IU/L、E_2 378.5 pg/mL、P 88.23 nmol/L。继续补肾安胎中药口服至孕 12 周,后随访患者孕 12 周 NT 超声正常范围。

【按】患者 2 次不良妊娠,AMH 偏低,月经先期且量少,综合考虑为肝肾阴虚内热之卵巢功能减退。患者 2 次不良妊娠,与卵巢储备功能下降因素存在相关性。卵巢储备功能低下多为肾精亏虚,肾为先天,母体先天不足,冲任不调,胞脉不系,取卵后配成优胚不多,孕后流产风险亦较大。取卵前需预培其损。其治疗仍以补肾填精为基本大法治疗 3 个月,患者月经渐趋正常,症状好转,指标有所改善后,再次行 IVF。二诊时患者正处于超排卵期,阴阳急剧转化,气机疏泄失司,故出现腹胀、舌红、脉弦等症,治宜补肾养阴,疏肝理气。方中肉苁蓉、淫羊藿、菟丝子、怀牛膝、覆盆子、桑椹调和肾中阴阳,当归、白芍、川芎、香附、郁金理气和血,绿萼梅可加强清肝理气通络之功,再佐以风药荆芥,其轻灵透散,倍增调畅气机之效。三诊时为移植前期,宗此期补肾健脾、养血活血之治法,改善子宫内膜的容受性,移植后健脾补肾,提高黄体功能。使胞宫得宁,胎元得固。

案4　洪某,女,32 岁。

初诊(2023 年 2 月 10 日)　主诉:化疗后月经闭止 3 年。现病史:患者 2020 年发现淋巴瘤后化疗 6 次,2021 年 1 月行自体移植,目前病情稳定,自患该病开始出现闭经,需服用人工周期药物方能转经,患者患病前平素月经周期尚准,经量中等,无痛经,无血块。末次月经 2022 年 12 月 1 日(人工周期后撤退性出血)。生育史:0-0-0-0。刻下:胃纳一般,易反酸,夜寐多梦,易醒,长期熬夜,舌质暗苔薄,脉细。妇科检查:外阴正常,阴道畅,宫颈光,子宫前位,大小正常,活动性可,子宫及附件压痛(-)。辅助检查:2022 年 3 月 AMH < 0.01 ng/mL,FSH 126 U/L,LH 70 U/L。2022 年 2 月 B 超:子宫内膜双层厚 0.3 cm,双侧卵巢回声偏实。中医诊断:闭经(肝肾阴虚证)。西医诊断:卵巢早衰;淋巴瘤。处方:

当归 15 g,川芎 10 g,炒白芍 10 g,香附 10 g,郁金 6 g,淫羊藿 10 g,肉苁蓉 15 g,菟丝子 30 g,泽兰 10 g,生甘草 5 g,山药 15 g,覆盆子 15 g,陈皮 6 g,黄精 30 g,熟地 15 g,砂仁 3 g,葛根 30 g,丹参 10 g,鸡血藤 15 g。

14 剂,水煎服,每日 1 剂。

二诊(2023 年 3 月 8 日) 2023 年 3 月 10 日复查 AMH < 0.06 ng/mL,FSH 100 U/L,入睡困难,心烦易怒,时有潮热感。处方:

上方去丹参、鸡血藤,加金樱子 10 g、制远志 10 g、柏子仁 10 g。14 剂,水煎服,每日 1 剂。另予芬吗通(雌二醇片/雌二醇地屈孕酮片 1 mg)每日 1 片口服治疗。

三诊(2023 年 3 月 22 日) 末次月经 2023 年 3 月 16 日,量中等,色暗,无痛经,睡眠改善,心烦潮热之感大减。处方:

3 月 8 日处方去金樱子、制远志、柏子仁。14 剂,水煎服,每日 1 剂。

【按】 医源性因素也是临床上常见的引起卵巢储备功能减退的重要原因,化疗是临床上治疗恶性肿瘤的常用方法,但化疗药对卵巢有一定的生殖毒性,不仅诱发月经失调,甚至直接导致卵巢早衰。该患者既往月经规则,肿瘤化疗使用后虽自体移植,但卵巢功能耗竭严重,激素水平已达绝经水平。结合病史和四诊,证属肝肾阴虚重症,治拟补肾填精,养血调冲。方用当归、川芎、白芍、熟地、丹参、鸡血藤养血活血,配合淫羊藿、菟丝子、肉苁蓉温肾助养冲任,覆盆子、黄精、葛根养阴滋肾水,辅以香附、郁金清肝疏肝,诸药合用,滋亏竭之生殖之精,睡眠仍欠安,酌加柏子仁、远志养心安神,适当予金樱子收敛浮阳已定志。如是调治,同时配合人工周期,中西医并举,使得经血按时以下,以求卵巢功能渐复。

案 5 李某,女,38 岁。

初诊(2019 年 3 月 20 日) 主诉:经行量少 3 年,未避孕未再孕 1 年余。现病史:近 3 年月经量少,为之前 1/2 量,色黯。近 1 年余有再生育要求,试孕

1 年余未再孕。13 岁初潮,2～3/30 日,量少,色黯,有腰酸,无腹痛,月经中期拉丝带下不多,末次月经 2019 年 3 月 7 日,量色质如常。婚育史:1-0-2-1。2008 年顺产 1 次,2009 年及 2016 年人工流产各 1 次。刻下:诉经间期拉丝带下不多,入睡较迟(每晚 12 点以后),易口干,大便偏干,舌质干红、苔薄,脉弦细尺弱。妇科检查:未见明显异常。辅助检查:3 月 10 日查 AMH 0.5 ng/mL,FSH 18.81 U/L。中医诊断:不孕症(肝肾阴虚证);月经过少。西医诊断:女性不孕症(继发性不孕);卵巢储备功能低下;月经失调。治以滋肾养血调冲,以养巢颗粒加减。处方:

当归 15 g,川芎 10 g,炒白芍 10 g,香附 10 g,郁金 10 g,泽兰 10 g,淫羊藿 10 g,肉苁蓉 15 g,菟丝子 20 g,生甘草 5 g,覆盆子 15 g,怀牛膝 15 g,陈皮 6 g,葛根 30 g,天冬 10 g,玉竹 10 g,熟地炭 9 g,黄精 20 g。

14 剂,水煎服,每日 1 剂。嘱患者每晚 11 点前入睡。

二诊(2019 年 4 月 23 日)　末次月经 2019 年 4 月 3 日。2019 年 4 月 12 日行子宫输卵管造影提示:双侧输卵管通畅。刻下:会阴瘙痒感,带下量多伴色黄,舌脉同前。治宜补肾养血为主,辅以清热祛湿解毒。处方:

上方去天冬、玉竹、黄精、熟地炭,加红藤 30 g、黄柏 6 g、生薏苡仁 30 g、苍术 10 g、木香 6 g、马齿苋 15 g、蒲公英 20 g。12 剂,水煎服,每日 1 剂。

三诊(2019 年 5 月 9 日)　服药后,带下量减少,色转常,会阴瘙痒感缓解。末次月经 5 月 1 日,7 日净,月经量仍中等偏少。继续补肾填精、养血调冲,守初诊方。

四诊(2019 年 5 月 23 日)　患者本月已试孕。治予补肾助孕,辅以理气畅络。处方:

当归 15 g,黄芪 15 g,炒白芍 10 g,香附 10 g,郁金 10 g,肉苁蓉 15 g,泽兰 10 g,陈皮 6 g,葛根 30 g,桑寄生 15 g,川续断 15 g,枸杞子 15 g,王不留行 10 g,路路通 10 g,荔枝核 10 g。

7 剂,水煎服,每日 1 剂。

五诊(2019 年 5 月 28 日)　末次月经 2019 年 5 月 1 日。2019 年 5 月 27 日于我院测 HCG 323.37 U/L,P 127 nmol/L,诊断为"早孕",后续以健脾补肾、养血安胎中药方调治。

六诊(2019 年 7 月 4 日)　经腹部胎儿心率电子监测提示可闻及胎心。随访:孕 38+2 周顺产一胎。

【按】 本例患者未避孕1年余未再孕,平素月经量偏少,查AMH 0.5 ng/mL,考虑卵巢储备功能低下型不孕症。患者舌质干红、苔薄,脉弦细尺弱,辨证属肝肾阴虚型,是妇科临床上较为常见的证型。章勤以滋肾养阴调冲为基本大法,处方予养巢颗粒化裁。方中选用菟丝子、覆盆子、肉苁蓉、黄精滋肾之阴阳;当归、白芍养血调肝,葛根、天冬养阴生津。诸药相伍,从肾、肝、心、肺入手,共奏滋阴填精、充养天癸之功,以提高卵巢储备功能。同时方中加入香附、郁金以理气活血,动静结合,补而不滞。患者长期熬夜,阴虚较甚,章勤建议患者合理作息,子时前入睡,以助阴阳调和。二诊时,患者出现湿热下注的带下之症,故去滋阴助湿之玉竹、天冬、黄精、熟地炭,加用清热利湿畅络之红藤、马齿苋、蒲公英、黄柏、苍术、生薏苡仁等,通补结合,湿热祛则正安。待带下症状缓解,三诊续以滋肾填精之法,仍以养巢颗粒出入。四诊时患者已试孕,治以益气养血、补肾助孕为主,选用当归、黄芪、白芍益气养血为主,大剂量葛根滋阴填精,肉苁蓉、桑寄生、川续断、枸杞子补肾助孕,辅以香附、郁金疏肝理气,王不留行、路路通、荔枝核理气畅络。调治五诊,顺利受孕。

案6 陈某,女,35岁。

初诊(2016年5月20日) 主诉:未避孕未再孕1年。现病史:患者备孕二胎1年未成功。平素月经周期逐月提前,经来量中,4~5日净,末次月经2016年5月17日。婚育史:1-0-1-1(顺产),既往有人流史。刻下:舌淡红,苔薄白,脉细。妇科检查:外阴正常,阴道畅,宫颈光,子宫前位,大小正常,活动性可,子宫及附件压痛(一)。辅助检查:上月行输卵管造影提示双侧输卵管通畅,曾于月经第3日检测生殖激素:FSH 20.06 U/L,AMH 0.20 ng/mL,甲状腺功能正常。丈夫精液常规检查正常。中医诊断:不孕症(肝肾阴虚证)。西医诊断:卵巢储备功能低下致继发性不孕。治拟补肾填精,养血固冲。处方:

当归15 g,川芎10 g,炒白芍10 g,制香附10 g,郁金10 g,淫羊藿15 g,肉苁蓉10 g,菟丝子20 g,巴戟天15 g,怀牛膝10 g,覆盆子15 g,桑椹15 g,黄精20 g,制玉竹15 g,天冬12 g,绿萼梅6 g,炒白术10 g,茯苓15 g。

7剂,水煎服,每日1剂。

二诊(2016年5月27日) 已近排卵期,自述少腹偶有胀痛,舌脉如前,再宗前意出入,嘱其近日行卵泡监测。处方:

当归15 g,川芎10 g,炒白芍10 g,制香附10 g,郁金10 g,淫羊藿15 g,肉苁蓉 10 g,菟丝子 20 g,巴戟天 15 g,柏子仁 10 g,覆盆子 15 g,黄精 20 g,葛根 30 g,绿萼梅 6 g,炒白术 10 g,茯苓 15 g,路路通 10 g,荆芥 6 g,五灵脂 6 g。

14 剂,水煎服,每日 1 剂。在此方基础上加减调理 3 个月,后月经第 3 日复查生殖激素:FSH 6.08 U/L,较前下降。

继续调理 3 个月,于 2016 年 12 月告孕,经超声检查为宫内妊娠。孕 38+1 周顺产一胎。

【按】《内经》有言"五七阳明脉衰,面始焦,发始堕",再生育人群由于年龄及其他某些因素的共同作用,使得年龄在"五七"之时,阳明脉衰,冲任气血乏源,肾气肾精亏虚,致卵巢功能与卵子质量都有所下降,在西医称之为"卵巢储备功能低下"。章勤在治疗该病时以补肾填精为大法,配合疏肝开郁、健脾理气等法,同时不忘顺应月经周期阴阳动静变化的规律分时而治。该患者初诊时正值经行之后血海空虚"阴长"之际,此期培育卵泡、提高卵子质量为主要目的,章勤方用四物汤活血补血为基础,重用覆盆子、桑椹两味,其甘酸收涩之性能收敛耗散之阴气,生精以益五脏之阴。且章勤在运用补肾填精之法时认为"善补阳者,必于阴中求阳;善补阴者,必于阳中求阴",故多在黄精、天冬、玉竹等滋肾养阴药中佐以巴戟天等补肾助阳药,同时合以淫羊藿、肉苁蓉、菟丝子平补肾阴肾阳,质润而不腻,助肾阳亦能补益精血。且"冲脉隶于阳明",阳明胃气为冲脉之本,故章勤组方多喜添用茯苓、白术等健脾之品鼓舞后天气血以养血调冲。因"女子以肝为先天",故而疏肝理气之香附、郁金、绿萼梅不可缺少,使气机得畅,冲任气血调和。二诊时,患者正处于经间期,此为阴盛阳动之际,此期为"重阴必阳",中药方中多增加疏肝理气之药以促排卵,如五灵脂、荆芥、路路通等。且在此期,因阴阳气血之转换多易扰动心神,故而章勤多加用柏子仁、绿萼梅之品以养血清心安神。

案7　许某,女,29 岁。

初诊(2019 年 6 月 22 日)　主诉:未避孕 1 年未孕,发现 AMH 降低 1 个月。现病史:患者备孕二胎 1 年未孕,平时月经周期提前,5/24～26 日,量偏多,有血块无痛经。末次月经 2019 年 5 月 29 日。既往史:患者既往体检,无输血史、无食物药物过敏史。婚育史:已婚,1-0-0-1,13 年前顺产一胎。刻下:偶有出现潮热,无汗出,心烦易怒,夜寐欠宁,胃纳尚可,大小便正常。舌质淡,苔白,脉细弦。妇科检查:外阴正常,阴道畅,宫颈光,子宫前位,大小正常,活动性可,子宫及附件压痛(一)。2019 年 4 月 20 日外院 AMH <0.01 ng/mL。生殖激素:FSH 38 U/L,LH 12.83 U/L、E₂ 25 pg/mL。B 超提示:子宫大小正

常,左侧卵巢回声略偏实。中医诊断:不孕症(肝肾两虚证)。西医诊断:继发不孕;早发性卵巢功能不全。治法:疏肝补肾助孕。处方:

当归 15 g,川芎 10 g,白芍 10 g,淫羊藿 10 g,肉苁蓉 15 g,菟丝子 30 g,泽兰 10 g,陈皮 6 g,葛根 30 g,柏子仁 10 g,黄精 30 g,山药 20 g,天冬 10 g,炒白术 10 g,玉竹 10 g,制远志 6 g,紫苏梗 9 g,山茱萸 6 g,熟地炭 10 g。

14 剂,水煎服,每日 1 剂。

二诊(2019 年 6 月 17 日) 患者自诉本月有明显拉丝样带下。

上方去川芎、泽兰、玉竹、山茱萸、熟地炭,加黄芪 15 g、益智仁 10 g、川续断 10 g、桑寄生 15 g。14 剂,水煎服,每日 1 剂。

三诊(2019 年 7 月 3 日) 末次月经 2019 年 6 月 25 日,量多,无潮热症状,夜寐宁。

首诊方去熟地炭,加制香附 10 g、生地炭 10 g。14 剂,水煎服,每日 1 剂。

四诊(2019 年 7 月 17 日)

当归 15 g,白芍 10 g,淫羊藿 10 g,制香附 10 g,肉苁蓉 15 g,菟丝子 30 g,陈皮 6 g,泽兰 10 g,怀牛膝 15 g,葛根 30 g,绿萼梅 6 g,紫苏梗 10 g,首乌藤 30 g,路路通 10 g,丹参 15 g,山药 15 g,月季花 6 g。

14 剂,水煎服,每日 1 剂。

五诊(2019 年 8 月 14 日) 末次月经 2019 年 7 月 22 日,量多,少许血块,自觉略有口干,夜寐较前好转。处方:

当归 15 g,白芍 10 g,淫羊藿 10 g,制香附 10 g,郁金 6 g,淫羊藿 10 g,肉苁蓉 15 g,菟丝子 20 g,泽兰 10 g,陈皮 6 g,葛根 30 g,绿萼梅 6 g,紫苏梗 10 g,首乌藤 30 g,山药 15 g,月季花 9 g,远志 9 g,马鞭草 15 g。

14 剂,水煎服,每日 1 剂。

六诊(2019 年 8 月 28 日) 末次月经 2019 年 8 月 19 日,量较前略偏少,大便 2 日 1 次。处方:

当归 15 g,白芍 10 g,淫羊藿 10 g,制香附 10 g,郁金 6 g,淫羊藿 10 g,肉苁蓉 15 g,菟丝子 20 g,泽兰 10 g,陈皮 6 g,葛根 30 g,绿萼梅 6 g,酸枣仁 10 g,山药 15 g,月季花 9 g,瓜蒌皮 10 g,路路通 10 g。

14 剂,水煎服,每日 1 剂。

七诊(2019 年 9 月 22 日) 末次月经 2019 年 9 月 16 日,量可,复查生殖激素:FSH 18.25 U/L,LH 9.06 U/L,E_2 28.02 pg/mL。处方:

当归 15 g,白芍 10 g,淫羊藿 10 g,制香附 10 g,郁金 6 g,淫羊藿 10 g,肉苁蓉 15 g,菟丝子 20 g,泽兰 10 g,陈皮 6 g,葛根 30 g,绿萼梅 6 g,紫苏梗 10 g,黄精 30 g,山药 15 g,天冬 10 g,山楂 9 g,白术 10 g。

14 剂,水煎服,每日 1 剂。

后因工作忙碌未复诊,末次月经 2019 年 11 月 10 日。此后月经延迟,血 HCG 升高。诊断"早早孕"。2020 年 8 月足月剖腹产一女婴。

【按】 肝肾同源,本病肾虚为本,水不涵木,则肝肾阴虚,阴不敛阳则肝阳上亢。肝郁化火,气火可上炎,亦可横犯脾土。肝郁化火,热扰冲任,反而更加损耗肾阴癸水。章勤认为 POI 的中医中药治疗原则有:填补奇经为主,滋肾养血;守法守方,缓而图之;肝肾同源,注重情志;多选血肉有情之品。方中当归、炒白芍、泽兰养血和血调经,醋香附、郁金、绿萼梅疏肝理气,葛根、浙肉苁蓉、菟丝子、淫羊藿补肾振元,山药补后天脾胃以养先天肾气,紫苏梗、陈皮健脾理气防滋腻碍胃,首乌藤、远志调养心肾助眠。在章勤门诊,很多都是 AMH 甚低的患者,辅助生殖已无法解决的问题,在章勤的调理之下,成功受孕。

案 8　赵某,女,27 岁。

初诊(2019 年 2 月 10 日)　主诉:闭经 6 年余。现病史:16 岁初潮,月经愆期 4～5 日/15～40 日。21 岁开始经闭,需服戊酸雌二醇、黄体酮行人工周期方能来潮。现在婚后 4 年未孕。既往史:幼年患有腮腺炎病史。婚育史:已婚,0-0-0-0。刻下:腰酸明显,劳累后加重,性欲淡漠,带下量少,舌质红,舌体瘦小,少苔,脉弦细数。妇科检查:外阴正常,阴道畅,宫颈光,子宫前位,大小正常,活动性可,子宫及附件压痛(一)。辅助检查:曾在省妇保检查内分泌 LH 75.64 U/L,FSH 86.8 U/L,E_2 39.1 pmol/L,PRL 15.9 ng/L。末次月经 2019 年 1 月 28 日(肌内注射黄体酮后)。中医诊断:闭经(肾虚证)。西医诊断:卵巢早衰;继发闭经。治以滋补肝肾,养血通经。处方:

党参 15 g,太子参 30 g,天冬、麦冬各 10 g,生地、熟地各 10 g,枸杞子 15 g,肉苁蓉 15 g,菟丝子 30 g,当归 12 g,川芎 10 g,石菖蒲 6 g,香附 10 g,川牛膝 15 g,葛根 30 g,鸡血藤 15 g,丹参 15 g,泽兰 10 g,益母草 30 g,炙甘草 5 g。

14 剂,水煎服,每日 1 剂。

二诊　服药 14 剂后自感下腹坠胀,阴道少许透明白带。2019 年 2 月 28 日月经来潮,量少,2 日净。

前方去鸡血藤、丹参、泽兰、益母草,加生黄芪 15 g、五味子 6 g、淫羊藿

15 g、炒杜仲 15 g、炒白芍 10 g。14 剂,水煎服,每日 1 剂。

三诊 服上方后腰酸好转,自诉乳头刺痛,白带量多,色黄。处方:

柴胡 6 g,当归 12 g,川芎 10 g,赤芍 10 g,知母 6 g,车前草 15 g,益母草 30 g,桃仁 10 g,葛根 30 g,菟丝子 30 g,淫羊藿 15 g,紫石英 30 g,鸡血藤 15 g,生甘草 5 g,王不留行 10 g,香附 10 g,肉苁蓉 15 g,泽泻、泽兰各 10 g。

14 剂,水煎服,每日 1 剂。

四诊(2019 年 4 月 26 日) 经停将近 2 个月,乳房胀痛明显,无腰酸,复查血 FSH 2.95 U/L,LH 7.34 U/L,E_2 374 pmol/L,PRL 28.9 ng/L,尿 HCG 阴性。处方:

柴胡 10 g,当归 12 g,川芎 10 g,赤芍 10 g,川牛膝 15 g,益母草 30 g,桃仁 10 g,鸡血藤 15 g,淫羊藿 15 g,菟丝子 30 g,五味子 5 g,车前子 15 g,熟地 12 g,河车粉 6 g(吞服),葛根 30 g,青皮 6 g,路路通 15 g,天冬 10 g,阿胶珠 12 g(烊化),炙甘草 5 g,香附 10 g。

14 剂,水煎服,每日 1 剂。

五诊 服药 3 剂后月经来潮,量中,色红,小腹隐痛。经净后腰酸明显,大便干。处方:

黄芪 15 g,太子参 30 g,当归 12 g,川芎 6 g,制黄精 20 g,麦冬 10 g,制何首乌 20 g,生地、熟地各 10 g,枸杞子 15 g,砂仁 6 g,丹参 15 g,泽兰 10 g,怀牛膝 15 g,鸡血藤 15 g,淫羊藿 15 g,菟丝子 30 g,覆盆子 15 g,五味子 5 g(后下),香附 10 g,车前子 15 g(包煎),葛根 30 g。

14 剂,水煎服,每日 1 剂。服药后大便通畅,劳累后有轻度腰酸。2019 年 5 月 31 日停经 33 日自测尿 HCG 阳性,继续服中药保胎。孕 37+5 周,顺产一胎。

【按】 肾者,封藏之本,精之处也。五脏之伤,穷必及肾,故《医学正传》云:"月经全借肾水施化,肾水既乏,则经血日以干涸。"肾为先天之本,天癸之源,肾虚天癸枯竭,故月经闭止。治疗以四物汤、麦味地黄汤合五子衍宗丸加减滋肾养肝填精,佐以柴胡、香附、青皮疏肝解郁之品以助通络行经。本例患者幼年曾患流行性腮腺炎,其发病常可合并病毒性卵巢炎,往往被认为是构成特发性卵巢早衰的基础原因。幼女腮腺炎患者中 5% 因合并卵巢炎而导致卵巢早衰。因此,应该重视腮腺炎等病毒性疾病的预防接种,做到未病先防。

卵巢储备功能下降在妇科疾病中属于难治性疾病,目前现代医学在临床治疗上没有有针对性且疗效确切的方法,只能采用激素替代疗法,治疗具有一定的局限性,存在一定的副作用。而相对来说,祖国传统医学在此则更显优势。现代多数中医学者认为其主要病机是由于肾虚,大都遵循补肾调冲的治疗原则。POI 的病因病机是肾虚为本,心肝脾功能失调,导致天癸过早衰竭。治疗上补肾为法,辨证施治,中西结合,西为中用,以人为本,身心结合,只有这样才能取得疗效。

案9　陈某,女,36 岁。

初诊(2019 年 10 月 18 日)　主诉:未避孕未再孕 4 年。现病史:患者顺产 1 女,近 4 年余未避孕未孕。两次冻胚移植均未成功。平素月经周期 30 日,经期 7 日,量中等偏少,无痛经。末次月经 2019 年 10 月 11 日。刻下:舌淡红、苔白,脉细。妇科检查:外阴正常,阴道畅,宫颈光,子宫前位,大小正常,活动性可,子宫及附件压痛(一)。辅助检查:FSH 16.72 U/L,AMH 0.91 ng/mL。中医诊断:不孕症(肾虚证)。西医诊断:继发不孕;卵巢储备功能下降。治以补肾养血。处方:

当归 15 g,川芎 10 g,炒白芍 10 g,香附 10 g,郁金 10 g,淫羊藿 15 g,肉苁蓉 10 g,菟丝子 20 g,覆盆子 15 g,炙甘草 6 g,黄精 20 g,陈皮 5 g。

14 剂,水煎服,每日 1 剂。

二诊(2019 年 11 月 22 日)　末次月经 2019 年 11 月 14 日,2019 年 11 月 19 日起短方案促排。刻下稍感腹胀,白带量多色黄,舌红、苔白、脉弦。治以补肾养阴,疏肝理气。

上方去炙甘草、黄精、陈皮,加怀牛膝 10 g、柏子仁 10 g、绿萼梅 5 g、桑椹 12 g、制玉竹 12 g、荆芥 6 g。7 剂,水煎服,每日 1 剂。

三诊(2020 年 1 月 24 日)　患者告知 11 月份取卵 8 枚,配成 5 枚优质胚胎冻存。末次月经 2020 年 1 月 20 日,已于月经次日开始内膜准备,口服戊酸雌二醇片,每次 3 mg,每日 2 次口服,将行胚胎移植。舌淡红、苔薄,脉细弱。继予移植前补肾养血调理。处方:

淫羊藿 10 g,巴戟天 10 g,炒白芍 10 g,熟地炭 9 g,当归 15 g,川芎 10 g,香附 10 g,郁金 10 g,黄精 20 g,肉苁蓉 15 g,覆盆子 15 g,鸡血藤 15 g,陈皮 5 g,胡芦巴 10 g,丹参 15 g,绿萼梅 6 g,荔枝核 10 g。

7 剂,水煎服,每日 1 剂。

嘱移植后改服健脾补肾养血中药。处方:黄芪 15 g,党参 15 g,当归 10 g,白芍 15 g,续断 10 g,桑寄生 15 g,覆盆子 15 g,杜仲 10 g,黄精 15 g,麸炒白术

10 g,炙甘草 3 g。14 剂,水煎服,每日 1 剂。

四诊(2020 年 2 月 20 日) 移植后 20 日查 HCG 5 177 U/L、E₂ 598.2 pg/mL、P 90.89 nmol/L,移植后生殖中心予地屈孕酮口服,每次 10 mg,每日 2 次;戊酸雌二醇片 3 mg,每日 2 次;黄体酮胶囊 0.2 g,每晚塞阴道支持治疗。今晨有少许淡红色阴道出血,舌淡红、苔薄,脉滑尺弱。治拟益气滋肾,固冲安胎止血。处方:

党参 30 g,黄芩 10 g,炒白术 10 g,白芍 15 g,桑寄生 15 g,苎麻根 30 g,菟丝子 15 g,杜仲 10 g,阿胶珠 9 g,墨旱莲 10 g,藕节炭 10 g,仙鹤草 15 g,山药 15 g,陈皮 5 g。

7 剂,水煎服,每日 1 剂。1 周后复诊时诉阴道漏红已止,宗前方之意加减继续保胎治疗。孕 38+5 周剖宫产一胎。

【按】 患者未避孕 4 年未孕,FSH 偏高,月经量偏少,综合考虑为卵巢储备功能低下。女性的卵巢储备在 35 岁以后急剧下降,中医认为卵巢储备功能低下的发生与肾虚密不可分,培其肾精,通达冲任可助其受孕。结合患者舌脉,故在患者行 IVF-ET 术前,治以补肾填精、益气养血。二诊时患者正处于超排卵期,阴阳急剧转化,气机疏泄失司,故出现腹胀、舌红、脉弦等症,治宜补肾养阴、疏肝理气。方中肉苁蓉、淫羊藿、菟丝子、怀牛膝、覆盆子、桑椹调和肾中阴阳,当归、川芎、白芍、香附、郁金理气和血,绿萼梅可加强清肝理气通络之功,再佐以风药荆芥,其轻灵透散,倍增调畅气机之效。三诊时为移植前期,宗此期补肾健脾、养血活血之治法,改善子宫内膜的容受性,移植后健脾补肾,提高黄体功能。四诊时患者属肾虚血热之胎漏,故以寿胎丸加减以固本安胎,使胞宫得宁,胎元得固。

第三节 未破裂卵泡黄素化综合征

一、西医概述

(一)病因和发病机制

未破裂卵泡黄素化综合征(luteinized unruptured follicle syndrome,LUFS)是指卵泡发育成熟后不破裂,卵泡未排出而在原位黄素化,形成黄体并分泌孕激素,出现类似排卵的周期性改变,是无排卵型月经的一种特殊类型,也是导致不孕的原因之一。

（二）临床表现

LUFS 以月经周期长,有类似排卵表现但持续不孕为主要特征,是无排卵型月经的一种特殊类型,也是引起的不孕的重要原因之一。

（三）诊断

腹部 B 超连续监测卵泡,卵泡达成熟标准(18～24 mm),72 h 内仍不缩小或持续增大;基础体温双相;宫颈黏液检查显示黄体期改变;子宫内膜有分泌期表现,但黄体期较短;血清孕酮水平升高。

（四）治疗

目前的西医治疗主要是以期待疗法、药物治疗(主要应用克罗米芬、来曲唑等促卵泡生长,在卵泡成熟后适时应用 HCG、HMG 等药物促使卵泡排出,并在排卵后以孕激素提供黄体支持)、超声引导下卵泡穿刺术加人工授精以及腹腔镜手术治疗,而对于其他方法治疗无效以及 LUFS 合并其他病变的患者选择 IVF‐ET 术。

二、章勤诊治思路与特色

（一）中医病因病机

LUFS 属中医"不孕""无子""闭经"等范畴,《血证论·胎气》言"故行经也,必天癸之水至于胞中",肾精足则天癸盛,遂月事如期而至。卵子乃天癸之精华,又需经天癸的激化才能发育与成熟。"天癸者,阴精也",天癸是否富足又依赖于肾精充裕与否。若肾精亏耗、天癸乏源,卵泡发育受阻则的候难取,胎孕难至。且肝肾同源,肝血充盈则肾精化生有源,此为卵子生发物质基础;肝气失于疏泄则气机不利,卵泡不应时排出或发育未至成熟即排出。部分患者求子心切又多年未孕导致情志抑郁、肝失疏泄,"情怀不畅则冲任受伤"亦见的候难取。若气机郁滞日久、血脉不畅,气血瘀结于冲任则气血运行受阻、卵泡无法汲取养分,发育排出皆受阻碍,而氤氲之候无以启发。故肾虚、肝郁、血瘀当为其病因病机之关键。

（二）诊治心得

LUFS为下丘脑垂体功能失调，表现为促性腺激素和雌激素生成功能失调引起的无排卵。章勤以补肾促孕为基本大法，遣方用药遵循"善补阳者，必于阴中求阳；善补阴者，必于阳中求阴"的原则。强调循期调周，卵泡期重在养阳滋长、排卵期重在养阳疏理、黄体期重在养阳助孕。

（三）辨证分型

1. 肾虚肝郁证

［主要证候］婚久不孕，月经先后无定期，经量中等或偏多，色红，质黏稠，经前乳房胀痛，胸胁不舒，喜太息，或烦躁易怒，腰酸。有带下量少或无。优势卵泡发育或卵泡持续增大而不破裂。舌红、苔薄，脉细弦。

［治法］益肾疏肝，填精助孕。

［处方］开郁种玉汤（《傅青主女科》）合定经汤（《傅青主女科》）。

2. 气滞血瘀证

［主要证候］婚久不孕，平素忧思抑郁或心烦易怒，情志不畅，善叹息。经前或经期小腹胀痛或刺痛，色黯有血块，胸胁乳房胀痛，口干便结。卵泡滞留型或大卵泡型，伴精神紧张或应急状态。舌紫黯或有瘀斑，苔薄白，脉弦涩。

［治法］理气活血化瘀。

［处方］血府逐瘀汤（《医林改错》）。

3. 肾虚血瘀证

［主要证候］婚后不孕，月经后期或周期正常，往往伴痛经，甚或进行性加重，经量或多或少，有血块，块下痛减，或下腹胀痛不适，腰膝酸软、头晕耳鸣。卵细胞成熟而未排出。舌紫黯或舌边有瘀点，脉弦或弦涩。

［治法］补肾活血化瘀。

［处方］膈下逐瘀汤（《医林改错》）合当归芍药散（《金匮要略》）。

三、医案实录

案1 胡某，女，32岁。

初诊（2020年11月24日） 主诉：未避孕未孕6年。

现病史：平素周期规律,6～7 日/28～30 日,经期腹痛明显;末次月经 2020 年 10 月 30 日,经量可,色暗淡伴血块。婚育史：已婚,0－0－0－0。刻下：平素怕冷,近期乳胀,外阴瘙痒,舌淡暗,苔薄,脉沉细。妇科检查：外阴正常,阴道畅,宫颈光,子宫前位,大小正常,活动性可,子宫及附件压痛(－)。辅助检查：白带清洁度不佳,HPV、TCT 无殊。2017 年查 HSG 提示双侧输卵管通畅;2018 年查 AMH 2.0 ng/mL;免疫方面未见明显异常;B 超检测排卵确诊为未破裂卵泡黄素化综合征。中医诊断：不孕症(肾虚血瘀证)。西医诊断：女性不孕,未破裂卵泡黄素化综合征。根据患者月结周期推测此时处于经前期,予 2 个处方。非经期以补肾助阳。处方：

当归 15 g,川芎 10 g,炒白芍 10 g,香附 10 g,郁金 6 g,淫羊藿 15 g,菟丝子 20 g,肉苁蓉 15 g,泽兰 10 g,山药 15 g,覆盆子 15 g,陈皮 6 g,胡芦巴 10 g,小茴香 6 g,川续断 10 g。

7 剂,水煎服,每日 1 剂。

行经期以补肾养阳,通经活血,处方：

吴茱萸 5 g,炒枳壳 5 g,当归 12 g,炒白芍 15 g,香附 10 g,广郁金 10 g,延胡索 10 g,高良姜 3 g,炒川楝子 10 g,益母草 20 g,乌药 10 g,姜黄 5 g,炙甘草 6 g,胡芦巴 10 g,陈皮 6 g。

5 剂,水煎服,每日 1 剂。

二诊(2020 年 12 月 8 日) 末次月经 2020 年 11 月 26 日,量偏少,5～6 日净;近期白带偏黄;舌淡红苔白,脉细,嘱患者 B 超检测卵泡,监测基础体温。处方：

当归 15 g,黄芪 15 g,炒白芍 10 g,香附 10 g,淫羊藿 15 g,菟丝子 20 g,肉苁蓉 15 g,泽兰 10 g,山药 15 g,覆盆子 15 g,陈皮 6 g,胡芦巴 10 g,川续断 10 g,桑寄生 15 g,仙茅 10 g,鹿角霜 10 g。

14 剂,水煎服,每日 1 剂。

2020 年 12 月 16 日超声结果提示：子宫内膜厚 0.93 cm,左侧卵巢见一成熟卵泡 1.8 cm×1.8 cm×1.6 cm,余未见异常,嘱其继续予上方汤剂口服。2020 年 12 月 18 日超声结果提示：左侧卵巢成熟卵泡消失,余未见异常,指导患者同房。2020 年 12 月 31 日,经水未至。遂至医院查 HCG(＋),予以积极保胎,至 12 周于社区医院建档。孕 38＋2 周顺产一胎。

【按】 章勤主张分期辨证论治,补肾活血贯穿始终,用药多以四物汤为基础养血和血,运用平补肾阳药淫羊藿、肉苁蓉、菟丝子、覆盆子等品,患者为LUFS,则需重用温补肾阳之鹿角霜等血肉有情之品加胡芦巴以达"阳化气"之效,动之以使生发,故卵泡及内膜必然循而生长。患者素有痛经,则予吴茱萸温经散寒定痛,配香附、乌药、炒枳壳理气止痛,酌加益母草以活血通经,以通为用,阳气壮而寒自去,诸药合用则胞宫得暖,经脉调畅,经水顺势而泻,为下一周期阴阳转化奠定基础。

案2 王某,女,30岁。

初诊(2019年3月27日) 主诉:未避孕未孕2年余。现病史:曾多次行B超监测排卵,卵泡可长至 2.0 cm×2.1 cm,未监测到卵泡排出。在外院曾待卵泡成熟时肌内注射HCG 3个周期,均促排失败。平素月经规则,4～6日/28～30日,量中,色淡黯。末次月经2019年3月5日,量中,色淡黯。婚育史:已婚,0-0-0-0。刻下:腰酸,纳寐可,二便调。舌红少苔,边有瘀点,脉弦细。妇科检查:外阴正常,阴道畅,宫颈光,子宫前位,大小正常,活动性可,子宫及附件压痛(－)。辅助检查:曾行生殖激素、抗缪勒管激素、输卵管造影检查均正常。中医诊断:不孕症(肾虚肝郁证);月经后期。西医诊断:原发性不孕;未破裂卵泡黄素化综合征。治以补肾疏肝,理气通络。处方:

当归15 g,黄芪15 g,炒白芍10 g,醋香附10 g,郁金6 g,淫羊藿10 g,浙肉苁蓉15 g,菟丝子20 g,甘草5 g,陈皮6 g,茯苓15 g,炒路路通10 g,川续断15 g,枸杞子12 g,柏子仁10 g,桑寄生15 g,覆盆子15 g。

10剂,水煎服,每日1剂。

二诊(2019年4月9日) 末次月经2019年4月1日,量色同前,略感腰酸,舌红少苔,脉弦细。处方:

当归10 g,川芎10 g,炒白芍10 g,醋香附10 g,郁金6 g,淫羊藿10 g,浙肉苁蓉15 g,菟丝子20 g,泽兰10 g,甘草5 g,皂角刺15 g,陈皮6 g,茯苓15 g,炒路路通10 g,荆芥6 g,五灵脂10 g,青皮5 g。

10剂,水煎服,每日1剂。嘱行卵泡监测。

三诊(2019年4月16日) 证同前,诉2019年4月12日行B超示右卵泡约 1.4 cm×1.5 cm×1.0 cm。2019年4月15日再次行B超示右卵泡约 2.0 cm×2.0 cm×1.6 cm。处方:

首诊方去郁金,加杜仲10 g温肾助阳。12剂,水煎服,每日1剂。辅以HCG 10 000 U肌内注射1次促排卵,同时配合针灸治疗3日,每日1次。取穴：中脘、下脘、中极、子宫、气海、水分、阴陵泉、关元、天枢、三阴交、足三里、血海,留针 30 min。

四诊(2019 年 4 月 30 日)　诉今日经水来潮,感心烦。2019 年 4 月 17 日曾行 B 超示右卵巢见一囊性无回声区约 3.6 cm×3.2 cm×2.6 cm,提示卵泡未破。舌尖红,边有瘀点,苔白,脉弦细。处方：

当归 15 g,川芎 10 g,炒白芍 10 g,醋香附 10 g,郁金 6 g,淫羊藿 10 g,肉苁蓉 15 g,菟丝子 20 g,甘草 5 g,陈皮 6 g,路路通 10 g,柏子仁 10 g,覆盆子 15 g,黄精 30 g,鸡血藤 15 g,紫石英 30 g,绿萼梅 5 g,石楠叶 10 g。

10 剂,水煎服,每日 1 剂。嘱月经第 3 日起服用此方,煎服法同前。

五诊(2019 年 5 月 14 日)　末次月经 2019 年 4 月 30 日,量色同前。今行 B 超示左卵泡约 1.7 cm×1.6 cm×1.4 cm,心烦好转,舌质淡暗,苔白稍润,脉沉弦。处方：

四诊方去甘草、石楠叶、黄精、鸡血藤,加鹿角片 10 g、紫苏梗 10 g、荆芥 6 g、皂角刺 15 g、水蛭 3 g、五灵脂 6 g 增强卵泡动能。7 剂,水煎服,每日 1 剂。嘱 2019 年 5 月 15 日行 B 超后予 HCG10 000 U 肌内注射 1 次促排卵及针灸治疗,取穴及治法同前。

六诊(2019 年 5 月 23 日)　诉近日带下增多,2019 年 5 月 16 日行 B 超示卵泡已排出,舌脉类前,处方：

首诊方去郁金,加杜仲 10 g、巴戟天 10 g 温煦子宫。7 剂,水煎服,每日 1 剂。

七诊(2019 年 6 月 7 日)　停经 38 日,测尿妊娠阳性,遂改保胎方进一步治疗。2020 年其夫告知顺产一女婴。

【按】　本案患者为未破裂卵泡黄素化综合征所致不孕,结合全身症状及舌脉,证属肾虚肝郁,故予何氏养巢方加减,治以补肾疏肝、理气通络。首诊时处黄体期以温胞助孕、养血观察为主,其中淫羊藿温肾祛风,黄芪温阳息风,两者合用则促进孕卵在胞宫中成功植入及存活,同时予浙肉苁蓉、菟丝子、覆盆子、川续断、桑寄生补肾阳以助胞宫生长之机。补肾基础上配伍形圆有刺之风药路路通,与郁金、香附、陈皮合用,理气通络则胞宫胞脉充裕畅通。当归、枸杞子、炒白芍补血柔肝,辅以茯苓健脾气安心神,柏子仁养心气润肾燥,甘草调和诸药,诸药合用,则益肾通络健黄体。二诊时氤氲将至,故加皂角刺、路路通、荆芥、五灵脂、青皮等风药鼓动卵泡排出。三诊时 B 超提示有优势卵泡,予 HCG

促排及针灸疗法。四诊时月经来潮,B超提示上周期卵泡黄素化,改卵泡期组方,方中紫石英、石楠叶、淫羊藿温肾祛风,为本周期卵泡形成奠基。五诊时排卵期复至,虑及本患病情胶锢,予荆芥、皂角刺、紫苏梗等草木类风药之外,进一步予虫类风药水蛭。水蛭性猛走窜属动,合矿物类风药紫石英,紫石英重以去怯主静,两者一动一静,一面除积瘀坚利机关,一面性暖而补资化育,同时不忘HCG促排及针灸疗法。六诊时值黄体期,加黄芪益气温阳,桑寄生、川续断、杜仲、巴戟天等补益肝肾。

案3 陈某,女,29岁。

初诊(2019年6月13日) 主诉:未避孕未孕1年余。

现病史:有LUFS病史,在他院治疗数月未孕,排除输卵管性不孕,排除免疫性等因素引起的不孕,末次月经2019年6月2日,6日净,量中,伴小腹隐隐不适,有血块。婚育史:已婚,0-0-0-0。刻下:经来畏寒,腰酸痠劣,大便溏软。舌淡、苔薄,脉细弱。辅助检查:自测尿排卵试纸弱阳性。妇科检查:外阴正常,阴道畅,宫颈光,子宫前位,大小正常,活动性可,子宫及附件压痛(一)。辅助检查:既往查输卵管通畅,免疫无殊。中医诊断:不孕症(肾虚肝郁证)。西医诊断:女性不孕,未破裂卵泡黄素化综合征。治拟补肾和血,清心通阳。处方:

菟丝子、山药各20g,当归、炒白芍、首乌藤、肉苁蓉、覆盆子、鸡血藤各15g,香附、路路通、淫羊藿、胡芦巴、仙茅、泽兰各10g,郁金、陈皮、荆芥、远志各6g。

12剂,水煎服,每日1剂。

二诊(2019年6月27日) 患者今日有拉丝白带,予以B超监测卵泡:内膜1.0cm,右卵泡2.4cm×2.0cm×1.7cm,大便偏溏。患者卵泡未排出,有增大趋势,加中成药吉祥安坤丸15粒,每日2次。

上方去鸡血藤、胡芦巴、仙茅、首乌藤,加皂角刺15g,川芎、柏子仁各10g,柴胡6g,莲子心3g。

12剂,水煎服,每日1剂。吉祥安坤丸配合中药,共奏清心理气和血之效,催动下焦阳气发力促卵子排出。

三诊(2019年7月11日) B超示卵泡已排出。基础体温升高9日,7月8日月经来潮,后期6日,月经第1日畏寒,大便溏,小腹隐痛。患者卵泡已排出,虽未受孕,但在治疗未破裂卵泡黄素化综合征引起的不孕症上已前进一大步。

【按】　本案患者为 LUFS 所致不孕。对 LUFS，属于小卵泡黄素化者，常伴有带下量少或无、阴道干涩、腰膝酸软等症，多以精血虚寒为主，以补肾阳、填肾精为治则，常用巴戟天、淫羊藿、熟地、肉苁蓉、鹿角霜等。对卵泡滞留型或大卵泡型，此类患者常因长期不孕而处于精神紧张和应激状态中，或因卵巢局部炎症粘连等导致卵泡不破裂，多偏重于气机阻滞，宜在补肾基础上理气活血，常用制香附、郁金、丹参、皂角刺，以利排卵。对心肝气郁者，宜舒解心郁，促发排卵，所谓胞脉胞络属于心，心气下降，胞脉胞络才得以通畅，排卵才能正常，可加水蛭、穿山甲、红花、胡芦巴等活血温通之品，并辅以柏子仁、莲子心等清心安神之品温肾活血，疏理安神，使心、肾、胞宫之功能协调，助破卵而得孕。

第八章
子宫内膜异位症

一、西医概述

子宫内膜异位症指具有功能性的子宫内膜组织出现在子宫腔被覆黏膜以外的部位,在性激素的作用下发生周期性缺血、坏死、脱落及出血,造成局部慢性炎症反应,简称内异症。女性育龄期是子宫内膜异位症的高发年龄阶段。近年来,随着剖宫产率、人工流产率与宫腹腔镜操作的增多,本病发病率呈明显上升趋势,是导致不孕症的常见原因之一。25%~50%的不孕女性患有子宫内膜异位症,30%~50%的患有子宫内膜异位症的女性会引发不孕。

(一) 病因和发病机制

目前,现代医学对子宫内膜异位症的病因认识莫衷一是。主要学说如下:一为种植学说,指子宫内膜通过经血逆流,经输卵管进入盆腔种植并生长、侵袭、蔓延,或通过淋巴及静脉向远处播散,或在剖宫产、分娩、流产、宫腹腔镜等手术操作过程中异位种植,形成异位子宫内膜。二为体腔上皮化生学说,该学说认为卵巢表面上皮和盆腔腹膜均由胚胎期具有高度化生潜能的体腔上皮分化而来,在多因素反复刺激作用下化生为子宫内膜组织。三为诱导学说,未分化的腹膜组织在内源性生物化学因素诱导下,发展为子宫内膜组织,并释放化学物质诱导未分化的间充质形成子宫内膜异位组织。此外,临床提示本病的发生与遗传因素和免疫因素具有一定的相关性,其发病机制亟待进一步研究阐明。

子宫内膜异位症引起的不孕与多方面的异常相关,影响着女性生殖系统的各个部分,涉及解剖结构、分子、遗传学和环境等方面。子宫内膜异位症患者存在生育力低下,盆腔解剖结构的扭曲以及盆腔粘连都可能是不孕的原因。子宫内膜异位症还可能通过干扰卵母细胞成熟、改变精子的活力、抑制肌层收缩从而削弱受精和胚胎着床等因素从而导致不孕。炎性细胞因子、生长因子和血管生成因子的紊乱以及基因的异常表达都被认为可能是子宫内膜异位症不孕的潜在病因。

(二)临床表现

子宫内膜异位症的症状特征与月经周期密切相关,常见临床表现为盆腔疼痛、不孕、月经异常、盆腔结节及包块等,70%~80%的内异症患者均有不同程度的盆腔疼痛,与病变程度不完全平行,包括痛经、非经期盆腔痛、性交痛及肛门坠痛等,部分内异症患者无任何症状。

(三)诊断

生育期女性有继发性痛经且进行性加重、不孕或慢性盆腔痛,妇科检查扪及与子宫相连的囊性包块或盆腔内有触痛性结节,即可初步诊断为子宫内膜异位症,临床上常借助下列辅助检查明确诊断。

1. 影像学检查 超声检查对诊断卵巢异位囊肿和膀胱、直肠内异症有价值,典型的卵巢子宫内膜异位囊肿的超声影像为无回声区内有密集光点。

2. 血清 CA-125 和人附睾蛋白 4(HE4)测定 血清 CA-125 水平可升高,尤其是中、重度患者,由于其特异性和敏感性有限,不作为独立的诊断依据,可根据非经期 CA-125 水平监测内异症的病情变化;HE4 在内异症多处于正常水平,可用于与卵巢癌的鉴别诊断。

3. 腹腔镜检查 目前诊断内异症的最佳方法,除了阴道或其他部位可直视的病变外,腹腔镜检查是确诊盆腔内异症的标准方法。

(四)治疗

子宫内膜异位症作为慢性病,因其病因不清、难以根治、容易复发以及有可能癌变,需长期治疗及管理。对于子宫内膜异位症导致的不孕,治疗上主要是通过消除或减少异位内膜植入,恢复正常的盆腔解剖结构,从而提高生育能力。治疗方法包括药物治疗、手术治疗及辅助生殖技术治疗等。

1. 药物治疗 子宫内膜异位症是一种雌激素依赖性疾病。药物治疗主要通过抑制卵巢雌激素的分泌来治疗子宫内膜异位症的症状,如盆腔痛、性交痛及痛经等,主要是激素类药物,包括复方口服避孕药、孕激素、达那唑和促性腺激素释放激素激动剂或拮抗剂(GnRH 类似物)。虽然这些药物可能有助于治疗疼痛,但对于子宫内膜异位症相关不孕药物治疗并没有表现出很大的疗效。

2. *手术治疗*　腹腔镜手术可以对子宫内膜异位症进行诊断和治疗,可对不孕预后进行分期、评估,且能有效清除病灶,再构盆腔解剖结构,提高妊娠率,但术后易复发,目前多采用手术联合药物治疗来预防和减少内异症的复发率。但内异症患者不少伴随有卵巢储备功能下降,且手术本身也可导致卵巢储备功能进一步下降,对于卵巢储备功能下降者(AFC<5 个,AMH<0.5~1.0 ng/mL),应首先考虑进行体外受精治疗,积攒胚胎,保存生育力;对于卵巢功能正常范围者,也应在术前告知术后卵巢功能受损甚至丧失的风险。术后予以评估,年轻、轻度内异症、内异症生育指数(EFI)评分高者术后可期待自然妊娠 6 个月,其间给予诱发排卵治疗加人工授精技术助孕可提高妊娠率;EFI 评分低、有高危因素(年龄在 35 岁以上、不孕年限超过 3 年尤其是原发性不孕者)、重度内异症、盆腔粘连、病灶切除不彻底及输卵管不通者,应积极行 IVF‐ET 助孕。

3. *辅助生殖技术(IVF‐ET)*　通过药物或者手术治疗子宫内膜异位症不孕症失败后,或者同时伴有卵巢储备功能下降者,可求助于 IVF‐ET。

二、章勤诊治思路与特色

(一) 中医病因病机

中医学古籍中无此病的名称记载,根据其临床表现,类似古人所云"血瘕",如《证治准绳》所说:"血瘕之聚,腰痛不可俯仰,小腹里急苦痛,背臀疼,深达腰腹,此病令人无子。"子宫内膜异位症形成的常见原因有:① 产育过多或宫腔手术损伤冲任及胞宫,瘀血留滞胞络、胞宫。② 经期产后房事不节,败精浊血混为一体。③ 邪毒侵袭留滞不去所致寒热湿瘀阻。虽其原因不一,然详辨其脉证,皆属本虚标实之证,脾肾阳气不充于内为其本,局部血瘀聚而成癥为其标。异位内膜的周期性出血为"体内出血",属中医理论中的"离经之血",此血及脱落之膜不能及时排出体外或吸收化解,即成瘀血,可引起生殖器官粘连或卵巢功能失调而影响受孕。由于现代生活节奏和习惯的改变,女性常呈素体阳气不足、温煦无权之象,加之久病愈扰脾肾之阳,脾阳虚弱则运化无力,聚湿生痰而成"瘕",肾阳虚弱易经血瘀滞,积聚日久而成"癥"。

(二)诊治心得

子宫内膜异位症合并不孕的治疗一直是临床的难题,单纯的药物治疗对自然妊娠无效,腹腔镜手术是目前治疗的主要方式,术后最易受孕的时间是术后6~8个月,但仍有一半患者术后仍不能受孕。若术后未辅助药物治疗,复发率较高,若药物治疗时间长,则可能会推迟患者术后最佳的妊娠时机。章勤临证时通过中药内服加灌肠整体调治,改善内异症患者盆腔内环境、减轻术后辅助药物的副作用、保护卵巢功能以尽快受孕。

1. **扶正祛瘀,血竭化癥** 本病病机为本虚标实,治宜扶正祛瘀,标本兼顾,遵"血实者宜决之"之旨,以温通气血、活血消癥为治疗大法。《女科玉尺》谓:"妇人积聚之病,虽属多端,而究其实,皆血之所为。"故活血化癥、消瘀导滞乃属必用之法,酌加清热解毒利湿之品,可达到降低患者血黏度,改善内异症病灶周围血液循环,抑制内膜异常增生、分泌和出血,促进增生性疾病的转化和吸收的效果。古人云,"养正而积自消",治疗本病不可忽视培补阳气,荣养脾肾,扶阳得当既可推动气血津液的如常运行,亦有助于血瘀的吸收,为双管齐下之法。

何氏妇科治疗癥瘕病创有验方血竭化癥汤,此方由血竭、石见穿、桃仁、三七、五灵脂、制大黄、制没药、片姜黄、炙甘草诸药而成,功于活血散结、破瘀消癥。方中血竭一味,甘咸性平,散瘀定痛,止血生肌,止血不留瘀,素为治疗跌扑损伤、瘀血凝滞作痛之妙药,章勤常用之治疗内异症,现代药理学研究表明其具有抑制子宫内膜生长、促进腺体萎缩的作用,配合大黄清热解毒、化瘀泻下,一攻一下,推陈出新,引血归经,临床运用常奏良效。

2. **分期施治,调经助孕** 《妇人大全良方》云:"凡医妇人,先须调经,故以为初。"子宫内膜异位症为激素依赖性疾病,异位之子宫内膜受卵巢激素的影响,可随月经周期节律出现增生、分泌、脱落、出血等周期性变化,故临证化裁通变之时,当结合女性月经周期特点,分为经前期、行经期、经间期三阶段辨证施治。

经前期,冲任胞宫气血盈满,异位病灶瘀象已成,无论患者经行时是否有血块,无论经色鲜红或黯淡,"离经之血"即为血瘀之象,临床治疗均以补肾温通气血为主,兼以活血化瘀消癥,助于子宫内膜分泌,排出应泄之瘀浊水湿,常用药物有鹿角片、当归、川芎、泽兰、丹参、生蒲黄、五灵脂、三棱、莪术、乳香、没药、红藤、马齿苋、蒲公英、刘寄奴等。

行经期,血海由满而溢,胞宫泻而不藏,血室正开,经血下泄,异位内膜随之脱落出血,盆腔组织呈明显瘀血状态,治当温经化瘀止痛。章勤常以桃红四物汤为基础方,酌加黄芪、丹参、生蒲黄、五灵脂、龙血竭、三棱、莪术、茜草炭、海螵蛸等。寒凝血瘀者,加用鹿角片、胡芦巴、吴茱萸、小茴香温经散寒;痛经甚者重用失笑散,蒲黄之量倍于五灵脂效更佳,另佐以乳香、没药、延胡索、炒川楝子、细辛行气消瘀止痛;痛剧难忍者入全蝎、蜈蚣等虫类药物解痉通络止痛;合并子宫肌瘤者,须防经量过多,加用炙鳖甲、焦山楂、花蕊石,不可纯以炭剂止血,经血通畅方可邪有出路。

经间期,此乃重阴转阳、阴盛阳动之际,宜激发兴奋肾阳,疏通冲任血气,以补肾化瘀解毒之法论治,既可促进卵泡发育改善排卵,也可促使癥瘕积聚渐消缓散,改善盆腔微环境,常选用当归、川芎、白芍、淫羊藿、菟丝子、肉苁蓉、怀山药、五灵脂、红藤、败酱草、猫爪草、半边莲、薏苡仁、川续断等。章勤认为,肝经夹阴器,上小腹,布于胁肋部,其循行部位恰对应女性内外生殖器分布,肝藏血以支持血海,肝主疏泄以助经行有期;经间期阴阳转化赖于心肾相交,心火下降以暖肾水,肾水上济以清心火,上下相资,方能阴阳和调。因此,经间期治疗重视疏肝解郁、宁心安神,选用荆芥、绿萼梅、柏子仁、莲子心等,肝经气血和畅,心肾水火既济,阴阳顺利转化,则卵泡可正常发育。

此外,月经先期、量多、形体消瘦者,宜清热化瘀止血,以大黄牡丹汤化裁,选用失笑散、茜草炭、海螵蛸、制鳖甲、山楂炭等;体胖、体质虚寒者,以黄芪建中汤加三棱、莪术、胡芦巴等温通化瘀;卵巢巧克力囊肿增大者,在辨证基础上选加猫爪草、夏枯草、石见穿、路路通等散结活血通络之品。

3. 内外并治,术后防复　随着微创手术技术的日趋成熟,越来越多的子宫内膜异位症患者倾向于接受腹腔镜手术治疗以切除病灶,恢复盆腔解剖结构,从而达到缓解症状、促进生育的目的,一般术后 6 个月为孕育的"黄金时期",但内异症术后复发率较高,仍不能顺利受孕。除了中药口服之外,临床多辅以我院自制制剂——妇外 4 号进行保留灌肠治疗,此方为何氏妇科名方之一,由大黄、当归、赤芍、三棱、白花蛇舌草、红藤、败酱草组成,通过导管和注射器将药物缓慢从肛门注入直肠并嘱患者加以保留,使药物通过直肠黏膜的吸收作用直达病所,改善局部血液循环和盆腔内环境,改善输卵管功能,促进炎症增生组织的消散与吸收。

4.衷中参西,辅助生殖　子宫内膜异位症患者因盆腔内持续存在炎症状态,反复刺激纤维细胞增生和细胞外基质形成,导致组织纤维化和盆腔粘连,可使输卵管出现走形迂曲、形态僵硬和积水。故不孕年限较长的子宫内膜异位症患者,应明确输卵管是否通畅,若造影提示输卵管通而不畅,则根据其梗阻部位及程度轻重采取不同对策:梗阻情况较轻,或单侧输卵管通畅者,可暂予中药通络、促排卵治疗,经调理3个月未妊娠者,需行宫腔镜下输卵管口插管加压通液术,此法具有明确诊断及治疗双重作用。梗阻情况较重,双侧输卵管通而极不畅,或经插管通液仍无力疏通者,建议采用辅助生殖技术配合中医药治疗,中西医结合,提高疗效。

对于已经求助于辅助生殖技术的内异症患者,因目前其周期平均妊娠率仅处于40%左右,在移植的各个周期配合中医药治疗,可改善内异症患者的卵巢功能和盆腔受累情况,增加超促排卵期所获得优质卵泡数量及获得优质胚胎数量;提高胚胎种植率和临床妊娠率,从而获得良好妊娠结局。

(三) 辨证分型

1. 气滞血瘀证

[主要证候] 经前或经期小腹胀痛或刺痛,拒按,甚或前后阴坠胀欲便,经行量或多或少,色黯有血块,盆腔有包块或结节,经前心烦易怒,胸胁乳房胀痛,口干便结,舌紫黯或有瘀斑,苔薄白,脉弦涩。

[治法] 理气活血,化瘀止痛。

[处方] 血府逐瘀汤(《医林改错》),膈下逐瘀汤(《医林改错》)。

2. 寒凝血瘀证

[主要证候] 经前或经期小腹冷痛或绞痛,拒按,得热痛减,经行量少,色紫黯有块,或经血淋漓不净,或见月经延后,盆腔有包块或结节,形寒肢冷,大便不实,舌淡胖而紫黯,苔白,脉沉迟而涩。

[治法] 温经散寒,化瘀止痛。

[处方] 少腹逐瘀汤(《医林改错》)。

3. 热灼血瘀证

[主要证候] 经期或经前后发热,腹痛拒按,痛连腰骶,口苦咽干,烦躁不宁,大便干结,舌质红,有瘀点瘀斑,苔薄黄,脉细数。

[治法] 清热和营,活血祛瘀。

　　[处方] 小柴胡汤(《伤寒论》)合桃仁承气汤(《伤寒论》)。

　　4. 气虚血瘀证

　　[主要证候] 经期腹痛,肛门坠胀不适,经量或多或少,色暗淡,质稀或夹血块,盆腔有结节或包块,面淡而晦暗,神疲乏力,少气懒言,纳差便溏,舌淡胖边尖有瘀斑,苔薄白,脉沉涩。

　　[治法] 益气活血,化瘀止痛。

　　[处方] 举元煎(《景岳全书》)合桃红四物汤(《医宗金鉴》)。

　　5. 肾虚血瘀证

　　[主要证候] 经前或经期腹痛,月经先后不定期,经量或多或少,盆腔有结节或包块,腰膝酸软,腰脊刺痛,神疲肢倦,头晕耳鸣,面色晦暗,性欲减退,夜尿频,舌质黯淡,苔白,脉沉细涩。

　　[治法] 补肾益气,活血化瘀。

　　[处方] 归肾丸(《景岳全书》)合桃红四物汤(《医宗金鉴》)。

三、医案实录

　　案1 闻某,女,46岁。

　　初诊(2018年8月29日) 主诉:未避孕未孕3年余。现病史:1年前因"子宫内膜异位症"行腹腔镜下双侧卵巢内异囊肿剔除术＋盆腔粘连松解术＋双侧输卵管亚甲蓝通液术(双侧输卵管通而欠畅),术后存在性交痛。患者平素月经后期,37～50日一行,经行5～7日净,有痛经,夹血块。末次月经2018年8月14日,经行腹痛,夹血块,同房后几日小腹隐痛。既往史:体检无殊,无输血史,无食物药物过敏史。婚育史:已婚,1－0－0－1,剖宫产1子。刻下:患者偶感胃脘不适,纳寐一般,大便量少,舌黯红,舌边有瘀点,苔薄,脉弦涩。妇科检查:外阴正常,阴道畅,宫颈光,子宫前位,大小正常,活动性可,子宫及附件压痛(一)。辅助检查:2018年6月27日查血CA－125 27.6 U/mL,FSH 4.5 U/L,LH 1.88 U/L。2018年8月29日经阴道B超卵泡监测示:内膜双层厚0.9 cm,右侧卵巢可见卵泡大者1.5 cm×1.4 cm×1.3 cm,双侧卵巢未见明显内异囊肿。中医诊断:不孕症(肾虚血瘀证);痛经。西医诊断:继发性不孕;子宫内膜异位症。治法:补肾活血,调冲助孕。处方:

当归 15 g,川芎 10 g,炒白芍 10 g,香附 10 g,郁金 10 g,淫羊藿 10 g,肉苁蓉 15 g,菟丝子 20 g,泽兰 10 g,生甘草 5 g,覆盆子 15 g,陈皮 6 g,绿萼梅 6 g,紫苏梗 6 g,炒白术 10 g,山药 15 g,猫爪草 15 g,荆芥 10 g。

14 剂,水煎服,每日 1 剂。

二诊(2018 年 9 月 12 日)　患者本月周期月经未转,自测尿妊娠阴性,小腹有坠胀感,自觉胃脘不适,舌黯红,舌边有瘀点,苔薄,脉弦涩。处方:

前方去覆盆子、荆芥,加鸡血藤 15 g、月季花 10 g、苍术 10 g、延胡索 10 g、炒川楝子 10 g。7 剂,水煎服,每日 1 剂(嘱行经第 2 日开始服用)。

三诊(2018 年 9 月 26 日)　末次月经 2019 年 9 月 21 日,量中,无明显血块,经期感下腹隐痛,较前好转。舌黯红,舌边有瘀点,苔薄,脉弦涩。处方:

前方去月季花、苍术、延胡索、炒川楝子,加荔枝核 10 g、紫石英 20 g(先煎)、胡芦巴 10 g、石见穿 15 g。14 剂,水煎服,每日 1 剂。

四诊(2018 年 10 月 29 日)　末次月经 2019 年 9 月 21 日,近日感小腹隐痛及乳房胀痛,查尿妊娠试验阳性,后续予中药保胎治疗。

随访(2019 年 1 月 10 日)　孕 12＋周行 NT 检查提示胎儿发育正常范围,NT 正常范围,已社区建卡,定期产检。孕 38 周,顺产一胎。

【按】　本案患者为子宫内膜异位症腹腔镜术后,有生育需求。癥瘕之为病,以血瘀为其要,瘀阻胞络,冲任阻滞,故月经延期、经行腹痛伴血块,又因肾气不充,无以藏其精安其血室,故无子。章勤诊治时重视循周而治,首诊时患者正值经间期,治宜鼓动肾阳,疏通气血,选用菟丝子、淫羊藿、覆盆子、肉苁蓉温补肾阳,当归、炒白芍、川芎、泽兰养血活血,香附、郁金、紫苏梗、陈皮、绿萼梅、荆芥理气解郁,炒白术、山药、甘草健脾益气,猫爪草软坚散结。二诊为经前期,去覆盆子之酸涩收敛,加鸡血藤、月季花、延胡索、炒川楝子大队活血之品理气祛瘀,使经行调畅,泄浊通利。三诊时患者行经第 6 日,仍有下腹隐痛,故予紫石英、胡芦巴温肾暖宫,荔枝核、石见穿散结通络,补肾之法贯穿始终。四诊患者月经延迟,乳房胀痛,查尿妊娠阳性,改为保胎治疗。

案 2　吴某,女,32 岁。

初诊(2019 年 7 月 15 日)　主诉:进行性经期腹痛 5 年余,未避孕未孕 1 年。现病史:患者 5 年来每逢经期下腹痛,逐年加重趋势。结婚 2 年,近 1 年来未避孕未孕。本月复查阴道超声提示:右卵巢内异囊肿较前增大。平素月经周期尚规则,6～7 日/27～32 日,量可,有血块,痛经剧。末次月经 2019 年 6

月 25 日,来潮量中,夹较多血块,腹痛明显,经期第 1 日服用止痛药。既往史:否认重大内外科疾病史。婚育史:已婚,0 - 0 - 0 - 0,目前不避孕。刻下:形态消瘦,面白无华,神疲乏力,腰膝酸软,胃纳一般,夜寐安,二便无殊,舌淡黯苔白,脉沉细涩。妇科检查:外阴正常,阴道畅,宫颈光,子宫前位,大小正常,活动性可,子宫及附件压痛(一)。辅助检查:2018 年 2 月阴道 B 超提示右卵巢内异囊肿,大小为 4.6 cm×3.6 cm×3.9 cm。2019 年 6 月 27 日查血 FSH 11.6 U/L,AMH 1.67 ng/mL。2019 年 7 月 1 日查阴道 B 超提示右卵巢内异囊肿,大小为 5.5 cm×4.5 cm×4.2 cm。中医诊断:不孕症(肾虚血瘀证);痛经。西医诊断:女性不孕;子宫内膜异位症。治法:补肾益气,活血化瘀。处方:

黄芪 15 g,当归 15 g,川芎 10 g,炒白芍 15 g,香附 10 g,葛根 30 g,绿萼梅 6 g,路路通 10 g,炒白术 15 g,川续断 10 g,桑寄生 15 g,杜仲 10 g,枸杞子 15 g,生蒲黄 15 g(包煎),猫爪草 15 g,牡丹皮 10 g,炙甘草 5 g。

14 剂,水煎服,每日 1 剂。

二诊(2019 年 7 月 29 日) 患者末次月经 2019 年 7 月 26 日,来潮量中,血块减少,腹痛明显减轻,无需服用止痛药,神疲乏力明显缓解,舌淡黯苔白,脉沉细涩。处方:

前方去黄芪、桑寄生、杜仲、生蒲黄、川续断、牡丹皮、炙甘草,加茯苓 15 g、薏苡仁 30 g、鹿角片 10 g、皂角刺 10 g、怀牛膝 10 g、胡芦巴 10 g、巴戟天 10 g、炒青皮 5 g。

14 剂,水煎服,每日 1 剂。

三诊(2019 年 8 月 15 日) 患者末次月经 2019 年 7 月 26 日,乏力不明显,带下不多,舌淡黯苔白,脉沉细涩。予以下两张处方:

非经期:当归 15 g,炒白芍 15 g,川芎 10 g,葛根 30 g,香附 10 g,路路通 10 g,炒白术 15 g,茯苓 15 g,鹿角片 10 g,皂角刺 10 g,怀牛膝 10 g,胡芦巴 10 g,巴戟天 10 g,猫爪草 15 g,绿萼梅 6 g,炙甘草 6 g,生蒲黄 15 g(包煎),陈皮 6 g。

10 剂,水煎服,每日 1 剂。

经期:当归 15 g,生白芍 30 g,香附 10 g,郁金 10 g,制吴茱萸 5 g,炒枳壳 5 g,高良姜 3 g,延胡索 10 g,炒川楝子 10 g,乌药 6 g,片姜黄 6 g,炙甘草 6 g,生蒲黄 20 g(包煎),五灵脂 10 g(包煎),制乳香 5 g,制没药 5 g,陈皮 6 g。

4 剂,水煎服,每日 1 剂。

四诊（2019 年 8 月 29 日）　患者末次月经 2019 年 8 月 22 日，来潮量中，未见明显血块，腹痛不显，经前轻度乳房胀痛。舌淡黯苔白，脉沉细涩。处方：

当归 15 g，炒白芍 15 g，川芎 10 g，葛根 30 g，香附 10 g，路路通 10 g，茯苓 15 g，薏苡仁 30 g，鹿角片 10 g，皂角刺 10 g，胡芦巴 10 g，巴戟天 10 g，猫爪草 15 g，生蒲黄 20 g（包煎），五灵脂 10 g（包煎），荆芥 6 g，荔枝核 10 g。

14 剂，水煎服，每日 1 剂。

共调理 4 个月后顺利怀孕。孕 38＋5 周分娩一婴。

【按】　子宫内膜异位症患者不仅容易导致不孕，且多数伴有痛经症状。针对痛经症状，章勤以两步法进行治疗，经前期冲任胞宫气血俱盛，瘀象已成，以活血消癥为治，以达推陈致新之功；经行期则以防痛止痛为第一要务，同时顺应经行期生理规律，辨证施治。本案之癥瘕病，痛经累年，此为"不通则痛"也，瘀血日久，止痛之力需强，故方中以猫爪草、路路通、薏苡仁、皂角刺等化瘀通络之品消散癥结，经来之时加重用天台乌药散、金铃子散、失笑散剂量，以增强止痛之功，且经时宜温，故减用寒凉之品，以应月时。失笑散原方中蒲黄、五灵脂用量之比为 1：1，然章勤认为治疗顽固性继发性痛经，蒲黄剂量应加大，可用 2：1，甚至 3：1。该患者有生育要求，章勤经前期用药比较谨慎，多以桑寄生、杜仲、川续断补肾通络，黄芪、当归、炒白术益气养血，生蒲黄化瘀止痛，不建议使用破血逐血通经药物，以防有碍胎儿。通经药物多于行经期使用，缓解经期腹痛症状。经数次诊疗后，患者经行腹痛明显缓解，疗效显著，顺利受孕。

案 3　杨某，女，38 岁。

初诊（2009 年 1 月 30 日）　主诉：婚后未避孕未孕 6 年。现病史：患者婚后性生活正常，未避孕未孕 6 年，曾行 2 次腹腔镜下内异囊肿剥除术。2008 年 8 月因宫腔镜下子宫内膜息肉摘除术。2008 年 12 月曾行 IVF－ET 术，但未成功，现无胚胎。末次月经 2009 年 1 月 25 日来潮，超前 10 日，经量中等，小腹有胀痛感。婚育史：已婚，0－0－0－0，目前不避孕。刻下：舌质红、边有齿痕、苔薄，脉细涩。妇科检查：宫颈轻度糜烂，子宫前位，大小、活动正常，双附件压痛（±）。辅助检查：B 超探查示双卵巢内膜异位囊肿，大小为 2～3 cm。中医诊断：不孕症（脾肾阳虚，气血瘀滞证）；痛经。西医诊断：女性不孕症；子宫内膜异位症。治法：温阳通络，化瘀散结。处方：

炙黄芪、当归各 15 g，炒白芍、路路通、茯苓、鹿角片、胡芦巴、失笑散各 10 g，红藤、葛根各 30 g，马齿苋 20 g，制大黄、牡丹皮各 9 g，桃仁 6 g，巴戟天

12 g,桂枝、炙甘草各 5 g。

10 剂,水煎服,每日 1 剂。另予散结镇痛胶囊 4 粒,每日 2 次口服。

二诊(2009 年 2 月 18 日) 小腹胀痛明显好转,舌脉如前,再宗前意出入。处方:

黄芪、当归、半枝莲、皂角刺、路路通各 15 g,川芎、丹参、失笑散各 10 g,制大黄、牡丹皮各 9 g,炒白芍 20 g,红藤、败酱草各 30 g,没药、炙甘草各 5 g,绿萼梅 6 g。

10 剂,水煎服,每日 1 剂。

上方加减调治半年,患者经期腹痛好转,然月经频至,甚至一月二至,此乃久病伤及冲任,气血失衡,当务之急乃调经固冲,兼化瘀消癥。经期、经前期方:当归、丹参、肉苁蓉、菟丝子、茯苓、葛根各 15 g,薏苡仁 30 g,川芎、白芍、香附、泽兰、鹿角片、白芷、白芥子、荔枝核各 10 g,郁金 9 g,砂仁 3 g,生甘草 5 g。10 剂,水煎服,每日 1 剂。经后期方:鹿角霜、巴戟天、白芥子、昆布、白芍、香附、郁金、淫羊藿各 10 g,肉苁蓉、当归、茯苓各 15 g,菟丝子 20 g,薏苡仁、葛根各 30 g,绿萼梅 6 g,陈皮、生甘草各 5 g。10 剂,水煎服,每日 1 剂。继续调理半年余,月经周期渐至正常范围,建议监测卵泡并试孕。

2010 年 6 月患者月经后期未至,自测尿妊娠试验阳性,后各项孕检均为正常,不孕顽疾至此告愈。

【按】 中医无"卵巢囊肿"这一病名,依据其临床表现及体征,多属于中医"癥瘕""积聚"等病证范畴。气血津液失调是卵巢囊肿的病机关键。妇女以血为本,在月经、胎孕、产育、哺乳的特殊生理活动中,均易耗伤气血,致使机体常处于气血不足,水湿或瘀血内停的状态。本虚标实是卵巢囊肿的病机发展结果。肝郁不疏,气滞血瘀;肝郁乘脾,脾气虚弱,水湿不运,湿聚成痰,痰湿属阴,重着黏滞,影响血之畅行,又可加重血瘀;瘀血阻滞,气血失调,水湿不运,又使痰湿加重,终致痰湿互结,阻于冲任,日久而成癥瘕、积聚,不通则痛,治疗上应标本并重。结合患者体征,初期以清热化瘀,活血消癥止痛,后期以温阳益气,活血化瘀通络,瘀祛络通经调遂自孕。

案4 郭某,女,28 岁。

初诊(2017 年 12 月 21 日) 主诉:未避孕未孕 1 年。现病史:患者婚后未避孕未孕 1 年,半年前体检 B 超发现左卵巢囊肿,具体不详。末次月经 2017 年 12 月 15 日,量中,感双侧下腹隐痛,左侧明显,余无明显不适,已净。既往史：否认心、肝、肺、肾等重大疾病史，否认食物药物过敏史。生育史：已婚，0-0-0-0。刻下：平素稍畏冷，胃纳一般，夜寐可，舌暗有瘀点，边有齿痕脉细。妇科检查：外阴已婚式，阴道畅，宫颈尚光，子宫前位，常大，无压痛，左附件略增厚，无明显压痛，右附件（一）。辅助检查：今复查B超示左卵巢囊性包块，内膜样囊肿？（大小约3.7 cm×3.2 cm×3.1 cm，内充满细点状回声）肿瘤标志物全套均为阴性。中医诊断：不孕症（气虚血瘀证）；痛经。西医诊断：女性不孕；子宫内膜异位症。治法：温阳益气，化瘀通络。处方：

鹿角片10 g，石见穿15 g，黄芪15 g，三棱10 g，莪术10 g，当归12 g，川芎10 g，赤芍10 g，白芍10 g，红藤30 g，蒲公英30 g，猫爪草15 g，半枝莲30 g，焦山楂15 g，乳香5 g，没药5 g，胡芦巴12 g，淫羊藿15 g。

9剂，水煎服，每日1剂。另予散结镇痛胶囊3盒（每次4粒，每日3次，经期服用）。

二诊（2018年1月18日）　末次月经2018年1月14日，经期腹痛明显好转，舌暗有瘀点，边有齿痕，脉细。今日B超复查示左卵巢囊性结构并囊腔内出血考虑（大小约2.2 cm×2.2 cm×2.0 cm，内呈网格状改变）。处方：

鹿角片6 g，黄芪10 g，党参10 g，丹参10 g，当归10 g，赤芍10 g，红藤30 g，败酱草15 g，白花蛇舌草30 g，猫爪草10 g，半枝莲30 g，焦山楂10 g，乳香6 g，没药6 g，淫羊藿10 g，细辛3 g，蒲黄15 g，五灵脂10 g。

9剂，水煎服，每日1剂。另予散结镇痛胶囊4盒（每次4粒，每日3次，经期服用）。

三诊（2018年2月25日）　末次月经2018年2月17日，无肛门坠胀痛，无发热不适，无下腹隐痛。2018年2月23日B超提示左卵巢囊性结构（1.6 cm×1.5 cm×1.4 cm，内透声差，充满细密光点），盆腔积液（子宫直肠窝可见液性暗区，前后径1.5 cm，右附件区可见液性暗区，前后径约1.0 cm）。处方：

前方加狗脊10 g、川续断10 g。7剂，水煎服，每日1剂。另予散结镇痛胶囊3盒（每次4粒，每日3次，经期服用）。

四诊（2018年3月4日）　末次月经2018年2月17日，本周期排卵期拉丝带下不明显。处方：

前方去败酱草、蒲黄、五灵脂，加蒲公英30 g、艾叶10 g、茯苓10 g、绿萼梅6 g。7剂，水煎服，每日1剂。

五诊（2018年3月12日）　月经将届，无明显不适。处方：

前方去丹参、延胡索、细辛、党参、艾叶,加蒲黄 15 g、五灵脂 10 g。7 剂,水煎服,每日 1 剂。另予散结镇痛胶囊 4 盒(每次 4 粒,每日 3 次,经期服用)。

六诊(2018 年 3 月 19 日) 末次月经 2018 年 3 月 17 日,量中,腹痛不明显。处方:

前方去蒲公英、茯苓、绿萼梅,加败酱草 15 g、丹参 15 g、细辛 3 g、党参 15 g、川芎 6 g、炮姜 6 g、桂枝 6 g。7 剂,水煎服,每日 1 剂。

七诊(2018 年 3 月 25 日) 末次月经 2018 年 3 月 17 日,已净 3 日。2018 年 3 月 23 日 B 超复查示"子宫附件未见明显异常"。

八诊(2018 年 5 月 24 日) 末次月经 2018 年 4 月 17 日,停经 38 日,今查血 HCG>1 000 U/L,予安胎中药 7 剂,水煎服,每日 1 剂。

随访:患者孕 37+2 周顺产一胎,母子健康。

【按】 患者经行小腹隐痛,舌边有齿痕脉细,属气虚之征,舌暗有瘀点为血瘀之象。病位在下焦胞脉胞络,属气虚血瘀,治拟益气温阳,活血通络,化瘀消癥,以何氏妇科经验方——芪竭颗粒加减。鹿角片、石见穿、淫羊藿、胡芦巴温通疏补,其中鹿角片、石见穿为治疗内异包块及盆腔炎性包块经验药对,效果极佳,三棱、莪术破血逐瘀,当归、川芎、赤芍、白芍养血行气,红藤、蒲公英、猫爪草、半枝莲、焦山楂、乳香、没药、生蒲黄、五灵脂等活血化瘀消癥,历经 3 个月的治疗,卵巢囊肿竟逐月缩小至完全消失,继而顺利妊娠。

第九章
免疫性不孕

一、西医概述

（一）病因和发病机制

免疫性不孕分为局部免疫、同种免疫和自身免疫 3 类。局部免疫是指不孕妇女的子宫颈黏膜及子宫内膜含有产生免疫球蛋白 G 和 A 的淋巴样细胞，子宫颈黏液内含有抗精子的免疫球蛋白 G、A 和 M，从而影响精卵结合导致不孕。正常情况下自然杀伤细胞（natural killer，NK）、T 细胞、巨噬细胞等进行精密的交互对话，NK 细胞杀伤活性下降、产生 Th2 型免疫反应、调节性 T 细胞数量增加、趋化因子谱的改变、滋养细胞适度浸润等，产生有利于胚胎着床和生长发育的免疫微环境。同种免疫是指这其中任何一个环节出现异常，导致母胎免疫耐受失衡，进而引发着床失败。自身免疫是指抗磷脂综合征、系统性红斑狼疮、未分化结缔组织病、干燥综合征、类风湿关节炎和系统性硬化症等免疫性疾病导致自身免疫亢进，从而影响胚胎着床导致不孕症。

（二）临床表现

免疫性不孕本身没有明显的症状，少数患者可能出现自身免疫性疾病的相关症状，如反复不明原因发热、面部皮疹、红斑、口干和眼睛干燥、关节疼痛、动脉和静脉血栓形成等。

（三）诊断

目前国际上对于免疫性不孕尚无统一的诊断标准。临床上诊断首先要满足不孕症的诊断标准,即夫妇婚后同居、有规律、正常性生活满1年而未孕。

其次,应排除其他因素导致的不孕:① 遗传因素排查:夫妻双方染色体核型分析、基因芯片检测。② 子宫因素排查:通过妇科检查、B超、宫腔镜、腹腔镜等手段排除女性生殖道解剖学异常,如纵隔子宫、双角子宫、鞍状子宫、单角子宫、双子宫、子宫发育不良、子宫颈功能不全、宫腔粘连、黏膜下肌瘤等;采用超声对患者子宫动脉和内膜下血液动力学进行评估。③ 内分泌因素排查:基础生殖性激素、AMH、甲状腺功能、口服葡萄糖耐量试验(OGTT)和胰岛素释放试验等。④ 凝血因素排查:凝血功能、血小板聚集率、血清同型半胱氨酸、蛋白C、蛋白S、抗凝血酶Ⅲ、凝血因子Ⅴ、凝血酶原等因子的活性检测。

最后,需要对免疫性因素进行检查:① 自身免疫异常的筛查:仔细询问自身免疫性疾病病史(如抗磷脂综合征、系统性红斑狼疮、未分化结缔组织病、干燥综合征、类风湿关节炎和系统性硬化症等)的基础上,检测患者是否存在抗核抗体,包括可提取核抗原抗体(ENA,如SSA、SSB、URNP、抗核小体抗体等)、抗双链DNA抗体、标准抗磷脂抗体(包括LA、aCL IgG/IgM亚型、抗β2GP-1抗体)、类风湿因子、抗环瓜氨酸肽抗体、抗中性粒细胞抗体等以及红细胞沉降率(ESR),补体C3、补体C4,免疫球蛋白IgG、IgM、IgA水平等。② 同种免疫异常的筛查:尽管部分研究认为不孕症与母胎免疫耐受机制失衡有关,但其确切机制尚未完全阐明。如外周血封闭抗体、淋巴细胞亚群比例、NK亚群比例和毒性、Th1/Th2/Th17细胞因子谱、HLA多态性检测等,目前尚无足够的证据表明这些指标可作为同种免疫型不孕症的诊断和疗效观察指标。

(四) 治疗

免疫性不孕的治疗方案尚无统一的规范或指南。目前临床采用的西医治疗方法大多是基于现有的理论基础和研究证据而提出的,多是观察性、实验性或经验性治疗,缺乏严谨的循证医学依据。

1. 祛除病因　由于生殖道炎症等导致宫颈局部受到损害,精液中抗原从破损处进入女性血液循环,产生抗精子抗体,且炎症的刺激使局部产生淋巴细胞亦会促使抗精子抗体生成。因此,对于生殖道有炎症的免疫性不孕患者应积极治疗生殖道炎症。而对EmAb阳性,且有子宫内膜异位症的患者,应对子宫内膜异位症进行治疗。

2. 免疫调节药物　包括糖皮质激素、羟氯喹、环孢素、他克莫司等在内的免疫调节剂,可以通过抑制细胞因子及补体的产生,使抗体、抗原抗体复合物减少,从而抑制人体的免疫应答。此外,有研究发现免疫球蛋白具有降低 NK 细胞的毒性反应、调节 Th1/Th2 免疫平衡、清除免疫复合物、清除活化的补体因子、干扰抗原提呈和中和促炎因子等免疫调节作用。免疫球蛋白属于血液制品,且价格昂贵,因此,临床上应谨慎使用。免疫调节药物在反复移植失败的患者中可以尝试性使用。

3. 辅助生殖技术　辅助生殖技术主要包括精液处理后宫腔内人工授精(IUI)和 IVF‑ET。IUI 是将男性精液进行洗涤处理后直接注入宫腔,可避免精液与宫颈黏液接触,减少抗精子抗体的产生,提高受孕概率。IVF‑ET 是指在体外将精子和卵子结合,形成胚胎后直接植入宫腔。IVF‑ET 临床妊娠率在 50% 左右。

4. 隔离疗法　对于抗精子抗体阳性的患者,可采用避孕套隔离法。此法减少精子抗原对女性生殖道刺激,减少新抗体的产生,使体内原有抗体浓度减少至消失。目前临床上此法较少单独使用,多与其他疗法联合应用。

5. 抗血小板及抗凝剂　理论上子宫内膜面良好的血液供应是胚胎种植及其生长发育的重要保障,免疫损伤可能会损伤血管,造成血液供应障碍,影响胚胎着床及其生长发育。阿司匹林肠溶片、低分子肝素可能通过改善患者子宫局部的血液供应和子宫内膜容受性,从而提高妊娠成功率。但目前国内外指南不推荐抗凝和抗血小板疗法常规用于不孕症的治疗,其疗效需要更多的高质量临床试验加以验证。

6. 其他　维生素 E 是一种抗氧化剂,可消除自由基、加快免疫抗体的清除。维生素 C 可协同维生素 E 起到抗氧化作用,而且是维生素 E 的稳定剂。因此,对于本病的治疗临床上常用维生素 E 与维生素 C 进行辅助治疗。

二、章勤诊治思路与特色

(一) 中医病因病机

中医学的典籍中并无"免疫性不孕"的专门记载,统归于"不孕症"范畴。现代中医对免疫性不孕的病因病机各有见解,辨证治法也不尽相同。章勤认为,免疫性不孕往往虚实夹杂，以肾虚为本，瘀、痰、湿热为标。肾主生殖，系胞胎，为孕育之本。妇人受妊，本于肾气旺也，肾旺是以摄精成孕。女子先天禀赋不足，肾气亏虚，或早婚多产，房事不节，损伤肾气，均可致冲任不固，不能摄精受孕，而致不孕。故历代医家多认为不孕当先责之于肾。现代社会的生活环境、作息行为与古代差异悬殊，这也导致现代女性不孕的特点。现代女性或工作压力大、情志抑郁，肝失条达，气血失和，气滞血瘀，瘀滞胞脉；或因宫腔操作直接损伤胞宫，湿热毒邪乘虚而入，与血搏结，瘀滞冲任，则胞宫纳精能力下降，不能受孕。因此，章勤将免疫性不孕的证型主要分为三型：肾虚血瘀、气滞血瘀、湿热瘀结。

（二）诊治心得

1. 宜清宜通，以平为期 章勤认为在免疫性不孕的治疗上应以"以平为期"为总则。本病症病机虽繁，但无论是肾虚血瘀、气滞血瘀还是湿热瘀结，都可归属阴阳气血失衡。《内经》有云"谨察阴阳所在而调之，以平为期"，故治疗免疫性不孕当审证求因，分而治之，虚者补之，实者泻之，寒者温之，热者寒之，以复阴阳气血之平。因本病病机总在"瘀""热"二字，因此在治疗时常用一些药性较为平和的清热凉血药和化瘀活血药，如牡丹皮、赤芍、泽兰、鸡血藤、当归、川芎等。以药清之通之，复阴阳气血之平。

2. 求子之法，调经为先 于女性而言，月经的产生是阴阳、脏腑、气血共同作用的结果，只有阴阳气血调和才能形成正常的月经周期。《女科要旨》云："妇人无子，皆因经水不调。经水所以不调者，皆由内有七情之伤，外有六淫之感，或气血偏盛，阴阳相乘所致。种子之法，即在于调经之中。"不孕症患者常伴有月经不调，帮助患者调准月经、把握的候是成孕致育的先决条件。另外，五脏的阴阳气血的病变皆可影响到月经，恢复月经周期正常的阴阳转化有助于全身阴阳平衡，气血调和。再者，顺应月经周期的阴阳气血变化规律，分期论治，可事半功倍：经前期阳长阴消，益肾温阳，温通疏利；经后期阴长阳消，补肾养阴，养血填精；经期重阳转阴，因势利导，祛瘀生新；经间期重阴转阳，补阴助阳，理气通络。

3. 辨证辨病，衷中参西 近年来免疫性不孕的现代研究也日益细化，章勤对其治疗强调明确具体原因，参考西医对疾病的诊治手段，既辨病又辨证，病证合参，有针对地调治。在临床诊疗过程中发现封闭抗体缺乏者采用育肾益气法取效良好,常用药物有炒白术、黄芪、山药、川续断、淫羊藿等;抗精子抗体阳性大多属于湿热瘀结,宜用清热凉血法,常用药物有丹参、牡丹皮、赤芍、泽兰等;抗心磷脂抗体阳性大多属瘀血内阻,宜活血化瘀,治疗上常用当归、川芎、鸡血藤等。肾为生殖之本,阴阳之根,故治疗时须时时顾护肾之阴阳,可用菟丝子、肉苁蓉、淫羊藿、枸杞子、覆盆子等药品,平补阴阳。

章勤认为,辨病只是为中医临床治疗提供了一个思路,但中医的核心仍然是辨证施治,临证时仍须四诊合参、因人制宜,思维不能为辨病所束缚。

4. 夫妇同治,畅情调志　《格致余论》有云"男不可为父,得阳道之亏者也;妇不可为母,得阴道之塞者也"。成功的妊娠与男女双方均密不可分。夫妇同治,既重视了生殖功能的调节,又注意了社会心理的作用。从免疫性不孕的治疗来说,其治疗时机及治疗过程都需要夫妇双方的理解和配合,如抗精子抗体所致的不孕就需夫妇避孕套隔离治疗。从患者心理而言,夫妇同治有利于减少女性的焦虑,稳定情绪,增加患者夫妇对疾病的理解和治疗的信心。情志对免疫性不孕的发生发展是有一定影响的,现代研究表明,人的心理因素可直接作用于免疫功能和内分泌功能。因此在治病之时注重心理疏导,使患者心情舒畅、忧急缓解、气血调和、络道畅通,为受孕创造有利条件。

5. 重视安胎,未雨绸缪　妊娠是独特的免疫状态,妊娠后人体免疫环境将发生巨大的变化。免疫性不孕的患者即使获得妊娠,也容易因免疫因素导致流产的发生。因此主张患者一旦确认妊娠,就可通过辨证论治积极保胎治疗。

(三) 辨证分型

1. 肾虚血瘀证

[主要证候] 婚久不孕,初潮延迟,月经后期或闭经,量或多或少,色暗,夹有血块,或有痛经。平素面色晦暗,面部黧黑斑,头晕眼花,腰膝酸软,或肛门坠胀不适、大便不实。舌质黯或舌有瘀点,苔薄,脉沉迟或弦涩。

[治法] 补肾益气,活血化瘀。

[处方] 归肾丸(《景岳全书》)合桃红四物汤(《医宗金鉴》)。

2. 气滞血瘀证

[主要证候] 婚久不孕,月经后期,量少,色暗,行而不畅,夹有血块,常有痛经,痛有定处,如刺如绞。经前乳房胀痛,烦躁易怒,平时或有少腹作痛。舌质紫黯或舌有瘀点,苔薄,脉弦。

〔治法〕理气活血,化瘀调经。

〔处方〕血府逐瘀汤(《医林改错》)。

3. 湿热瘀结证

〔主要证候〕婚久不孕,月经先期,或见经期延长,量多,色殷红或紫黑,质稠,夹有血块,有痛经,痛处不移,痛势剧烈。平素或有下腹胀痛感,带下量多,色黄,有气味。小便短黄,大便黏腻,肛门有灼热感。舌红,或有瘀点,苔黄腻,脉滑数。

〔治法〕清热除湿,化瘀通络。

〔处方〕银蒲四逆散(《伤寒论》)、四妙散(《成方便读》)合失笑散(《素问病机气宜保命集》)加减。或银甲丸(《王渭川妇科经验选》)。

三、医案实录

案 1 胡某,女,26 岁,已婚。

初诊(2018 年 7 月 9 日) 主诉:未避孕未再孕 1 年。

现病史:患者月经周期尚准,3～5 日/28～30 日。末次月经 2018 年 6 月 17 日,经量偏少,色黯偶有血块,经行少腹疼痛。2016 年和 2018 年分别难免流产行清宫术。之后夫妇性生活正常,未避孕 1 年未再孕。既往史:患者既往体健。婚育史:已婚,0-0-2-0。2016 年孕 8 周因难免流产行清宫术,2018 年 2 月孕 2 个月因难免流产行清宫术。刻下:略感腰酸,纳寐二便调,舌质黯苔薄白,脉细弦。妇科检查:外阴正常,阴道畅,宫颈光,子宫前位,大小正常,活动性可,子宫及附件压痛(一)。辅助检查:2018 年 5 月 30 日血小板最大聚集率 AA 81%,NK 细胞毒指数 25.3%,HCGAb(＋)。生殖激素正常范围,阴道分泌物检查、TORCH 均正常范围。2018 年 7 月 3 日子宫输卵管 B 超造影示子宫形态无异常,双侧输卵管通畅。夫妻双方染色体正常。丈夫精液分析正常。中医诊断:不孕症(肾虚血瘀证)。西医诊断:女性不孕症。治法:补肾填精,活血化瘀。处方:

当归 15 g,川芎 10 g,炒白芍 10 g,丹参 15 g,香附 10 g,郁金 6 g,淫羊藿 10 g,肉苁蓉 15 g,泽兰 10 g,生甘草 5 g,陈皮 6 g,山药 15 g,路路通 10 g,牡丹皮 10 g,紫苏梗 6 g,赤芍 10 g,茯苓 10 g,生蒲黄 10 g。

14 剂,水煎服,每日 1 剂。予以泼尼松每次 1 片,每日 1 次口服。

二诊（2018 年 7 月 23 日）　末次月经 2018 年 7 月 17 日,来潮量少,无明显痛经,舌质黯苔薄,脉细弦。处方：

原方加鸡血藤 15 g。14 剂,水煎服,每日 1 剂。

三诊（2018 年 8 月 6 日）　末次月经 2018 年 7 月 17 日,量色同前,自诉偶感少腹隐痛,舌质淡苔薄白,脉细。2018 年 8 月 1 日 NK 细胞毒指数 24.5%。卵泡监测：双层内膜厚约 1.0 cm,左侧见一卵泡,大小约 0.9 cm×1.9 cm×1.5 cm,本月试孕。处方：

首诊处方去丹参、泽兰、赤芍、生蒲黄,加黄芪 15 g、川续断 10 g、桑寄生 15 g、杜仲 10 g、绿萼梅 6 g。

14 剂,水煎服,每日 1 剂。

四诊（2018 年 8 月 20 日）　末次月经 2018 年 8 月 19 日,诉月经量色较前好转,经行腹痛减轻。舌质淡苔薄白,脉细弦。处方：

当归 15 g,川芎 10 g,炒白芍 10 g,香附 10 g,郁金 6 g,淫羊藿 10 g,肉苁蓉 15 g,泽兰 10 g,生甘草 5 g,陈皮 6 g,山药 15 g,赤芍 10 g,茯苓 10 g,鸡血藤 15 g,覆盆子 15 g,桑椹 10 g,黄精 30 g。

14 剂,水煎服,每日 1 剂。

五诊（2018 年 9 月 23 日）　末次月经 2018 年 9 月 21 日,量中等,色正,无痛经。舌质淡苔薄白,脉细。处方：

当归 15 g,白芍 10 g,淫羊藿 10 g,甘草 5 g,白术 12 g,紫苏梗 6 g,赤芍 10 g,绿萼梅 6 g,凌霄花 15 g,川芎 10 g,香附 10 g,肉苁蓉 15 g,陈皮 6 g,山药 20 g,牡丹皮 10 g,柏子仁 10 g,月季花 9 g,鸡血藤 15 g。

14 剂,水煎服,每日 1 剂。嘱其排卵期安排同房。

六诊（2018 年 10 月 25 日）　自测尿妊娠弱阳性,证实怀孕。其后随访胎儿发育正常,孕 37+6 周顺产一子。

【按】　章勤认为,免疫因素所致不孕,多责于阴阳失调,气机升降不畅。本案 NK 细胞毒指数异常升高,肾为先天之本,主藏真阴真阳,阴阳不调,久则累及于肾。气为血之帅,气行则血行,气滞则血瘀。本患者腰酸脉细为肾虚表现,经色黯时有血块,脉弦为瘀滞之征。故治以补肾填精,兼以化瘀。方中当归补血养肝、和血调经,淫羊藿、肉苁蓉补肾填精充养先天之本,泽兰、鸡血藤、月季花、凌霄花等活血调经,赤芍、牡丹皮清热凉血、活血化瘀。白芍养血柔肝合营,又配以香附、川芎行气活血。香附为血中之气药,又入冲脉,补中有化。患者血小板聚集率偏高,加用生蒲黄一味以增活血化瘀通利冲任之效。三诊后患者月经诸症较前明显好转,后治疗以温肾摄精为主。余药随证加减,全方补而不滞,用药灵动,标本兼顾,扶虚祛邪,诸药共奏补肾填精,活血化瘀之效,历时4个月,得育麒麟。

案2 张某,女,32岁。

初诊(2018年3月7日) 主诉:未避孕未孕2年余。现病史:患者平素月经周期尚规则,35~40日一行,5日净。末次月经2018年2月5日,经量可,色黯偶有血块,中度痛经。夫妇性生活正常,未避孕2年余未孕,平素易疲劳、畏热、心烦。既往史:体健。婚育史:已婚,0-0-0-0。刻下:乳房胀痛,纳寐可,二便调,舌质黯苔薄白,脉弦数。妇科检查:外阴正常,阴道畅,宫颈光,子宫前位,大小正常,活动性可,子宫及附件压痛(一)。辅助检查:2018年1月30日抗核抗体谱:抗ENA抗体阳性,抗Ro60/SS-A抗体弱阳性,ASAb阳性。生殖激素正常范围,阴道分泌物培养、TORCH无殊。子宫输卵管超声造影示子宫形态无异常,双侧输卵管通畅。夫妻双方染色体正常。丈夫精液分析正常。中医诊断:不孕症(肾虚血瘀证)。西医诊断:女性不孕症。治法:补肾填精,凉血活血。处方:

当归15 g,川芎10 g,炒白芍10 g,香附10 g,郁金10 g,淫羊藿10 g,肉苁蓉15 g,生甘草5 g,陈皮6 g,鸡血藤15 g,柏子仁10 g,菟丝子20 g,覆盆子15 g,绿萼梅5 g,炒白术10 g,炒山药15 g,牡丹皮10 g,赤芍10 g。

14剂,水煎服,每日1剂。

二诊(2018年3月21日) 末次月经2018年3月9日,色量如常。自诉大便秘结不畅,舌黯苔薄白,脉弦数。处方:

原方去绿萼梅,加制大黄6 g、怀牛膝15 g。14剂,水煎服,每日1剂。

三诊(2018年4月4日) 末次月经2018年3月9日。近日晨起腿酸,偶有乳胀。舌脉同前。处方:

2018年3月21日方去覆盆子,加月季花10 g、皂角刺10 g、丹参10 g。14剂,水煎服,每日1剂。

四诊(2018年5月9日) 末次月经2018年4月10日,量中等,色暗红,无明显血块。舌脉同前。处方:

续用2018年3月7日方,绿萼梅加量。14剂,水煎服,每日1剂。

五诊(2018年5月23日) 末次月经2018年5月12日,量中,色暗红,无明显血块。舌脉同前。处方：

2018年5月9日方加用黄精10g、桑椹10g。14剂，水煎服，每日1剂。

六诊（2018年7月6日）　末次月经2018年6月23日，色量同前。今B超：子宫内膜0.7cm，右侧卵巢有一卵泡1.5cm×1.3cm×1.0cm。舌黯苔薄白，脉弦。处方：

当归15g、炒白芍10g、香附10g、郁金10g、淫羊藿10g、肉苁蓉15g、覆盆子20g、生甘草5g、陈皮6g、柏子仁10g、菟丝子30g、温山药15g、炒白术10g、赤芍10g、鹿角霜10g、仙茅10g、丹参10g、绿萼梅5g。

14剂，水煎服，每日1剂。嘱其排卵期安排同房。

七诊（2018年8月29日）　末次月经2018年7月27日，色量同前。诉8月14日排卵试纸阳性后安排同房。予查血HCG 181.2 mIU/mL，证实怀孕，嘱后续中药安胎调理。

随访（2019年6月17日）　电话随访患者孕38周顺产一女婴。

【按】　患者月经衍期，婚后2年从未生育，平素易疲劳，乃肾气不足之象。常有痛经、血块，经前乳房胀痛，舌暗脉弦为气滞血瘀之征。诸症之余又见心烦、畏热、脉数等血热之象。故本患者当以调经为先，益肾活血为主，辅以理气清热。选方遣药讲究常中有变，主方注重育肾培元、调和气血，并在月经周期中分期论治，稍做加减。主方中淫羊藿、肉苁蓉、菟丝子、覆盆子育肾填精以培天癸之源。"气为血之帅、血为气之母"，行气药与活血药往往相得益彰、事半功倍，故当归、川芎、香附、郁金、陈皮共用以行气和血；脾土健旺以生血而经自行，故予白术、山药健脾益气助养血活血之功。牡丹皮、赤芍凉血活血，甘草调和诸药，全方共奏益肾培元、凉血活血之效。患者经前常有乳房胀痛，故经前期加用绿萼梅、皂角刺清肝开郁、理气通络，鸡血藤活血和血，牛膝引血下行。经后期加用桑椹、黄精滋肾养血。经间期加用仙茅、鹿角霜温煦胞脉、益肾助孕。寥寥数诊，投剂即效，月信即准；且七诊后终得捷报，可谓疗效卓然。

案3　孙某，女，34岁。

初诊（2019年5月9日）　主诉：未避孕一年未孕。

现病史：患者婚后未避孕一年一直未孕，平素月经尚准，26～28日，量中偏少，5～6日净。末次月经2019年4月24日，6日净，来潮量中。既往有系统性红斑狼疮病史多年，目前口服硫酸羟氯喹片（每次0.1g，每日2次）+泼尼松（每次10 mg，每日1次）。有桥本甲状腺炎1年，目前未服药治疗，内分泌科随诊中。婚育史：已婚,0-0-0-0。刻下：面色暗黄,舌淡胖边有齿痕,脉沉细。妇科检查：外阴正常,阴道畅,宫颈光,子宫前位,大小正常,活动性可,子宫及附件压痛(一)。辅助检查：AMH 1.2 ng/mL,25 羟维生素 D 偏低,外院 B 超提示：子宫内膜回声不均,宫腔内偏高回声(内膜小息肉?)。中医诊断：不孕病(肾虚血亏证)。西医诊断：女性原发性不孕；系统性红斑狼疮；桥本甲状腺炎。治法：补肾养血,调冲助孕。处方：

当归 15 g,黄芪 15 g,炒白芍 10 g,香附 10 g,郁金 6 g,淫羊藿 10 g,肉苁蓉 15 g,菟丝子 20 g,泽兰 10 g,生甘草 5 g,覆盆子 15 g,陈皮 6 g,怀牛膝 15 g,川续断 10 g,桑寄生 15 g,牡丹皮 10 g。

14 剂,水煎服,每日 1 剂。另予地屈孕酮片 10 mg 口服,每日 2 次。

二诊(2019 年 5 月 23 日) 末次月经 2019 年 5 月 20 日,量偏少,舌淡红,苔薄白,脉细。

上方去黄芪、泽兰、怀牛膝、川续断、桑寄生,加川芎 10 g、赤芍 10 g、黄精 20 g、制玉竹 10 g、天冬 10 g、葛根 30 g、绿萼梅 6 g。

14 剂,水煎服,每日 1 剂。

三诊(2019 年 6 月 6 日) 末次月经 2019 年 5 月 20 日,2019 年 6 月 2 日 B 超提示左侧优势卵泡已排,内膜厚 1.6 cm,可见 0.4 cm 不均回声,息肉考虑。2019 年 5 月 9 日方去泽兰、怀牛膝,加杜仲 10 g、山楂炭 10 g、枸杞子 15 g。14 剂,水煎服,每日 1 剂。另予地屈孕酮 10 mg 每日 2 次,口服,月经期间加服龙血竭片 4 片,每日 3 次,口服,化瘀消癥。

四诊(2019 年 6 月 20 日) 末次月经 2019 年 6 月 16 日,开始量少 3 天,昨日量增。5 月 23 日方去覆盆子,加焦山楂 10 g、川续断 10 g。14 剂,水煎服,每日 1 剂。

五诊(2019 年 7 月 4 日) 末次月经 2019 年 6 月 16 日,8 日净,2019 年 6 月 24 日三维 B 超提示双层内膜 0.77 cm,未见明显赘生物,AMH 1.63 ng/mL。

2019 年 5 月 9 日方去郁金、泽兰,加杜仲 10 g、炒白术 10 g、茯苓 15 g、山药 20 g、紫苏梗 10 g、砂仁 3 g、枸杞子 20 g。14 剂,水煎服,每日 1 剂。

六诊(2019 年 7 月 18 日) 末次月经 2019 年 7 月 14 日,量可,今未净,自觉全身干燥,带下较少。舌质黯,苔薄白,脉细弦。

2019 年 5 月 23 日处方加山茱萸 9 g、生地 10 g。14 剂,水煎服,每日 1 剂。

七诊(2019 年 8 月 1 日) 末次月经 2019 年 7 月 14 日,2019 年 7 月 25 日

B超提示内膜厚约 1.3 cm,左侧卵泡 2.1 cm×2.0 cm×1.9 cm,见拉丝样带下,全身干燥好转,舌质红,苔薄白,脉细。昨日甲状腺功能提示甲亢。予中药补肾益气,滋阴养血。处方:

当归 15 g,黄芪 15 g,炒白芍 10 g,醋香附 10 g,淫羊藿 10 g,肉苁蓉 15 g,菟丝子 20 g,覆盆子 15 g,陈皮 6 g,川续断 10 g,桑寄生 15 g,牡丹皮 10 g,炒白术 10 g,茯苓 15 g,山药 20 g,鲜石斛 6 g,天冬 10 g。

14 剂,水煎服,每日 1 剂。

【按】　此案之中,患者所患之系统性红斑狼疮,为难治的自身免疫系统疾病,是机体对自身的循环系统进行攻击的一种表现,对多脏器都有影响,这种免疫亢进的疾病,当治以和缓,填补其精血,故上方之中,多有黄精、覆盆子、肉苁蓉、菟丝子等安奠二天的药物,系统性红斑狼疮的患者希望怀孕,本身是对自身免疫系统的一个挑战,需要多学科的配合。故在治疗当中,章勤接受现代医学的长处,将中医与西医的理论结合在一起,对患者进行诊疗,使患者的卵巢功能逐渐好转,AMH 从 1.2 ng/mL 上升到 1.63 ng/mL,此患者的治疗原则对我们今后遇到此类患者提供了很好的思路和借鉴。

第十章
不明原因不孕症

一、西医概述

（一）病因和发病机制

不明原因不孕症（unexplained infertility，UI）是指夫妻双方有规律、未避孕性生活至少 1 年，通过不孕因素的常规评估筛查（精液分析、输卵管通畅度检查、排卵功能评估）仍未发现明显的不孕原因。其实是针对目前对不孕症的认识范围内尚不能找出确切原因的不孕症。由于诊断标准的掌握不同，文献报道的发生率在 6%～60%。有一些在卵泡发育、排卵、受精、胚胎发育和着床过程中的轻度异常，目前的手段尚不能检测出来，这一部分不孕症也列入了不明原因性不孕。许多研究报道，对不明原因性不孕患者做腹腔镜检查，发现 1/3 患者有子宫内膜异位症，15%～30% 的患者有输卵管疾病及盆腔粘连等。因此，对不明原因性不孕症必须通过腹腔镜检查才能确定。如果再排除受精和胚胎发育过程中的异常，真正不明原因性不孕症不会超过 5%。

（二）诊断

具备下列条件才能诊断不明原因不孕症。

1. **不孕症** 与不孕症相关病史、妇科查体均未发现异常。

2. **输卵管通畅** 子宫输卵管造影显示输卵管通畅、功能正常，疑有子宫内膜异位症或盆腔粘连的患者，应行腹腔镜检查。不孕病史超过 3 年也应行腹腔镜检查。

3. **排卵正常** 月经规律，基础体温双相，黄体期≥12 日，黄体中期孕酮水平(孕酮峰值)≥48 nmol/L(15 ng/mL),FSH、LH 作为下丘脑—垂体—卵巢轴功能试验和卵巢储备功能测定均在正常范围。

4. 精液常规检查在正常范围　世界卫生组织(WHO)提供的精液变量正常值为:① 量≥1.5 mL。② pH 7.2～8.0。③ 精子密度≥15×10⁶ mL,总精子数≥39×10⁶/一次射精。④ 活力,射精后 60 min 内,前向运动 PR+非前向运动 NR≥40%或 PR≥32%。⑤ 形态,正常形态精子≥4%。⑥ 存活率≥58%。⑦ 白细胞<1×10⁶/mL。

还有其他一些实验室检查可以考虑,但与妊娠的关系尚不明确,如:抗透明带抗体检测、抗精子抗体检测、性交后试验等。

(三) 治疗

不明原因不孕症因为找不到确切的病因,所以治疗只能靠经验。综合治疗效果、复杂性和费用,促排卵联合宫腔内人工授精(IUI)是最佳的治疗方案,可先进行 3 个周期的促排卵联合 IUI 治疗,若失败,可考虑采用其他辅助生殖技术(ART)。下面分述治疗方法。

1. 期待疗法　如果患者年轻、不孕年限短,可考虑 1～2 年的性交指导、期待疗法。有报道期待疗法每月的妊娠率为 1.5%～3%,原发不孕和继发不孕 7 年的累积妊娠率分别为 36.2%和 78.8%。

2. 促排卵　排卵可以克服卵泡发育过程中的某些轻度缺陷,并且由于增加了受精的卵子数目,使妊娠机会增加。常用促排卵药为克罗米芬(CC)和 HMG,CC 的效果较差,HMG 促排卵的周期妊娠率在 2%～26%。

3. 促排卵联合 IUI　单用 IUI 治疗不明原因性不孕效果不理想,CC 促排卵联合 IUI 可以达 10%的周期妊娠率,而 HMG 联合 IUI 使妊娠率提高到 13%～32%。

4. 辅助生殖技术(ART)　促排卵联合 IUI 治疗失败,就应考虑 ART,如:IVF-ET 术、输卵管内配子移植(GIFT)、输卵管内合子移植等(ZIFT),ART 的妊娠率可以达到 25%～30%。

5. 其他治疗方法　考虑到不明原因不孕症可能存在一些未被检查出的子宫内膜异位病灶,所以曾用达那唑治疗,剂量每日 200～400 mg,但效果不肯定。其他如溴隐亭、抗生素等治疗均未获得确切的疗效。

二、章勤诊治思路与特色

（一）中医病因病机

中医学认为,胎儿孕育,起于两性生殖之精相合,生长于胞宫,赖于冲任督脉之携提、渗灌濡润,三者调和方可瓜熟蒂落。男女双方肾气盛,天癸至,任通冲盛,两性相合,便可媾成胎孕。肾气不足,冲任气血失调为不孕的发病基础。

（二）辨证分型

1. 肾虚证

［主要证候］婚久不孕,月经或先或后,经量偏少,腰酸腿软,头晕耳鸣,精神倦怠,小便清长,舌淡苔薄白,脉沉细或弦细。

［治法］补肾调经助孕。

［处方］肾气虚:毓麟珠(《景岳全书》);肾阴虚:养精种玉汤(《傅青主女科》);肾阳虚:温胞饮(《景岳全书》)。

2. 肝郁气滞证

［主要证候］婚久不孕,月经或先或后,量多少不定,经前乳房胀痛,胸胁不舒,小腹胀痛,精神抑郁,或烦躁易怒,舌黯红,苔薄,或舌边有瘀斑,脉弦细。

［治法］疏肝解郁,理血调经。

［处方］开郁种玉汤(《傅青主女科》)。

3. 痰湿内阻证

［主要证候］婚久不孕,月经后期,甚或闭经,带下量多,色白质黏;形体肥胖,胸闷呕恶,头晕心悸,心悸头晕;舌淡胖,苔白腻,脉滑。

［治法］燥湿化痰,理气调经。

［处方］苍附导痰丸(《叶天士女科诊治秘方》)。

4. 气滞血瘀证

［主要证候］少腹胀痛或刺痛,经行疼痛加重,血块排出则痛减,经来量多夹血块,带下量多,婚久不孕,经前情志抑郁,乳房胀痛,舌体紫黯,或伴有瘀点瘀斑,苔薄,脉弦涩。

［治法］行气化瘀,活血调经。

［处方］膈下逐瘀汤(《医林改错》)；血府逐瘀汤(《医林改错》)。

(三)诊治心得

1. **肾精亏虚,冲任失调为本**　肾主藏精,肾主胞宫,冲、任、督一源三歧,同起于肾下,可见妇人受妊无能,病位责之于肾。肾精亏耗,一则化血无能,无以为胞宫行经、胎孕提供物质基础;二则奇经受损,继而血海不宁,诸阴阳脉俱损,精血津液皆虚,经、孕、产、乳失其灌注。故肾精充沛、冲任气血调和乃受孕之必要条件,正如《傅青主女科》所云:"妇人受妊,本于肾气旺也,肾旺则以摄精。"章勤认为,现代女性生活作息紊乱、生育年龄后移、房劳多产,或环境污染、物化因素等均可致肾精亏耗。真阳亏虚,命门火衰,胞脉失其温煦,则无力行孕育新幼生命之职。真阴不足,血海空虚,胞脉失其充养,则无以摄精成孕。盖"冲任不足,肾气虚寒,不能系胞,故令无子"。

故针对不明原因不孕症,章勤以温肾养血、调养冲任贯穿全期。种子必先调经,调经尤重卵泡。历代医家认为经后期为"阴长阳消"之期,血海空虚,用药常以滋阴为主,而章勤据多年临床经验,创造性地提出经后期重用补阳药的治疗原则,组方遵循"阴中求阳、阳中求阴,养精在滋阴之上",重用补肾壮阳之品,以达温阳调冲、填补奇经之效。方用加减苁蓉菟丝丸,卵泡期选药多用紫石英、胡芦巴、仙茅、淫羊藿、杜仲、菟丝子、巴戟天、肉苁蓉、覆盆子等,久病则添鹿角胶、龟甲、紫河车等血肉有情之品,以滋补元阳、填补奇经。临证发现,上述温肾之品可促进卵泡的发育,现代药理研究证实,紫石英、巴戟天、菟丝子、淫羊藿等具有类雌激素作用,更有利于优质卵泡的生发。以温阳为大法,并少佐滋肾养阴之品,如黄精、何首乌、枸杞子、地黄、山茱萸等,一来阴中求阳,二来取"阳化气,阴成形"之意,滋养肾阴可丰厚子宫内膜,创造良好的宫腔环境,为受孕奠基。经间期阴阳具盛,乃氤氲乐育之时,此期稍加行气活络之品,既保证卵子生发成熟、不致过早闭锁,又促进卵子排出、避免黄素化,亦可保障全方补而不滞,多加用川芎、郁金、荆芥、皂角刺、路路通等药味。黄体期为阳盛之期,本期用药一则温补肾阳,稳固黄体功能,尽量延长高相基础体温时间,助受精卵着床;二则"预固胎元",彼时虽尚受妊未知,章勤仍按受孕状态处理,预先稳固胎元,同时告知患者本于怀孕无碍,减轻患者思想负担。多在温肾养血药物上加用黄芪、川续断、桑寄生、杜仲、白术、党参等安胎药品。

2. **气滞、痰湿、血瘀为标**　肾精亏虚、冲任失调继发多种病理产物,临床常多证相兼、虚实夹杂,使病情愈加复杂,其中以气滞、痰湿、血瘀最为常见。章勤认为,肝肾相系,共生精血,今肾精亏耗,水不涵木,则生肝郁气滞之变,胞宫不宁,无以受孕。故章勤临证取何氏妇科"解郁三法"中益肾解郁之法,滋水荣木,养血疏肝,乙癸同源调冲任,方用养血疏肝汤(经验方)化裁。在补肾填精的基础上,加用疏肝理气之品,如柴胡、川芎、青皮、郁金、香附、绿萼梅、路路通等,疏通调和使气机升降有度,并稍佐当归、白芍、桑椹、枸杞子等补血柔肝之品,免其辛香发散太过,截耗肾阴。

痰湿则由于生活水平提高,过食肥甘厚腻,饮食不节,致使脾阳不振,精微化生失其正,津液败而聚生痰湿。痰湿阻滞气机,痰瘀互结遏伤阳气,亦损及肾阳,终致脾肾阳虚,无以受孕。临证以随症佐以化痰、利水、理气宽中之品,效如桴鼓。方用何氏育麟汤,常用药物有苍术、白术、茯苓、姜半夏、阳春砂、白扁豆、广木香、鸡内金、莲子等,既鼓舞脾肾阳气、调经种子,又生血滋源,充养奇经。

肾精不足,化血无能,故血枯津亏;肾气亏损,温煦推动职能失司,血行不利,阻塞胞宫脉络,日久成瘀。虚瘀夹杂,损伤冲任胞宫,故难以成孕。治虚宜补,祛滞宜通,非经期时用药重在温肾、补养奇经。行经期注重因势利导,活血消瘀,以桃红四物为底,加用蒲黄、皂角刺、丹参、鸡血藤、益母草等活血化瘀之品,以奏以通为补之效。或于此期暂歇中药,独用鲜益母草胶囊活血调经,避免患者长期服药造成脾胃压力或心理负担。温肾与活血化瘀贯序进行,使瘀去新生,奇经通达,肾精充盈,胞宫得养。

3. 情志疗法　现代女性生活及工作压力日增,不明原因不孕症更加重其心理负担。临床常见育龄期女性夜寐不宁、性急易怒、焦虑等表现。忧思不解,每使气结,《内经》曰:"怵惕思虑者则伤神。"女性情志不畅可引起内分泌紊乱,亦可干扰"肾—天癸—冲任—胞宫轴"功能。故章勤每临证,必予其心理疏导,减轻患者思想负担,予以鼓励和安慰。用药上常辅以解郁宁心之品,尤在患者排卵期阶段,加用绿萼梅疏肝理气,柏子仁、合欢皮、制远志解郁安神宁心。药味虽少,却能有效缓解患者焦虑心态,进而减少由紧张所致的子宫平滑肌收缩,以达到助孕效果。

4. 中西医结合,个性化治疗　除辨证施治外,章勤根据患者的年龄、不孕年限、生育需求等综合制定个性化诊疗方案。在逐一筛查男方精子因素,女方输卵管通畅度及排卵功能后,对于年龄<30岁,不孕年限≤2年的患者,常以中药调理为主,其间在B超卵泡监测或排卵试纸指导下同房,多数患者可成功受

妊。年龄在 30～35 岁或不孕年限较长的患者,上述方法下试孕 3 个月仍未见效,适时口服来曲唑等促排药物,续以监测卵泡,必要时 HMG 针破卵并指导同房,或口服促排药物联合宫腔内人工授精治疗。年龄＞35 岁且不孕年限≥3 年的患者,若卵巢储备功能呈下降趋势,且生育要求较为紧迫,常建议行促排卵＋人工授精或直接行体外受精等辅助生育技术。

三、医案实录

案 1　祝某,女,32 岁。

初诊(2018 年 4 月 18 日)　主诉:未避孕未孕 1 年余。现病史:患者婚后夫妻性生活正常,未避孕 1 年余未孕。平素月经周期尚准,28～30 日一行,5 日净,经量较少,色淡质稀,痛经时轻时重。末次月经 2018 年 4 月 11 日,经行腹痛隐隐。婚育史:已婚,0-0-0-0。刻下:面色晦暗,形寒肢冷,胃纳欠佳,大便溏,夜寐安,带下清稀,舌质淡苔白腻,脉沉细。妇科检查:外阴已婚式,阴道畅,宫颈尚光,未见明显赘生物,子宫前位,无压痛,双附件未及包块,压痛(一)。辅助检查:既往查丈夫精液常规正常,曾查生殖激素测定正常范围,平素卵泡监测示内膜厚度可,有优势卵泡正常发育排出,患者拟 2018 年 4 月 20 日行双侧输卵管造影。中医诊断:不孕症(脾肾两虚证)。西医诊断:原发性女性不孕症。治法:温肾健脾固冲。予何氏育麟方,加减经验清热化湿药对。处方:

当归 15 g,川芎 10 g,炒白芍 10 g,香附 10 g,皂角刺 15 g,生甘草 5 g,陈皮 6 g,绿萼梅 5 g,泽兰 10 g,柏子仁 10 g,猫爪草 15 g,红藤 20 g,马齿苋 15 g,重楼 6 g,蒲公英 20 g,徐长卿 9 g,川续断 15 g。

14 剂,水煎服,每日 1 剂。

二诊(2018 年 5 月 30 日)　2018 年 4 月 20 日患者行输卵管造影提示双侧输卵管通畅。末次月经 2018 年 5 月 12 日,经期时感少腹隐痛,喜温喜按,大便偏软,舌质淡苔白腻,脉沉细。行金石刀匕后,已投大队寒凉药防下焦湿热瘤结,患者现已值经后期,此时血海空虚,阴长为主,当予调补。处方:

故前方去猫爪草、红藤、马齿苋、重楼、蒲公英,加黄芪 15 g、黄精 30 g、制何首乌 10 g、枸杞子 10 g。14 剂,水煎服,每日 1 剂。

三诊(2018 年 6 月 20 日)　末次月经 2018 年 6 月 9 日,月经量中,色红,无血块。2018 年 6 月 19 日 B 超卵泡监测提示:双层内膜厚约 0.9 cm,卵泡大小

约 1.4 cm。舌质淡苔白腻,脉沉细。时值经间氤氲之时,血充气动,取风药轻灵促动,待的候转化。处方:

前方去制何首乌、枸杞子,加皂角刺 10 g、荆芥 6 g。14 剂,水煎服,每日1 剂。

四诊(2018 年 7 月 30 日)　末次月经 2018 年 7 月 6 日。经期腹痛较前好转,现中脘不适,便干,舌质淡苔薄,脉沉细。此经前气血充盛,予平补调和之药以阴中求阳。

前方去皂角刺、荆芥,加制何首乌 10 g、枸杞子 10 g、苍术 10 g、山药 15 g、鸡内金 6 g、紫苏梗 6 g、鹿角霜 15 g。14 剂,水煎服,每日 1 剂。

五诊(2018 年 8 月 13 日)　末次月经 2018 年 7 月 6 日,患者目前停经 39 日,二便无殊。2018 年 8 月 10 日测血 HCG 2 753 mIU/L、E_2 195.6 pg/mL、P 43 nmol/L。B 超提示:宫内暗区。舌质淡苔薄,脉沉细。患者适逢见喜,此时当固冲任,和气血,予圣愈汤加减。处方:

黄芪 10 g,党参 10 g,炒白术 10 g,炒白芍 12 g,熟地 12 g,砂仁 5 g,怀山药 15 g,苎麻根 20 g,桑寄生 15 g,菟丝子 15 g,覆盆子 15 g,阿胶珠 6 g(烊化),黄芩 10 g,紫苏梗 5 g,陈皮 5 g。

14 剂,水煎服,每日 1 剂。

随访(2019 年 5 月 20 日)　患者孕 39 周足月顺产一健康女婴,产时顺利。

【按】　楼英《医学纲目》云:"每见妇人之无子者,其经必或前或后,或多或少,或将行作痛,或行后作痛,或紫或黑,或淡或凝而不调,不调则血气乖争,不能成孕矣。"本患者平素畏寒,经色淡质稀,经行下腹隐痛,喜温喜按,为阳虚寒凝之征。肾为先天之本,肾阳不足,命门火衰,无以温煦胞络冲任,胞宫因而无以摄精成孕。又平素胃纳一般,常泄泻,为脾阳不振之征。脾为后天之本,生化之源,脾胃薄弱则生化乏源。有道"冲脉隶属于阳明",阳明虚损则冲任不固,气血俱虚,无以成孕,故治以温肾健脾固冲。方用何氏育麟方加减。方中当归补血养肝、和血调经;淫羊藿、菟丝子、肉苁蓉补肾填精充养先天之本;炒白术、山药健脾理气和胃,滋养后天之本;白芍养血柔肝合营,又配以香附、川芎行气活血;香附为血中之气药,又入冲脉,补中有化。并注重周期用药,经期尤重养血活血、因势利导,使经血畅行,无瘀滞之碍;经后期补肾养血填精为要,以助卵泡发育;经间期经验性运用风药,取其灵动不羁、性辛善行之性,使机体气机条畅、温阳通络以促排卵;经前期益气温阳,以稳定黄体功能。用药遵循"以平为期"

的治疗原则,补而不滞,养血填精,并注意动静结合、精气互化。患者肾精得充,脾胃得养,先后二天相调,得育麒麟。

《圣济总录》有云:"妇人所以无子,由于冲任不足,肾气虚寒故也。"章勤认为不明原因不孕症病机责之肾精亏虚,冲任失调。在排除器质性疾病后辨证施治,以温肾养血、调养冲任为治疗大法,再细辨气滞、痰湿、血瘀等具体证型,并将脏腑辨证与奇经辨证相结合,将温肾养血填精的治则贯穿整个治疗过程,且认为"养阳更在滋阴之上",尤重卵泡期温补肾阳,组方平补肾阳之品多于滋阴之品,常用淫羊藿、菟丝子、肉苁蓉、杜仲温补肾阳,以达阳中求阴之效。排卵期常辅以疏肝解郁、宁心安神之品以疏利气机、调畅情志,黄体期"预固胎元"提高妊娠成功率,往往疗效显著。并嘱患者饮食有节,起居有常,以固护卵巢功能。余药随证加减,以达最佳疗效。

案2　钱某,女,31岁。

初诊(2019年8月29日)　主诉:未避孕2年未再孕。现病史:现备孕2胎,性生活正常,未避孕2年未孕。患者月经先后无定期,23～35日一行,9～15日净,经量偏少,色淡质稀,无经行腹痛。末次月经2019年8月17日(较前推迟半个月),10日净。平素易感疲乏,腰膝酸软。丈夫精液检查无殊。既往史:患者既往体健。无重大内科疾病,无肝炎、结核等传染病史,无食物、药物过敏史等。婚育史:已婚,1-0-1-1,2013年因难免流产行清宫术。2014年自然受孕,于2015年1月剖宫产1子。刻下:输卵管造影术后,腰酸肢倦,神疲乏力,纳差,二便无殊,夜寐安。舌淡红苔薄白,脉细弱。辅助检查:2019年8月20日查生殖激素、甲状腺功能无殊。AMH 3.43 ng/mL。2019年8月27日输卵管造影提示双侧输卵管通畅;平素卵泡监测提示有卵泡正常发育排出。中医诊断:不孕症(肾气虚证)。西医诊断:女性不孕症。治法:补肾益气,温养冲任。输卵管造影当属刀创之术,易胶结湿热之邪,当未病先防,予何氏育麟方,加减经验清热化湿药对。处方:

当归15 g,川芎10 g,炒白芍10 g,淫羊藿10 g,肉苁蓉10 g,泽兰10 g,生甘草5 g,皂角刺10 g,鸡血藤15 g,路路通10 g,枸杞子15 g,苍术10 g,马齿苋15 g,蒲公英12 g,徐长卿9 g,重楼6 g,山药15 g,炒白术10 g。

14剂,水煎服,每日1剂。

二诊(2019年9月19日)　末次月经2019年9月8日,诉经量较前增加。现无带下增多。舌脉同前。

前方去马齿苋、蒲公英、徐长卿、重楼,加鸡血藤 15 g、月季花 9 g、怀牛膝 15 g。

14 剂,水煎服,每日 1 剂。

三诊(2019 年 10 月 10 日) 2019 年 10 月 1 日测得 HCG 1 548 IU/L,证实怀孕。

【按】 本患者肾气亏虚,冲任不调,血海失司,故月经先后无定期。肾主骨生髓,腰为肾之外府,肾气虚则腰酸肢倦,神疲乏力。肾气不足,冲任虚衰,无以摄精成孕,故见婚久不孕。故应治以温肾摄精。方用何氏育麟方加减。方中当归补血养肝、和血调经,淫羊藿、肉苁蓉补肾填精充养先天之本,炒白术、山药健脾理气和胃,滋养后天之本,白芍养血柔肝和营,又配以香附、川芎行气活血,香附为血中之气药,又入冲脉,补中有化。初诊时本患者为 HSG 术后,辅以皂角刺、路路通、马齿苋、蒲公英、重楼、徐长卿等清热化瘀通络。二诊时以泽兰、月季花、怀牛膝活血通经。全方遵循"以平为期"的治疗原则,用药补而不滞,养血填精,并注意动静结合、精气互化。患者肾精得充,肝血得养,得育麒麟。

何氏育麟汤适用于脾肾两虚之不孕,临床症见婚久不孕,月经周期延后或闭经,带下绵绵,量多质黏稠;形体丰盛,面色㿠白,纳食不化,肠鸣便溏;舌淡胖苔白腻,脉滑。江南妇女久居湿地者尤为多见。临证以温肾健脾、调补奇经为则,随症佐以化痰、利水、理气宽中之品,效如桴鼓。何氏育麟汤,常用药物有鹿角片、淫羊藿、肉苁蓉、巴戟天、菟丝子、苍术、白术、茯苓、姜半夏、阳春砂、广木香、鸡内金等,既鼓舞脾肾阳气、调经种子,又生血滋源,充养奇经。所谓人之始生,本乎精血之原,人之既生,由乎水谷之养。水谷之海得充,精血之海得填,冲任二脉通盛,自然摄精成孕。

第十一章
男 性 不 育

男性不育是指育龄夫妇双方有规律性生活且未采取任何避孕措施,由男方因素导致女方在一年内未能自然受孕。分为原发性不育和继发性不育。据流行病学统计,全球约有15%育龄夫妇存在生育问题,其中男方因素占50%,男性不育症是不孕症中的重要组成部分。

一、西医概述

(一) 病因机制

按照解剖部位划分,将病因区分为睾丸前、睾丸及睾丸后因素。

1. 睾丸前因素 下丘脑、垂体区域的解剖或功能异常,或疾病、外伤、手术、药物等因素导致的内、外源性激素异常,使得促性腺激素分泌不足,导致继发性睾丸功能障碍。主要包括先天性低促性腺激素性性腺功能减退症(congenital hypogonadotropic hypogonadism,CHH)和垂体瘤,甲状腺功能异常、严重营养障碍相关性疾病等可引起垂体促性腺激素水平低下的全身系统性疾病,均可导致生精功能障碍。

2. 睾丸因素 染色体核型异常、Y染色体微缺失以及单基因变异等染色体或基因异常,以及无睾症、睾丸发育不全、隐睾、睾丸异位等发育异常。腮腺炎、结核、梅毒、麻风诱发的睾丸炎及非特异性睾丸炎易导致睾丸内精子发生障碍。睾丸损伤、扭转除导致睾丸发生缺血和萎缩外,还可诱发异常免疫反应,两者均可导致不育。精索静脉曲张引起不育是由于局部血液返流与淤滞、组织缺氧、氧化应激损伤等多种因素综合作用的结果。睾丸肿瘤及其治疗方法(放化疗)均可以造成精子发生障碍。肝硬化、肾功能衰竭及其他系统性疾病也可导致睾丸功能损伤。

此外,环境中的各种化学物质、内分泌干扰物、电离辐射、重金属、有毒有害气体、长期高温环境等都可能损伤睾丸生精功能而导致不育。吸烟、酗酒、熬夜、肥胖等不良生活习惯也都是男性不育的危险因素。

3. 睾丸后因素　通常包括梗阻、精子功能异常、性功能障碍等相关因素、附属性腺感染及炎症等。

输精管道梗阻是男性不育的重要病因之一。梗阻性无精子症(obstructive azoospermia,OA)占无精子症的 20%～40%,包括睾丸内梗阻、附睾梗阻、输精管梗阻、射精管梗阻。约 37.2% 的 OA 患者有睾丸内梗阻,通常由炎症或创伤引起,先天性睾丸内梗阻相对较少。附睾梗阻是造成 OA 的最常见病因,占 OA 的 30%～67%,中国人群中继发性附睾梗阻较多见,常因感染、创伤及手术所致。输精管梗阻常见于输精管结扎术后、儿时双侧腹股沟处手术(疝修补术、鞘膜积液手术等),少数也可能继发于各类感染。先天性双侧输精管缺如患者可发现 CFTR 基因突变,也可能有其他遗传异常。射精管梗阻占 OA 患者病因的 1%～3%,可以由先天性的沃尔夫管囊肿、苗勒管囊肿或炎症导致射精管阻塞,还有部分医源性因素。

常染色体隐性遗传病纤毛不动综合征(immotile cilia syndrome)由于精子运动器或轴突异常而精子运动能力降低或丧失,从而导致不育。精子 DNA 碎片率和染色体非整倍体率增高可引起精子受精能力下降,从而导致自然受孕概率下降或不良妊娠结局。

精子的成熟依赖于附睾管的管腔微环境,并与附睾液 pH 值、Ca^{2+}、Na^+、K^+ 离子浓度及多种蛋白的表达密切相关。当附睾功能障碍时,可通过蛋白异常表达、非编码 RNAs、脂质异常等影响精子前向运动能力和受精能力。生殖道感染可使精液白细胞增多、炎症因子释放、活性氧(ROS)水平改变,同时可能导致继发输精管道梗阻,从而导致男性不育,但生殖道感染是男性不育可能治愈的病因。

性功能障碍,尤其是勃起及射精功能异常,与男性不育关系密切,其中最为常见的有勃起功能障碍(erectile dysfunction,ED)、不射精及逆行射精等。

值得关注的是,部分男性不育患者仅表现为精液参数异常,却找不到特定原因,其影响生殖的环节可能涉及睾丸前、睾丸、睾丸后的一个或多个环节,尤其可能与遗传或环境等多种因素相关。

(二) 分类与临床表现

WHO 根据病因学将男性不育症分为 16 类：包括性功能障碍性不育、免疫性不育、单纯精浆异常、医源性病因、先天性异常、后天性睾丸损伤、精索静脉曲张、男性附属性腺感染、特发性少精子症、特发性弱精子症、特发性畸形精子症、梗阻性无精子症、特发性的无精子症等。大多数男性不育除了精子数量、活力、形态等异常外，无明显临床表现。

1. 性功能障碍性不育　正常男性性功能包括：性欲、性兴奋、阴茎勃起、性交、射精和性高潮等过程。这一过程是在大脑控制和支配下心理、神经、内分泌系统、血管系统，以及生殖系统参与完成的一个极为复杂的过程。男性性功能障碍是男性性行为和性感觉的障碍，表现为性心理及生理反应的异常或者缺失，主要包括性欲障碍、阴茎勃起障碍和射精障碍(早泄、不射精和逆向射精)等。

2. 精索静脉曲张　由精索内静脉瓣膜发育异常或局部解剖因素导致静脉血流回流受阻，从而引起的精索蔓状静脉丛伸长、扩张、迂曲的病理现象。可表现为同侧睾丸生长发育障碍、疼痛和不适。该病在成年男性中发病率是 11.7%，在精液分析异常者中发病率是 25.4%。精索静脉曲张因引起生精细胞凋亡、睾丸缺氧、代谢物质反流、睾丸温度升高或雄激素、促性腺激素分泌降低导致男性不育症。

3. 男性附属性腺感染　淋球菌、衣原体、支原体、梅毒螺旋体、疱疹病毒等病原体选择性地感染附睾、输精管、射精管、精囊、前列腺等。除了感染部位疼痛不适外，可以影响性腺的正常分泌及生精功能，造成精子形态的改变、活力及存活期缩短，失去受精能力或引起局部免疫反应产生抗精子抗体，使精子失活，造成少精和无精，并对精子 DNA 有明显的损伤作用。

4. 特发性少精子症　按 WHO 标准,将精子密度 $<20\times10^6$/mL 定义为少精子症。其中轻度少精子症：精子密度 $<20\times10^6$/mL,但 $>10\times10^6$/mL；中度少精子症：精子密度 $<10\times10^6$/mL,但 $>5\times10^6$/mL；重度少精子症：密度 $<5\times10^6$/mL。

5. 特发性弱精子症　精液参数中前向运动的精子(a 和 b 级)小于 50% 或 a 级运动的精子小于 25% 的病症,弱精子症又称精子活力低下。

6. 特发性畸形精子症　按 WHO 标准,正常形态的精子百分率少于 4%,

称为畸形精子症,表现为精子头、体、尾的形态变异。头部缺陷包括有大头、小头、锥形头、梨形头、圆头、不定形头、有空泡的头、双头等;颈部和中段的缺陷包括中段非对称地接在头部、粗的或不规则、锐角弯曲、异常细的中段,或上述缺陷的组合;尾部畸形有短尾、多尾、断尾、卷曲等。畸形精子症往往和少精子症、弱精子症联合出现。

7. **梗阻性无精子症、特发性的无精子症**　无精子症是指 3 次精液 3 000 g 离心 15 min 沉渣中未见精子。可以由各种原因导致输精通道阻塞,精子无法排出体外的梗阻性无精子症,也可以是缺乏促性腺激素的刺激作用或生精功能障碍所引起的无精子症。无精子症可以表现为男性不育,也可以伴有睾丸萎缩、性功能障碍等。

8. **后天性睾丸损伤**　腮腺炎性睾丸炎、睾丸外伤及手术、睾丸扭转及睾丸肿瘤等可以通过导致睾丸萎缩、激发异常免疫反应、睾丸缺血性损伤等,进而导致精子状态改变而致不育。

(三)诊断

男性不育症病因复杂,且多数患者无明显临床表现。医生在诊断时需要充分了解病史(家族史、婚育史、性生活史、药物使用史、手术外伤史、环境与职业因素、既往疾病史),结合实验室精液检查结果进行诊断。部分患者可以进一步检查甲状腺功能、生殖内分泌激素、染色体、超声(前列腺、睾丸、附睾、精索静脉)、输精管造影、睾丸活检(详见图 1)。

(四)西医治疗

男性不育病因明确者应针对病因进行精准治疗。患者除了改变不良生活习惯、脱离有害的生活和工作环境、停止有可能影响的药物、治疗原发疾病外,精索静脉曲张、隐睾可采用手术治疗;男性附属性腺感染予以抗感染治疗;自身免疫产生抗精子抗体者可以用肾上腺糖皮质激素类药物、维生素 C 等治疗;内分泌导致的患者可以采用睾酮或人工合成睾酮衍生物治疗。另外,目前有部分研究表明糖皮质激素、克罗米芬、他莫昔芬、HCG、HMG、生长激素、左旋肉碱等药物也对少精子症、弱精子症、畸形精子症有一定的治疗作用。包括睾丸穿刺取精、卵泡浆内单精子注射在内的辅助生殖技术是少弱精子症、无精子症等患者最后的选择。

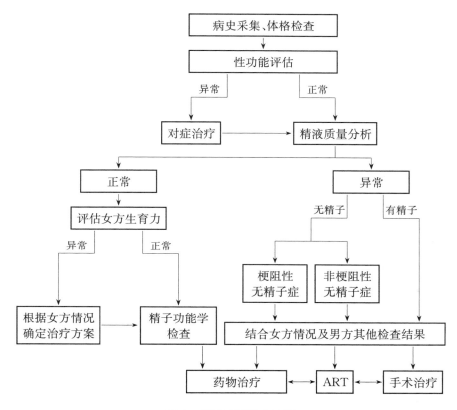

图 1　男性不育诊疗流程

二、章勤诊治思路与特色

（一）中医病因病机

男性不育症属于中医学"不育""无子""无嗣""精冷""精少"等范畴。中医认为，本病的发生有先、后天因素。先天禀赋不足，或后天饮食劳倦、情志内伤、外感六淫之邪等导致痰浊水湿、瘀血等阻滞精室，伤及气血，以致脏腑功能失调。男性生育其根本在肾，与脾、肝、心等脏腑联系密切。肾藏精，心主血，精可化血，血能生精；心脑主司神明，精神内守方能主导精室常藏少泄，以涵养肾精。"肾精亏虚，精室失用"是本病的核心病机，肾虚者，常因肾气、肾阴、肾阳不足，导致肾主生殖功能失常，精室失用；实证者，常因湿热、瘀血、痰浊、毒邪下扰精室,影响脏腑、经络、气血功能,导致肾藏精和主生殖功能紊乱,最终发病。

(二) 辨证分型

1. 肾阳虚证

[主要证候] 性欲减退,阳痿早泄,精子总数少、畸形率高、活动力下降;或射精无力;腰腿酸软,疲乏无力,小便清长,平素畏冷;舌质淡,苔薄白,脉沉细。

[治法] 补肾温阳助育。

[处方] 右归丸(《景岳全书》)。

2. 肾虚精亏证

[主要证候] 性欲减退,阳痿早泄,精子总数少、畸形率高、活动力下降;或射精无力;腰腿酸软,口干,烦躁易怒;舌红苔薄白,脉弦。

[治法] 补肾益精。

[处方] 五子衍宗丸(《医学入门》)。

3. 脾肾亏虚证

[主要证候] 性欲减退,阳痿早泄,精子总数少、畸形率高、活动力下降;或射精无力;腰腿酸软,大便溏稀,胃纳欠佳;舌淡红苔薄白边有齿痕,脉弦。

[治法] 健脾补肾益精。

[处方] 大补元煎(《景岳全书》)。

4. 气滞血瘀证

[主要证候] 精子量少或无精;少腹会阴部或阴茎睾丸的疼痛不适,舌质紫暗、舌边有瘀点瘀斑,舌底络脉青紫、粗大,脉弦涩。

[治法] 活血通窍。

[处方] 血府逐瘀汤(《医林改错》)。

5. 湿热壅盛

[主要证候] 阳事不兴或勃起不坚,精子数少或死精子较多;小腹急满,小便短赤;舌苔薄黄,脉弦滑。

[治法] 清热利湿。

[处方] 程氏萆薢分清饮(《医学心悟》)。

男性不育症的病因是复杂多样的,其治疗不应该局限于一法一方,而应证病结合,将内治、外治相结合,同时辅以平时注意调养摄身、饮食调养等方法,给予综合治疗,以期达到最佳的治疗效果。

（三）诊治心得

章勤认为，男性生育能力主要表现为精子的状态和性生活的能力，与脏腑关系密切。《素问·上古天真论》云："丈夫……二八，肾气盛，天癸至，精气溢写，阴阳和，故能有子……七八肝气衰，筋不能动，天癸竭，精少，肾脏衰，形体皆极。八八则齿发去。"肾藏精，主生殖，是男性生育能力的重要基础，肾阳虚则温煦、推动能力不足，易致阳痿、早泄；肾精亏虚则先天不足导致少精、无精。脾胃为后天之本，气血生化之源，脾胃虚弱则气血乏源，易致少精、弱精。肝与肾精血同源，肝属木，肾属水，乙癸同源，气机有失疏泄，郁而化火，耗伤肾水，水不涵木，肾不藏精，从而导致少弱精子症。心为君主之官，主神明，具有主宰五脏六腑、形体官窍等生命活动和意识、思维等精神活动的功能，心不宁则卧不安，易致阳痿、早泄等。

章勤立足脏腑理论，针对男性不育提出以下几点治则。

1. 乙癸同源，肝肾同治　肾藏精，为生殖之本，具有先天发动之机，关乎繁衍。故男性不育症的遣方用药尤重于肾。肝肾两脏同居下焦，肾藏精，肝藏血，精可化血，血亦能生精，故肝阴、肝血不足均可致肾精化源不足而导致男性不育症。"主闭藏者肾也，司疏泄者肝也"，生殖之精、脏腑之精虽藏于肾中，但肝在其形成输布过程中发挥着重要的作用，调节着生殖之精施泄。章勤推崇李中梓在《医宗必读》中"乙癸同源，肾肝同治"的学术思想，认为男性不育的治疗中需肝肾同治，着重调节肝疏泄、肾藏精功能的协调。益肾填精、平衡肾中阴阳，养肝疏肝、调达肝之气机，肝肾同治，辨证用药，可提高临床疗效。补肾药中章勤喜用肉苁蓉、菟丝子、川续断、杜仲、淫羊藿、仙茅等，其平补肝肾、温而不燥、滋而不腻。若有肾气不足者，稍佐阳起石、锁阳等纯阳之品。同时亦用天冬、蒺藜、当归等养血疏肝之品。

2. 顾护脾胃，功简药专　男性不育症往往病程冗长，用药稍有不慎，有伤及脾胃之虞。临床用药时，章勤主张力求方药精简平和、勿伤脾胃。补精生精之药总需胃化脾传，方能徐徐变精归肾。因此，药物配伍时章勤常加用陈皮、紫苏梗、苍术等理气和胃之品顾护脾胃。

3. 重视阳气，以阳为用　章勤认为，男性不育症患者常有阳气不足或阳气被遏的表现，这与现代人生活过于安逸、饮食生冷不节有关。"阳化气，阴成形"，阳性热主动而散，有气化温煦推动作用，推动人体脏腑气血发挥正常生理功能,故阳气对男性性功能及精子活动有十分重要的影响。因此,章勤认为男性不育症的治疗应重视阳气,养阳当在养阴之上。

4. 心理调治,养精求育　男性不育症患者,特别是伴有性功能障碍者,精神、心理因素往往是其十分重要的发病原因。工作生活压力重,或盼子心切、过度焦虑,可直接影响精子的生成及性功能。不少男性因精神因素而患阳痿、早泄、射精障碍。所以,章勤临证时非常重视心理调治,通过话语宽慰患者,增强患者的自信心,缓解心理压力,使患者保持轻松乐观的生活态度,从而取得满意的疗效。除药物和心理治疗之外,章勤还主张对患者进行生活习惯的宣教和性生活的指导。患者治疗期间应遵守节房事、戒酒烟、慎饮食的养精求育之道。

三、医案实录

案1　任某,男,31 岁。

初诊(2018 年 2 月 20 日)　主诉:婚后未避孕未育 2 年。

现病史:从事办公室工作,运动量少,面色淡白,夜寐一般,胃纳欠佳,偶感胃胀不适伴嗳气,大便偏溏,小便色黄量中,时有腰酸、腰部畏冷,少腹刺痛。舌黯淡,苔薄白,脉沉弦。平素性生活规律,无阳痿早泄等。其妻生育相关检查均无异常。既往体健,否认腮腺炎、隐睾、前列腺炎、睾丸炎等病史。否认嗜烟嗜酒。查体无殊。2017 年 10 月外院精液检查:正常形态率 3%;精子活动力:A+B 21.5%,A 2.59%。中医诊断:男性不育症(肾阳不足;气滞血瘀)。西医诊断:男性不育;畸形精子症;弱精子症。治拟益肾壮阳,行气活血。方予五子衍宗丸合右归丸加减。

蜈蚣 2 条,露蜂房 9 g,淫羊藿 15 g,仙茅 15 g,当归 15 g,黄芪 30 g,菟丝子 20 g,蛇床子 6 g,肉苁蓉 15 g,韭菜子 15 g,锁阳 15 g,蒺藜 15 g,怀牛膝 15 g,茜草 10 g,阳起石 15 g,丹参 15 g,紫苏梗 6 g,陈皮 6 g。

14 剂,水煎服,每日 1 剂。

二诊(2018 年 3 月 12 日)　患者自诉同房后腰酸,胃胀不适较前好转,舌脉同前。

去蛇床子,加杜仲 15 g、川续断 10 g 补肾填精。12 剂,水煎服,每日 1 剂。

三诊(2018 年 3 月 26 日)　诉腰酸明显好转。舌脉同前。

加皂角刺 10 g、红花 3 g 活血通络。12 剂,水煎服,每日 1 剂。

2018 年 5 月复查精液检查：精子正常形态 6％，精子 A＋B 35.1％，A 15％。后继续治疗 2 月余,电话告知其妻已妊娠。

【按】《素问·六节藏象论》云:"肾者主蛰,封藏之本,精之处也。"肾虚是男性不育症的病理基础。本案患者以肾阳不足、精气清冷之腰酸、腰部畏冷、精子活力差为主症,又见少腹刺痛、精子畸形率高等血瘀之象,胃胀不舒等气滞之征。综其舌脉,治当补肾温阳、行气活血。章勤治以肉苁蓉、锁阳、阳起石温肾助阳为君;蛇床子、仙茅、淫羊藿、韭菜子、菟丝子温肾壮阳固精为臣;当归、丹参、茜草凉血活血,一则以行血滞,二则以制温阳药之燥热之性;黄芪补气生阳。共为佐药。蜈蚣、露蜂房可搜风通络、祛瘀散结,且因其虫类药走窜善行,药力直达病所,在男科不育治疗中常为点睛之笔,取效迅速,屡试不爽。余随兼症加减药味,该患常有胃胀嗳气,中焦气机不利,故以陈皮、紫苏梗理气和胃;又予杜仲、川续断补肝肾强筋骨以治腰酸之症。全方药味排布思虑周密,诸药相合达益肾壮阳、行气活血之功。

案 2　陈某,男,46 岁。

初诊(2019 年 3 月 7 日)　主诉:未避孕未育 3 年余。现病史:患者从事办公室工作,平素性生活规律,每周 3 次,偶有阳痿、射精困难。平素腰酸乏力。其妻生育相关检查均无异常。既往体健,否认腮腺炎、隐睾、前列腺炎、睾丸炎等病史。否认嗜烟嗜酒。刻下:夜寐一般,胃纳可,二便调。腰酸乏力,房事后明显,四肢欠温。舌紫暗苔薄白,脉涩,尺部沉。查体无殊。辅助检查:2019 年 2 月精液检查:精子正常形态率 0％。精子活动力:A＋B 17％,A 5.8％。中医诊断:不育症(肾虚血瘀)。西医诊断:男性不育;畸形精子症;弱精子症。治拟益肾壮阳,活血通络。方予五子衍宗丸加减,处方:

蜈蚣 2 条,露蜂房 10 g,淫羊藿 15 g,仙茅 15 g,当归 15 g,黄芪 30 g,菟丝子 15 g,蛇床子 6 g,肉苁蓉 15 g,韭菜子 15 g,锁阳 15 g,蒺藜 15 g,皂角刺 10 g,红花 3 g,茜草 10 g,紫苏梗 6 g。

14 剂,水煎服,每日 1 剂。嘱患者养成良好的生活习惯如避免久坐、不要熬夜、加强体育运动锻炼身体等。

二诊(2019 年 3 月 21 日)　腰酸好转,诉有口干,舌脉同前。处方:

蜈蚣 2 条,露蜂房 6 g,淫羊藿 15 g,仙茅 15 g,当归 15 g,黄芪 30 g,菟丝子 15 g,蛇床子 6 g,肉苁蓉 15 g,韭菜子 15 g,锁阳 15 g,蒺藜 15 g,茜草 10 g,紫

苏梗 6 g,天冬 10 g,麦冬 10 g,陈皮 6 g。

14 剂,水煎服,每日 1 剂。

三诊(2019 年 4 月 7 日) 腰酸乏力减,性生活正常,舌脉同前。处方:

蜈蚣 2 条,露蜂房 6 g,淫羊藿 15 g,仙茅 15 g,当归 15 g,黄芪 30 g,菟丝子 15 g,蛇床子 6 g,肉苁蓉 15 g,韭菜子 15 g,锁阳 15 g,蒺藜 15 g,茜草 10 g,紫苏梗 6 g,陈皮 6 g。

14 剂,水煎服,每日 1 剂。

后守上方中药 2 月余,6 月复查精液检查示精子正常形态率 3%,精子活动力:A+B 38.1%;A 17%。

【按】 《素问·上古天真论》有云:"丈夫……二八肾气盛,天癸至,精气溢写,阴阳和,故能有子。"故男性不育首责之于肾。肾精亏虚,则生殖之精难以得到滋养;肾阳不足,则无以温化无形之精微转化为有形之生殖之精。该患者肾精不足,故腰府失养为腰酸;元阳不足,无以温煦四肢,故四肢欠温。患者精子畸形率极高,章勤认为畸形精子症的病机需考虑血瘀,体内离经之血与败精胶着于精道,未能消散形成瘀血,阻滞气机,影响精道正常运行输布,生殖之精供养不足或挤压发育变形,导致高畸形率。患者舌脉亦可示有血瘀之象。章勤全方以补肾填精为主,壮阳道为辅,兼顾活血化瘀,补中有泻,动静相合。另有现代研究发现,补肾药含有对精子生成有促进作用的必需微量元素,如锌、锰、铜等,能增加精子数量并提高精子质量。服药 3 月余患者精子正常形态率已几近正常,可见药效斐然,后守原方续用,期怀妊之喜。

案 3 陈某,男,38 岁。

初诊(2019 年 12 月 24 日) 主诉:盗汗数月,女方难免流产 2 次。现病史:2016 年因甲状腺癌伴淋巴结转移,手术切除后行[131]碘治疗,一度前向运动精子百分率为 0%,目前服左甲状腺素钠片(优甲乐)2.5 颗,每日 1 次。夫妻同居,女方难免流产 2 次。刻下:盗汗,双足冰凉,时感足跟疼痛,略口干,无明显腰酸,纳可,夜寐梦扰,二便尚调。舌质淡苔薄白中有裂痕,脉细。查体无殊。辅助检查:精子浓度 11%,PR 前向运动精子百分率 16.1%。中医诊断:不育症(肾虚血瘀证)。西医诊断:男性不育;弱精子症。治拟滋肾填精,活血通络。方予五子衍宗丸加减,处方:

蜈蚣 2 条,露蜂房 10 g,淫羊藿 15 g,仙茅 15 g,当归 15 g,黄芪 15 g,菟丝子 15 g,蛇床子 6 g,肉苁蓉 15 g,韭菜子 15 g,锁阳 15 g,炒蒺藜 15 g,茜草

10 g,麦冬 10 g,皂角刺 10 g,红花 3 g。

14 剂,水煎服,每日 1 剂。维生素 E 软胶囊每次 1 粒,每日 1 次,口服。

二诊(2020 年 1 月 14 日)　病史同前,服药后二便无殊,夜寐安,舌质红苔薄,脉细。处方:

前方去皂角刺,加天冬 10 g、绿萼梅 6 g、柴胡 10 g。14 剂,水煎服,每日 1 剂。

三诊(2020 年 3 月 10 日)　病史同前,偶有心慌,无腰腿酸软,舌质红苔薄,脉细。处方:

前方去柴胡,加炙甘草 6 g、五味子 6 g。14 剂,水煎服,每日 1 剂。

四诊(2020 年 3 月 24 日)　病史同前,心慌已除,甲状腺功能复查正常范围内,神疲乏力,偶有腰酸,舌质红苔薄边有齿痕,脉细。

前方去麦冬、天冬、五味子,加炒白术 10 g、茯苓 15 g。14 剂,水煎服,每日 1 剂。

五诊(2020 年 4 月 6 日)　病史同前,神疲乏力,偶有腰酸,心慌已转,舌质红苔薄,脉细。

前方去蜈蚣、露蜂房,加鸡血藤 15 g。14 剂,水煎服,每日 1 剂。

六诊(2020 年 4 月 27 日)　病史同前,偶有心慌,舌质红苔薄,舌边红,脉细。

前方去蛇床子、韭菜子、绿萼梅,加麦冬 10 g、柏子仁 10 g、天冬 10 g、陈皮 5 g。14 剂,水煎服,每日 1 剂。嘱精液复查。

七诊(2020 年 5 月 11 日)　病史同前,口干,心慌,复查精子浓度 38%,PR 前向运动精子率 44.43%,Y 染色体正常,舌质红苔薄,脉细。

前方去锁阳,加石斛 10 g、五味子 5 g、玄参 10 g。14 剂,水煎服,每日 1 剂。

八诊(2020 年 5 月 25 日)　辅检返回:顶体酶 24.6 $U/10^6$(略低),正常形态率 5%,心慌已好转,口干,胃纳不佳,舌质红苔薄,脉弦。

前方去五味子,加炒谷芽 10 g。14 剂,水煎服,每日 1 剂。

【按】《金匮要略》有言"千般疢难,不越三条,一者,经络受邪,入脏腑,为内所因也;二者,四肢九窍,血脉相传,壅塞不通,为外皮肤所中也;三者,房室、金刃、虫兽所伤。以此详之,病由都尽"。本患者因甲状腺癌伴淋巴结转移,手术治疗后行[131]碘治疗,致病因素应属"药毒"范畴。本病的基本病机责之肾阴阳

177

两虚,又兼有肝郁气滞、心气不足、筋脉瘀阻,病位涉及心、肝、肾。章勤认为,药毒为火热之邪,病初易耗气伤津,久病则损及肾阴。肾阴已损,又患者公事繁忙,夜不能寐,寐则梦扰,阴阳无以和合,阴液暗耗,则肾阴愈亏,而元阴不足,相火偏亢,炼液为痰,最终气血瘀阻。阴阳互根互用,阴虚则无以阴中求阳,日久肾阳亦亏。所谓"阳化气,阴成形",肾阳不足温煦推动无力,反映于现代医学可见 PR 前向运动精子百分率降低,阴精亏耗濡润失责,可见精子浓度降低。火热太过,"壮火食气……壮火散气",因"热伤气",故患者又有心慌、神疲乏力等心气不足之征,心气不足,心血亏耗,气血两虚,血虚不能正常循行经脉,亦形成血瘀。因自身疾病致妻子多年未孕,心理负担巨大,平素情志抑郁,神情紧张,故又有肝郁病机。肝气郁结,肝木失养,宗筋拘急,久而成瘀。本患者病机复杂,证型相兼而见,用药需补肾温阳、滋阴填精,兼疏肝行气、交通心肾、活血化瘀。方用葆真丸加减。方中二仙、锁阳、肉苁蓉、韭菜子补肾温阳,二冬养阴生津,炒蒺藜平肝解郁,茜草、皂角刺、红花、蜈蚣活血通络化瘀,同时使全方补而不滞。据现代药理研究表明,蛇床子、露蜂房两味杀虫药都在不同程度上对辐射、药物、细菌感染引起的少弱精子症有一定的治疗效果。余药随症加减,患者心慌明显,则加入炙甘草、五味子;患者口干口苦,则加入北柴胡、石斛;纳谷不馨则入炒谷芽、四君子。六诊之后复查患者精子质量,已较前明显好转,基本属于正常范围内,可放心试孕。

第十二章
围辅助生殖的中医药调治

体外受精-胚胎移植（IVF－ET）术这一技术为人类生殖的自我调控开创了新纪元，尽管目前 IVF－ET 中获卵率可达 80％～90％，但其临床妊娠率却仅徘徊于 30％～50％。未能妊娠的原因很多，如卵巢反应功能低下而取消促排卵周期，子宫内膜接受能力差而致着床障碍等都是非常棘手的问题。另外，如何防止垂体降调节后黄体功能不足，减少流产率；如何在有效地促进多卵泡发育的同时，防止卵巢过度刺激综合征；如何在保证卵泡数量的同时，提高卵细胞的质量；如何使子宫内膜与胚胎发育同步化，改善子宫内膜容受性等，已成为目前生殖医学界研究的热点问题。这也成了中医药介入辅助生殖技术的切入点。

一、西医概述

（一）病因和发病机制

可参照不孕症的西医发病机制，女性不孕因素常见于输卵管因素、排卵因素、子宫及宫颈因素等，男性不育因素常见于精子生成障碍与精子运送障碍，此外还有免疫因素、男女双方因素及不明原因不孕。IVF 受精失败的常见原因有：卵母细胞不成熟、精卵结合障碍、卵子精子发育不同步等。而移植的成败与否，则与胚胎质量、子宫内膜接受性、移植技术等有关。卵巢过度刺激综合征（OHSS）的发病机制尚不十分明确，目前研究认为卵巢源性血管内皮生长因子、肾素—血管紧张素系统因子、炎性细胞因子（如白细胞介素）等在 OHSS 发病中发挥重要作用，是导致 OHSS 毛细血管通透性增加的主要物质。

（二）诊断

因各种原因导致原发不孕或继发不孕，需进行 IVF－ET 的患者均属于本病范畴。根据《卫生部关于修订人类辅助生殖技术与人类精子库相关技术规范、基本标准和伦理原则的通知》（卫科教发〔2003〕176 号）。

1. 体外受精-胚胎移植适应证　① 女方各种因素导致的配子运输障碍。② 排卵障碍。③ 子宫内膜异位症。④ 男方少、弱精子症。⑤ 不明原因的不育。⑥ 免疫性不孕。

2. 卵胞浆内单精子显微注射适应证　① 严重的少、弱、畸精子症。② 不可逆的梗阻性无精子症。③ 生精功能障碍（排除遗传缺陷疾病所致）。④ 免疫性不育。⑤ 体外受精失败。⑥ 精子顶体异常。⑦ 需行植入前胚胎遗传学检查的。

3. 植入前胚胎遗传学诊断适应证　目前主要用于单基因相关遗传病、染色体病、性连锁遗传病及可能生育异常患儿的高风险人群等。

（三）治疗

宫腔镜可直观了解宫腔内情况，是评价子宫内膜最准确、可靠的方法，是 IVF－ET 术前的一种理想的检查方法，可避免因宫腔异常导致的 IVF－ET 失败。

IVF－ET 术后黄体支持主要包括孕激素（黄体酮注射液、黄体酮口服制剂、黄体酮阴道制剂）、雌激素、HCG 等。有研究证明 IVF－ET 周期的超促排卵方案会造成卵泡期血清雌激素、孕激素水平的明显升高，高水平的雌孕激素可对血液的凝血和纤溶系统产生一定的影响，从而呈现出血液高凝状态。对高凝状态者早期可采用低分子肝素钙及小剂量阿司匹林治疗。对于反复移植失败者，当前常用的治疗方法包括抗凝疗法（低分子肝素和阿司匹林抗凝）、免疫抑制（糖皮质激素、强氯喹、环孢素、免疫球蛋白等）、免疫调节（TNF－α 拮抗剂、粒细胞集落刺激因子注射等）。

二、章勤诊疗思路与特色

（一）中医病因病机

可参照不孕症的中医病因病机，主要病机为肾气不足，冲任气血失调，多由肾虚、肝郁、血瘀、痰湿等所致。

　　术前主要病机包括肾虚血瘀、肝郁气滞、痰湿阻滞、肝肾阴虚、脾肾阳虚及气虚血瘀。围 IVF - ET 者多合并有一些基础疾病，如合并多囊卵巢综合征者多由肾虚、痰湿阻滞或肝郁气滞所致；合并子宫内膜异位症者多由肾虚血瘀、气虚血瘀或气滞血瘀所致；合并输卵管炎、输卵管积水者多由气虚血瘀、湿热瘀结或寒湿凝滞所致；卵巢储备功能下降者多由肾虚精亏所致；IVF - ET 反复失败者则多由肝肾亏虚、肝郁气滞所致。垂体降调节时病机多为肾气不足或肾阴亏虚，超排卵时病机为肾阴不足、肾精亏虚、肝气郁滞。移植后主要病机为脾肾两虚。

（二）诊治心得

　　章勤提出"三步三期法"进行围 IVF - ET 中医药调治，三步即术前调理，术中配合，术后安胎；三期即降调期滋阴补肾、清心降火，超排卵期滋补肝肾、柔肝疏肝，移植前期补肾健脾、养血活血。"三步三期法"的合理运用可使冲任调和，胞宫气血充盈，提高胚胎移植妊娠率。

　　1. 术前调理　IVF - ET 患者多伴基础疾病，如多囊卵巢综合征、子宫内膜异位症、输卵管炎、卵巢储备功能下降等，复杂多样的基础疾病，可影响 IVF - ET 期间超促排卵、取卵、移植的各个环节。中医调治可提高获卵率、移植成功率，特别对卵泡发育不良、卵巢低反应、子宫内膜容受性低下、少弱精症等疾病有着独特疗效。

　　（1）卵泡发育不良：卵泡发育不良（follicular maldevelopment，FM）是指除多囊卵巢及黄素化不破裂综合征外的异常发育的卵泡，其大小及功能均不能达到成熟卵泡水平，主要包括卵泡的生长速度异常、形态异常、大小异常、数量异常及位置异常。章勤认为此类疾病的治则为：补肾填精为主，疏肝调血并驱。善用巴戟天、肉苁蓉、淫羊藿、菟丝子等药物平补肾阴肾阳，以固女子之根本；阴精长则天癸盛，以熟地、枸杞子、黄精等药益肾阴、填肾精，为卵泡发育提供了物质基础，并佐以鹿角霜、仙茅温肾助阳、阳中求阴，以促卵泡生发。同时运用绿萼梅、香附、郁金、月季花等疏肝理气，以调节气机升降。百脉胞络通畅则精血化生，冲任胞脉及卵子均得以滋养；因此宜配伍当归、川芎、丹参、白芍等补血行血之品畅通血行，气血运行通畅则卵子能得到充足养分，生长发育无阻。

　　（2）卵巢低反应：卵巢低反应（poor ovarian response，POR）指卵巢对促性腺激素刺激反应不良的病理状态,主要表现为卵巢刺激周期发育的卵泡少、血雌激素峰值低、促性腺激素(gonadotropins,Gn)用量多、周期取消率高、获卵数少和临床妊娠率低。章勤认为此类疾病多为先天禀赋不足、房劳多产或七情内伤等因素造成卵子无法正常发育成熟,致使生育力下降。临床上本病以肝肾亏虚型多见,亦可兼夹他证,但基本病机总不离肾精亏虚、癸水不足,其治疗注重滋肾填精,同时结合辨证,整体调治。选方用药常以滋肾养血调冲之养巢颗粒灵活化裁,养巢颗粒源于何氏妇科传统经验方,已广泛运用于临床数十载,临床疗效满意。

(3) 改善子宫内膜容受性:子宫内膜容受(endometrial receptivity,ER)是指母体子宫内膜处于一种允许胚泡黏附、穿透并植入的状态,受到严格的时间和空间限制。改善子宫内膜容受性对提示胚胎移植术后妊娠率有重要意义。章勤多以奇经损伤、肾虚血瘀论治,以补肾活血化瘀为基本大法。方多以河车四物汤为底方加减化裁,佐以肉苁蓉、菟丝子、制何首乌、黄精、覆盆子滋补肝肾,以龟甲等血肉有情之品填补奇经使子宫内膜得以修复,再配合鸡血藤、赤芍、丹参活血化瘀之品寓补于攻,疏其瘀滞,使瘀血得化,新血得生,气血调畅,胞宫得以滋养。同时对于伴有宫腔粘连的薄型子宫内膜患者,建议其以中药治疗与宫腔镜下粘连分离术相结合,通过宫腔镜手术改善其宫内环境。在宫腔镜治疗的周期中常佐以红藤、马齿苋等清热消炎之品,同时加中药保留灌肠,预防宫腔镜术后感染。中西医结合,疗效显著。

2. 术中配合 根据辅助生殖技术用药的规律,将其术程分为降调期、超排卵期、移植前期三个时期。此时把握用药时机,针对这三个时期的特点进行中药干预治疗,注重阴阳转化,动静结合,使冲任调和,胞宫气血充盈,可以增强西药疗效,减轻西药的副作用,提高妊娠率。

(1) 降调期:垂体降调节是控制性超排卵长方案中的重要一环,其应用促性腺激素释放激素类似物(GnRH-a)类药物可使卵泡发育同步化,为超排卵做准备,募集更多成熟卵泡,从而提高 IVF-ET 的成功率。患者在临床症状上有其特征性表现,如潮热、盗汗、性欲低下、五心烦热等肾阴亏虚、相火妄动症状,或可见眩晕、耳鸣、腰膝酸软等肾气不足表现,治疗上常用生地、熟地、菟丝子、葛根、天冬、麦冬、制玉竹、柏子仁、龟甲、制何首乌等滋阴补肾,清心降火。

(2) 超排卵期:运用大量外源性促性腺激素使处于始基卵泡阶段的卵细胞同时发育,以便取得更多、更均衡的优质卵泡。超排卵药物干扰了机体的内环境,造成了人为的、相对的虚损状态,其病位主要在冲任,病机为肾精亏虚难以化生卵泡,阴液失于润泽,阳气无以化生,冲任血少失资。此期阴阳急剧转化,兼见有肝失疏泄、藏泄失衡,应适当运用中药滋补肝肾,柔肝疏肝。所用滋阴之药物应当选用清补之品,以防过于滋腻有碍脾胃运化、气机生发。常用药物有生地、熟地、山茱萸、山药、天冬、麦冬、炒白芍等。

(3)移植前期:移植前期患者的内膜容受性及黄体分泌功能是治疗干预的关键。在常规应用黄体酮维持黄体功能基础上,辅以补肾健脾、养血活血,可改善子宫内膜的容受性及临床妊娠率。肾为先天之本,主生殖,《石室秘录·子嗣论》谓"肾水衰者,则子宫燥涸,禾苗无雨露之润,亦成萎黄,必有堕胎之叹",故有"肾以载胎"之说。脾为后天之本,气血生化之源,子宫内膜如土壤,脾属土,居中焦而化生万物,调补后天中土可改善内膜容受性。胎元之载养全赖于先天之肾气与后天之脾气的相互协调,两者共同维系着正常的妊娠过程。故在移植前培补脾肾以益胎元,常用药物有黄芪、肉苁蓉、菟丝子、淫羊藿、杜仲、桑寄生、鹿角片等。此时佐以鸡血藤、当归、川芎等养血活血之品,使精血充足,胞宫得养。

3. 术后安胎　此病参照先兆流产的诊治,胚胎移植术后患者,往往基础疾病多,宫腔环境复杂,且多胎妊娠者多,较自然受孕者更易在孕期出现先兆流产症状。章勤认为此病主要责之脾肾、气血、冲任二脉的损耗。养胎之法最宜清淡润和,补宜平补,养血而不碍胃,益气而不助火,宜凉不宜热,宜清不宜泻,方用寿胎丸为主加味治疗。同时,根据八纲、脏腑辨证,结合患者体质,分为脾肾亏虚、肾虚夹瘀、肾虚血热、肾虚湿热、气虚夹瘀等型,治以健脾补肾、滋阴活血、清热凉血、清湿泻热、益气化瘀等法。

(三)辨证分型

应分术前、术中、术后分别辨证论治:术前应根据症状、舌脉,结合患者所合并的基础疾病辨明脏腑寒热虚实,治疗以补肾益精、理气活血为主;术中应根据 IVF-ET 不同时期分别以滋肾养阴、健脾补肾为主;术后则根据阴道出血、腰酸、腹痛等症状,辨明虚、热、瘀等情况,治疗以补肾益气安胎为主。

1. 术前调理

(1)肾虚血瘀证

[主要证候]婚久不孕,月经不调,经量或多或少,色紫黑,有血块,腰酸腿软,头晕耳鸣,精神疲倦,小便清长,经行不畅,甚或漏下不止,少腹疼痛拒按,经前痛剧,舌淡黯,或舌边有瘀点,苔薄,脉沉细或弦涩。

［治法］补肾益气，活血调经。

［处方］苁蓉菟丝子丸（《济阴纲目》）。

（2）肝郁气滞证

［主要证候］婚久不孕，月经或先或后，量多少不定，经前乳房胀痛，胸胁不舒，小腹胀痛，精神抑郁，或烦躁易怒，舌黯红，苔薄，或舌边有瘀斑，脉弦细。

［治法］疏肝解郁，理血调经。

［处方］逍遥散（《太平惠民和剂局方》）。

（3）痰湿阻滞

［主要证候］婚久不孕，形体肥胖，经行延后，甚或闭经，胸闷泛恶，头晕心悸，面目虚浮，或带下量多，色白质黏无臭，舌淡胖，苔白腻，脉滑。

［治法］燥湿化痰，理气调经。

［处方］苍附导痰丸（《叶天士女科诊治秘方》）。

（4）肝肾阴虚证

［主要证候］婚久不孕，月经提前，量少色鲜，头晕耳鸣，形体消瘦，腰酸腿软，眼花心悸，皮肤不润，失眠多梦，舌红略干，苔少，脉细或细数。

［治法］滋肾养血，调补冲任。

［处方］左归丸（《景岳全书》）。

（5）脾肾阳虚证

［主要证候］婚久不孕，月经后期，量少色淡，甚则闭经，形寒肢冷，纳少便溏，带下量多，腰膝酸软，面色晦黯，性欲淡漠，小便频数，舌淡，苔白，脉沉细弱或沉迟。

［治法］温补脾肾，调补冲任。

［处方］龟鹿二仙汤（《医便》）。

（6）气虚血瘀证

［主要证候］婚久不孕，下腹疼痛或结块，缠绵日久，经行加重，经血量多有块，疲乏无力，精神不振，食少纳呆，舌黯红，有瘀点，苔白，脉弦涩无力。

［治法］益气健脾，化瘀调冲。

［处方］理冲汤（《医学衷中参西录》）。

2. 术中调治

（1）肾阴亏虚证（垂体降调节）

［主要证候］性欲减退，五心烦热，腰膝酸软，眩晕耳鸣，阴中干涩，肌肤失

润,失眠多梦,舌红,苔少,脉细数。

〔治法〕滋阴补肾,调补冲任。

〔处方〕养精种玉汤(《傅青主女科》)。

(2)肾虚肝郁证(超排卵时)

〔主要证候〕阴道干涩,五心烦热,胸胁不舒,性欲减退,小腹胀痛,精神烦躁,腰酸腿软,舌红,苔薄或苔少,脉细。

〔治法〕滋肾益精,疏肝开郁。

〔处方〕归肾丸(《景岳全书》)合开郁种玉汤(《傅青主女科》)。

(3)脾肾两虚证(移植后)

〔主要证候〕腰膝酸软,纳少便溏,带下清稀,肢体倦怠,少气懒言,小便频数,舌淡,苔白滑,脉沉细。

〔治法〕补肾健脾,固冲安胎。

〔处方〕四君子汤(《太平惠民和剂局方》)合寿胎丸(《医学衷中参西录》)。

3. 术后安胎(可参照胎动不安或胎漏的辨证论治)

(1)肾虚证

〔主要证候〕妊娠期阴道少量出血,色淡暗,质薄;小腹坠痛,腰酸痛;两膝酸软,头晕耳鸣,夜尿频多,或曾屡有堕胎,舌质淡,苔白,脉沉细略滑。

〔治法〕补肾健脾,益气安胎。

〔处方〕寿胎丸(《医学衷中参西录》)。

(2)气血虚弱证

〔主要证候〕妊娠期阴道少量出血,色淡红,质清稀;小腹坠痛或伴腰酸痛;神疲肢倦;心悸气短,面色无华或萎黄,舌质淡,苔薄白,脉细缓略滑。

〔治法〕补气养血,固肾安胎。

〔处方〕胎元饮(《景岳全书》)。

(3)血热证

〔主要证候〕妊娠期阴道少量出血,色鲜红或深红;小腹疼痛或腰胀痛;口干咽燥,心烦少寐,手足心热,小便短黄,大便秘结,舌质红,苔黄,脉滑数或弦滑。

〔治法〕清热凉血,养血安胎。

〔处方〕保阴煎(《景岳全书》)。

(4)血瘀证

〔主要证候〕妊娠期阴道不时少量下血,色红或黯红,胸腹胀满,少腹拘急,甚则腰酸,胎动下坠,皮肤粗糙,口干不欲饮,舌黯红或边尖有瘀斑,苔白,脉沉弦或沉涩。

〔治法〕祛瘀消癥,固冲安胎。

〔处方〕桂枝茯苓丸(《金匮要略》)。

三、医案实录

案1 张某,女,27岁。

初诊(2016年5月21日) 主诉:月经量少6年,未避孕未孕2年。现病史:患者平素月经周期规则,7日/30～33日,6年前人工流产术后出现月经量少,色黯,为原来1/5,2～3日净,无痛经。末次月经2016年5月18日。患者2014年12月因右侧输卵管妊娠行右侧输卵管切除术,术中见盆腔广泛粘连,左侧输卵管伞端闭锁伴积水,术中予盆腔粘连分离及输卵管造口,术后输卵管造影显示左侧输卵管不通。2016年3月外院行宫腔镜下子宫内膜粘连分离术,建议术后1个月再行宫腔镜探查术,患者因家中有事耽误。2016年4月因继发不孕(输卵管因素)于上海市复旦大学附属妇产科医院取卵12枚,配成8个(4优4普)冻存。B超提示子宫内膜双层厚5 mm左右,拟中药调理后行胚胎移植术。刻下:舌质淡、苔薄,脉细涩。婚育史:已婚,0-0-2-0。既往人工流产2次,末次流产2010年。妇科检查:外阴正常,阴道畅,宫颈光,子宫前位,大小正常,活动性可,子宫及附件压痛(-)。中医诊断:不孕症(肾虚血瘀证);月经过少。西医诊断:继发不孕;宫腔粘连术后。治拟补肾填精,活血化瘀。予四物汤合归肾丸加减,处方:

当归15 g,川芎10 g,炒白芍10 g,熟地12 g,砂仁3 g(后下),丹参15 g,制香附10 g,郁金6 g,淫羊藿10 g,肉苁蓉15 g,菟丝子20 g,泽兰10 g,生甘草5 g,温山药20 g,黄精30 g,炒白术15 g,覆盆子15 g,陈皮6 g,胡芦巴10 g,鸡血藤15 g。

12剂,水煎服,每日1剂。同时配合中成药胚宝胶囊口服,每次3粒,每日2次。并告知患者虽然宫腔镜下粘连分解术后提示患者宫腔形态已基本恢复正常,但内膜受损无法短时间恢复,其间粘连复发的可能性极大,嘱患者月经前1周行子宫内膜容受性超声检查,必要时需要再次宫腔镜手术。

二诊(2016年6月4日) 患者诉经间期见到明显拉丝白带,舌质淡、苔薄,脉细。患者已值经间期。在原方基础上去黄精、覆盆子,加青皮 6 g、生蒲黄15 g。

7 剂,水煎服,每日 1 剂。

三诊(2016 年 6 月 11 日)　子宫内膜容受性 B 超检查示:子宫内膜连续性中断,内膜最后处约 5.3 mm(双层),考虑宫腔粘连可能性大。后在原方基础上遵循月经周期加减用药 1 月余,患者于 2016 年 7 月 20 日月经来潮,2016 年 7月 28 日行宫腔镜下探查术+粘连分离术,术后宫腔形态基本恢复正常。

四诊(2016 年 7 月 29 日)　宫腔镜术后 1 日,少许阴道出血,无腹痛,患者已行刀匕之术,血海大开。治以益气健脾、活血解毒为主。予四物汤加减自拟清热化湿药对。处方:

当归 15 g,川芎 10 g,炒白芍 10 g,制香附 10 g,肉苁蓉 15 g,生甘草 5 g,温山药 20 g,炒白术 15 g,茯苓 10 g,陈皮 6 g,鸡血藤 15 g,重楼 6 g,路路通 10 g,红藤 15 g,马齿苋 15 g,黄芪 15 g,忍冬藤 15 g。

14 剂,水煎服,每日 1 剂。

后继续在原方的基础上随月经周期加减变化,患者月经量稍增多,周期尚准。2016 年 9 月黄体中期复查子宫内膜容受性超声提示:子宫内膜双层厚约7.4 mm,拟行移植术。

五诊(2016 年 10 月 8 日)　移植术后 10 日,测血 HCG 上升,偶有小腹隐痛,无阴道出血。治以补肾健脾,安固胎元。在寿胎丸的基础上加减化裁。处方:

党参 30 g,杭白芍 20 g,黄芩 9 g,炒白术 10 g,桑寄生 15 g,苎麻根 20 g,菟丝子 20 g,盐杜仲 12 g,阿胶珠 9 g,蜜甘草 5 g,温山药 15 g,陈皮 5 g,覆盆子12 g,紫苏梗 6 g,肉苁蓉 10 g,川续断 10 g。

7 剂,水煎服,每日 1 剂。

六诊(2016 年 10 月 15 日)　患者自诉有少量阴道出血。在前方基础上加用仙鹤草 15 g、藕节炭 15 g、墨旱莲 10 g、白及粉 3 g(吞服)。后经进一步保胎治疗后病情稳定,后期随访足月顺产。

【按】　子宫内膜厚度作为评估子宫内膜容受性的重要指标之一,其对于胚胎着床的成功率有较大的影响。随着辅助生殖技术以及宫腔内操作的广泛普及,对于薄型子宫内膜的临床研究也日趋热门,但对于其病因病机及治疗策略尚未达成共识。章勤在临床诊治中针对薄型子宫内膜患者需移植前调理的,首先筛查鉴别其病因是局部因素还是全身因素,因子宫内膜为肾精所化,故以补益肾精为总的治则,若伴随宫腔粘连等局部因素,则以补肾活血论治,同时配合宫腔镜手术治疗以改善宫腔内环境。宫腔粘连分离后,有些患者虽然已无粘连,但薄型子宫内膜持续存在,此时的重点在于改善内膜下血供,常用鹿角霜、胡芦巴、生蒲黄、皂角刺等温通冲任胞络之血脉。宫腔镜下粘连分离术后以益气健脾、活血解毒为主,尽可能避免宫腔内操作造成感染。在宫腔镜人工改善宫腔内环境的同时,以黄精、覆盆子、熟地炭等补肾填精,合以丹参、胡芦巴、鸡血藤等品活血化瘀,宫腔镜与中医药治疗相结合,使达事半功倍之效。经这一周期治疗后,患者自诉月经量较前增多,B超提示子宫内膜较前增厚,遂行胚胎移植术。移植术后必注重其肾精肾气,不忘补肾健脾以安胎元,又因薄型子宫内膜伴随宫腔粘连的患者以肾精不足多见,孕后常有阴道漏红的症状,故以补肾健脾安胎合以止血之品。

案2 陈某,女,36岁。

初诊(2016年3月18日) 主诉:未避孕未再孕4年。现病史:患者2010年顺产1女,近4年余未避孕未孕。2015年移植两次冻胚均未成功。平素月经周期30日,经期7日,量中等偏少,无痛经。末次月经2016年3月11日。婚育史:已婚,1-0-0-1。刻下:舌淡红、苔白,脉细。妇科检查:外阴正常,阴道畅,宫颈光,子宫前位,大小正常,活动性可,子宫及附件压痛(一)。辅助检查:FSH 16.72 U/L,AMH 1.1 ng/mL。中医诊断:不孕症(肾虚证)。西医诊断:继发不孕;卵巢储备功能下降。治拟益肾养血。予归肾丸合四物汤,处方:

当归15 g,炒白芍10 g,川芎10 g,郁金10 g,香附10 g,淫羊藿15 g,肉苁蓉10 g,菟丝子20 g,覆盆子15 g,炙甘草6 g,黄精20 g,陈皮5 g。

14剂,水煎服,每日1剂。

二诊(2016年4月22日) 末次月经2016年4月14日,2016年4月19日起短方案促排,拟2016年4月24日B超引导下取卵。刻下稍感腹胀,白带量多色黄,舌红、苔白,脉弦。治以补肾养阴,疏肝理气,助卵泡取出。

前方加怀牛膝10 g、柏子仁10 g、绿萼梅5 g、桑椹12 g、制玉竹12 g、荆芥6 g。7剂,水煎服,每日1剂。

三诊(2016年6月24日) 患者告知4月份取卵8枚,配成5枚优质胚胎冻存。末次月经2016年6月20日,已于月经次日开始内膜准备,口服戊酸雌二醇片3 mg,每日2次口服,将行胚胎移植。舌淡红、苔薄,脉细弱。继予自拟

温肾养血加减,处方:

淫羊藿 10 g,巴戟天 10 g,炒白芍 10 g,熟地炭 9 g,当归 15 g,郁金 10 g,香附 10 g,黄精 20 g,肉苁蓉 15 g,川芎 10 g,覆盆子 15 g,鸡血藤 15 g,陈皮 5 g,胡芦巴 10 g,丹参 15 g,绿萼梅 6 g,荔枝核 10 g。

7 剂。嘱移植后改服圣愈汤加减,处方:

黄芪 15 g,党参 15 g,当归 10 g,白芍 15 g,续断 10 g,菟丝子 15 g,桑寄生 15 g,覆盆子 16 g,杜仲 10 g,黄精 15 g,麸炒白术 10 g,山药 15 g,陈皮 5 g,炙甘草 3 g。

14 剂,水煎服,每日 1 剂。

四诊(2016 年 7 月 20 日)　移植后 14 日查血 HCG 517.7 U/L、E_2 598.2 pg/mL、P 90.89 nmol/L,移植后生殖中心予地屈孕酮口服,每次 10 mg,每日 2 次;戊酸雌二醇片 3 mg,每日 2 次;黄体酮软胶囊(安琪坦)每次 1 粒,每晚 1 次,塞阴道支持治疗。今晨有少许淡红色阴道出血,舌淡红、苔薄,脉滑尺弱。

予前方去黄芪、当归、覆盆子,倍党参至 30 g,加黄芩 10 g、苎麻根 30 g、杜仲 10 g、阿胶珠 12 g、墨旱莲 10 g、藕节炭 10 g、仙鹤草 15 g。

7 剂,水煎服,每日 1 剂。1 周后复诊时诉阴道漏红已止,宗前方之意续服两个月,查胎儿 NT 及产科 B 超示胎儿发育正常。

【按】 患者未避孕 4 年未孕,FSH 偏高,月经量偏少,综合考虑为卵巢储备功能低下(DOR)。DOR 是女性不孕和辅助生殖技术失败的主要原因。女性的卵巢储备在 35 岁以后急剧下降。目前,DOR 的病因尚不完全清楚,但据报道,遗传易感性、自身免疫性、肿瘤治疗、吸烟、卵巢手术和心理压力等因素均与 DOR 的发生有关。

中医认为 DOR 的发生与肾虚密不可分,培其肾精,通达冲任可助其受孕。结合患者舌脉,故在患者行 IVF－ET 术前,以当归、川芎、郁金、香附、淫羊藿、肉苁蓉、菟丝子、覆盆子、黄精等补肾填精、益气养血。二诊时患者正处于超排卵期,阴阳急剧转化,气机疏泄失司,故出现腹胀、舌红、脉弦等症,治宜补肾养阴、疏肝理气。方中肉苁蓉、淫羊藿、菟丝子、怀牛膝、覆盆子、桑椹调和肾中阴阳,当归、白芍、川芎、香附、郁金理气和血,绿萼梅可加强清肝理气通络之功,再佐以风药荆芥,其轻灵透散,倍增调畅气机之效。三诊时为移植前期,宗此期补肾健脾、养血活血之治法,改善子宫内膜的容受性,移植后健脾补肾,提高黄体功能。四诊时患者属肾虚血热之胎漏,故以寿胎丸加减以固本安胎,使胞宫得宁,胎元得固。

案3 周某,男,38岁。

初诊(2017年6月19日) 主诉:发现精子DNA碎片率高3年,IVF-ET前调理。现病史:因女方双侧输卵管阻塞行IVF-ET术,2017年3月取卵1次,获得卵子10枚,均未受精,女方其余检查无殊。2014年男方查精子DNA碎片率41.2%,后多次复查波动于39.7%~53.1%;2017年5月20日精子DNA碎片率45.6%。刻下:同房时偶有勃起无力,平素易感冒,神疲乏力,夜寐欠宁,纳可,二便调,舌质淡,苔薄白,脉沉弱。查体无殊。中医诊断:男性不育症(脾肾亏虚,精血不足证)。西医诊断:不育症。治拟补肾生精,健脾益血。予五子衍宗丸和加减苁蓉菟丝子丸。处方:

当归15 g,炒白芍15 g,黄芪15 g,蜈蚣1条,露蜂房5 g,菟丝子20 g,淫羊藿10 g,炒白术12 g,白蒺藜9 g,茜草5 g,锁阳12 g,蛇床子10 g,陈皮6 g,首乌藤15 g,柏子仁10 g,茯苓15 g,山药15 g。

14剂,水煎服,每日1剂。嘱平时劳逸结合,戒咖啡、烟、酒。

二诊(2017年7月3日) 神疲乏力好转,纳眠可,二便调,舌质淡,苔白腻,脉偏沉。处方:

前方去柏子仁、首乌藤,加韭菜子10 g、天冬9 g、阳起石10 g。14剂,水煎服,每日1剂。

三诊(2017年7月18日) 近1个月未再感冒,精神好转,纳眠可,二便调,舌脉同前。处方:

上方去蜈蚣。14剂,水煎服,每日1剂。

四诊(2017年8月3日) 同房顺利,无明显不适,舌脉同前。处方:

上方加紫苏梗6 g。14剂,水煎服,每日1剂。

五诊(2017年8月17日) 新近易汗出,余无不适。处方:

当归15 g,炒白芍15 g,黄芪30 g,露蜂房5 g,菟丝子20 g,炒白术12 g,白蒺藜9 g,茜草5 g,陈皮6 g,茯苓15 g,山药15 g,天冬9 g,麦冬9 g,五味子6 g,糯稻根12 g。

14剂,水煎服,每日1剂。

六诊(2017年9月2日) 诸症明显好转。处方:

上方去麦冬、糯稻根,加淡竹叶6 g。14剂,水煎服,每日1剂。复查DNA

碎片率。

七诊(2017 年 9 月 17 日)　2017 年 9 月 10 日精子 DNA 碎片率 16.8％。

处方:上方去淡竹叶。14 剂,水煎服,每日 1 剂。

回访:2017 年 11 月女方 IVF－ET 术成功,2018 年 8 月顺产一健康婴儿。

【按】　精子 DNA 碎片率(DFI)反映了精子 DNA 的完整性,是一项评价精液质量和预测生育能力的新指标。助孕的成功除了要获得高质量的卵子和良好的种植环境之外,男方精子因素也是优质胚胎形成的一个重要方面,多项临床研究显示:过高的精子 DFI 会影响 IVF－ET 后临床妊娠率,改善精子可以显著增加助孕成功率。

以此案患者为代表,绝大多数精液异常的患者可能没有任何临床症状,这给辨证论治带来了些许困难,但在治疗方面以补肾益精为本。此例以五子衍宗丸合加减苁蓉菟丝子丸为底方,随症加减,疗效显著。其中淫羊藿、仙茅、肉苁蓉、锁阳温补肾阳,韭菜子、菟丝子以增温肾之功且兼以固精,当归养血活血,黄芪补气升阳,二药相须为用则气血相生而肾精充实,厚补之后予紫苏梗行气,防脾滞不受补。白蒺藜平泻肝经,使精道得通,兼入蛇床子、蜈蚣、露蜂房通行阳道,并随症予天冬、麦冬等补益阴液,五味子、糯稻根敛阴止汗,诸药合用共奏补肾生精之功。对于其他精子 DFI 高、少精、畸精、弱精的男性患者,均可效法。

案 4　来某,女,27 岁。

初诊(2018 年 6 月 14 日)　主诉:未避孕未孕 2 年余,IVF－ET 失败 3 次。

现病史:患者 2 年前结婚,婚后性生活正常,未避孕未孕。1 年前查子宫输卵管造影提示:双侧输卵管梗阻,于外院行 IVF－ET 术,取卵 2 次,因受精卵发育欠佳,移植 3 次均未成功。近 1 年月经提前 1 周至 10 日不等,量偏少,无痛经。末次月经 2018 年 6 月 1 日,提前 8 日,量中等偏少,7 日净,色淡红。婚育史:已婚,0-0-0-0。刻下:诉易阴道干涩,舌淡红苔薄,脉沉细,尺脉弱。妇科检查:未见明显异常。辅助检查:月经第 3 日查 FSH 18.72 U/L,AMH 0.69 ng/mL。中医诊断:不孕症(肝肾阴虚证);月经先期。西医诊断:女性不孕症(原发性不孕);反复 IVF－ET 失败;卵巢储备功能低下;月经失调。治拟补肾填精,养血调冲。予归肾丸合加减苁蓉菟丝子丸,处方:

当归 15 g,川芎 10 g,炒白芍 10 g,香附 10 g,肉苁蓉 15 g,淫羊藿 10 g,郁金 6 g,菟丝子 20 g,泽兰 10 g,生甘草 5 g,葛根 30 g,天冬 12 g,玉竹 12 g,覆盆

子 15 g,陈皮 6 g,川续断 10 g,生地 12 g。

14 剂,水煎服,每日 1 剂。上方加减治疗 3 个月,行经期改服活血理气中药,经后期酌加通经活络中药。月经渐趋正常,阴道干涩症状较前好转,拟再次行 IVF - ET 术。

二诊(2018 年 9 月 24 日） 末次月经 2018 年 9 月 18 日,2018 年 9 月 23 日起每日肌内注射尿促性素针 75 U 促排卵,拟于 2018 年 9 月 28 日取卵。刻下：稍感腹胀,白带量多色黄,舌淡红、苔薄,脉沉弦、尺弱。治以滋肾养阴,疏肝理气。处方:

上方去生地、川续断,加怀牛膝 10 g、柏子仁 10 g、绿萼梅 5 g、桑椹 12 g、荆芥 6 g。7 剂,水煎服,每日 1 剂。

三诊(2018 年 11 月 17 日） 患者时隔 2 个月复诊,诉 2018 年 9 月 28 日取卵 5 枚,配成 2 枚普胚冻存。末次月经 2018 年 11 月 14 日,先期 2 日,量中等。患者已于本次月经第 2 日开始进行内膜准备(口服戊酸雌二醇片,每次 3 mg,每日 2 次),将行胚胎移植术。舌淡红、苔薄,脉沉细、尺脉弱。治疗上继续予补肾养血助孕。予加减苁蓉菟丝子丸填补肾精,处方:

淫羊藿 10 g,巴戟天 10 g,炒白芍 10 g,熟地炭 9 g,当归 15 g,郁金 10 g,香附 10 g,黄精 20 g,肉苁蓉 15 g,川芎 10 g,覆盆子 15 g,鸡血藤 15 g,陈皮 5 g,胡芦巴 10 g,丹参 15 g,绿萼梅 5 g。

7 剂,水煎服,每日 1 剂。

四诊(2018 年 12 月 14 日） 患者于 2018 年 11 月 28 日移入冻胚 2 枚,今日来院查血 HCG 536.7 U/L,E_2 598.2 pg/mL,P 90.89 nmol/L。改予补肾健脾安胎法加减出入,此后随诊产科超声提示胎儿发育正常。

【按】 患者未避孕 2 年余未孕,曾查性激素提示:FSH 18.72 U/L,AMH 0.69 ng/mL,平素月经提前伴量少,3 次移植失败。患者不孕的原因除输卵管因素外,主要为卵巢储备功能下降。初诊时患者体形偏瘦,平素易阴道干涩,舌淡苔薄白,脉沉、尺脉弱,中医辨证属肾精亏虚。肾为先天之本,母体先天不足,冲任不调,故难受孕。因其既往数次取卵失败,不适合短期内再度取卵以竭其精,当先缓调数月,预培其损。章勤以补肾填精为基本大法,调治 3 个月,待患者肾虚症状改善,月经渐趋正常,再次取卵。2018 年 9 月 24 日再次就诊时,患者正处于超排卵期,肾中阴阳急剧转化,气机疏泄失司,因而出现腹胀、脉弦等症,治宜于滋肾基础上辅以疏肝理气畅络。方中肉苁蓉、淫羊藿、菟丝子、怀牛膝、覆盆子、桑椹调和肾中阴阳,当归、白芍、川芎、香附、郁金养血理气和血,绿萼梅可加强疏肝理气通络之功,再佐以风药荆芥,轻灵透散,又引诸药入肝经,倍增调畅气机之效。2018 年 11 月 17 日就诊时患者正处于移植前期,治疗宗温肾养血法,予巴戟天、胡芦巴配合淫羊藿、肉苁蓉温煦肾阳助孕,以提高黄体功能;鸡血藤配合当归、白芍、熟地炭、黄精、覆盆子养血填精助孕,提高子宫内膜容受性。2018 年 12 月 14 日就诊时患者已移植成功,治以补肾健脾安胎为主,使胞宫得宁,胎元得固。

附 篇

章勤传承名老中医学术思想与经验感悟

从医之初,我便有幸成为何氏妇科第三代传人何少山先生的学生,也曾跟随何子淮先生临证抄方。1996年作为全国名老中医学术经验继承人继续跟随老师何少山学习3年。2008年作为全国第二批优秀中医临床研修人员有机会拜沪上名医朱南孙、江苏妇科名家夏桂成教授为师,通过老师口传心授,精心指导,耳濡目染,更悟出中医学博大精深,学无止境。深感拜名师是我学医生涯中的一个重要转折点,愿将点滴跟师体会,与同道共享。

(一) 侍诊前准备

跟师前必须要有所准备。回想当初毕业实习及参加工作的第一年,一直跟随何少山先生临证抄方,由于准备不够,谈不上什么收获,直至1996年作为继承人再次跟师,方有所悟。

首先,是思想上的准备。选择中医,必须勤奋学习。一位名医,必然一号难求,跟师半天,几十号患者,每次都会拖班,从病历书写,到望、闻、问、切四诊的完成,到最后处方的记录,每一个环节都必须全心投入,如果没有吃苦的精神是很难有收获的。其次,是业务上的准备。对初学者来说,一些临床常用的方药必须烂熟于胸中,这样,跟师抄方方能从容不迫。如果是继承人或研修人员,可以通过翻阅老师以前发表的论文、专著,了解其学术经验特色。由于跟朱老、夏老的时间较短,在跟夏老前,我先大致了解夏老有关心(脑)—肾—肝脾—子宫轴的理论,调周(周期7分法)经验,"7、5、3"数律理论,圆时钟节律等。经过预习,临床之际就容易跟上老师的思维和看病的节奏,跟师学习的兴趣自然高涨,跟师的收效也会更快。在跟朱老前,也看了有关朱老经验的专著,由于何氏与朱氏妇科渊源颇深,辨证思想及用药特色有许多异曲同工之处。但朱氏治疗妇科痛证疗效更为卓著,故临证时就有意识地对朱老治疗癥瘕及妇科痛证更为关注。正因为跟师前有所准备,才能有的放矢。

另外,所谓继承,应该全面学习老师的临证技巧。面对临床病例,要从写病历、四诊入手,反复体会老师的辨证思想、用药经验,包括如何抓主症、辨证分析、治法、用药经验及诊疗技巧。要勤于动笔,病案记录的原则是能详则详,包括舌脉,以备以后查阅。一些常见病可以简单记录,对于疑难病、罕见病则要详细记录。认真做好病案记录是收集原始资料最好的途径。

(二)思考与领悟

作为学术继承人,在临证过程中一定要勤于思考。跟师门诊要用心去听老师如何问病史,用心记录及思考老师的处方。在老师未报出方药前,先考虑这个病应该用什么方,怎样加减? 然后看和老师的辨证思路是否一致,选方用药是否相同。如果相同,则知道自己的辨证思维和老师的基本一致,如果不相同则要考虑自己的差距在哪里,必要时请老师指点迷津。有时候老师特殊的用方用药,或者特殊剂量则更要仔细揣摩。在中医学实践中,离不开认真思考。读书时思考,才能融会贯通;临床后思考,才能修正错误。只有通过缜密思考,才能将无序的思维变为有序,从纷乱中找出头绪,然后执简驭繁,升华为理论。

跟师过程中,学生常常会对验案感兴趣,殊不知,那些临床疗效欠佳的案例,更倾注了老师的心血,更能体现老师的辨证思路。学好中医必须多临床、早临床、反复临床,要在"悟"字上下功夫。

在跟朱老及夏老时,我已经有 20 余年临床工作经验,更多的是关注老师对某个疾病诊治的辨证用药与自己有什么异同,临床疗效如何? 跟师并不在于死记导师所用的某方某药,而在于整体感悟老师用药特点所在,组方思路与配伍理论。只有这样,才能拓展自己在临床的思路。在跟夏老前,我一直困惑于"7、5、3"数律理论,跟师后我才明白,这是夏老观察了大量病例后得出的经验之谈,验之临床,八九不离十。如患者经期时间为 7 日,那么,患者的经间期拉丝白带应该持续有 6 日,如少于 3 日,要考虑卵泡质量差,且容易黄素化,在经后期治疗时就应加强益肾填精。通过跟师学习及实践,我觉得临床上要有"7、5、3"数律的理念,而并不一定拘泥于具体数字。

（三）梳理和总结

侍诊后要善于总结。跟师临证后不等于学习的终结，而是学习的继续和深入，要用心总结。首先应整理当日的病案，或补充没有来得及记录完整的病案，或反复推敲老师如何用方用药。不懂之处，或在资料中求索，或求教于老师。每日还要把老师的病案归类，或按时间顺序，或按病种。总之就是便于以后查找和温习。每当我临床遇到棘手的疾病时，总把以前记录的病案重温几遍，往往茅塞顿开，找到一些好的解决办法。

其次是带着问题和目的去读书。何老（何少山）经常使用血竭这味药，有很多验案中都有血竭。那么，何老用血竭有什么特点？为什么用血竭？带着这样的问题去学习、去读书时印象就更深刻。后来，我还专门写了一篇跟师笔记谈何少山运用血竭的经验。

另外，验案整理、撰写论文是继承老中医经验的有效途径。因为医案可以反映老中医的学术思想和临床经验，按语要总结出疾病的要点。所以，通过撰写按语可以加深对该类疾病的认识。有时候，老师经常应用一张基本方加减治疗某个疾病，通过撰写按语，认真推敲，会发现其中蕴含着辨证规律。如何老治疗流产后继发不孕时，常用处方：鹿角片 10 g，当归 10 g，炒赤芍、白芍各 10 g，制香附 10 g，制大黄 10 g，红藤 30 g，胡芦巴 10 g，炒小茴香 5 g，桃仁 10 g，皂角刺 10 g，路路通 10 g，生甘草 5 g。我们在整理总结时把本病病理特点归纳为寒、瘀、郁、虚，与不孕症传统辨证相比更侧重于瘀和虚，治疗方法总结为温、通、疏、补，具体治疗时兼而施之，既要补其不足，亦要损其有余。通过整理医案，对治疗流产后继发不孕的思路就更为清晰。通过总结提炼，进行理性升华，成为能揭示老师治疗疾病基本规律的学术理论。后来，我又写了《何少山医论医案经验集》一书，通过写书，既总结了老师的经验，也明显提高了自己的临床疗效。

在撰写继承论文时，要学会找准切入点。我跟朱老 2 个月，其实加起来只有 9 个半天，临床资料少，而朱老的学生很多，已经发表了许多论文及专著。我观察到朱老使用海螵蛸、茜草的频率比较高，涉及的病种也较多，就撰写了《朱南孙运用四乌贼骨—藘茹丸经验介绍》一文，这是朱老以前的学生没有关注到的点，论文发表后也受到朱老的好评。

（四）运用与创新

名老中医临证经验是名老中医在长期临床实践过程中逐渐形成的，是理论与实践相结合的产物，他们的临证经验，是蕴含着丰富的中医理论的实践元素。传承名老中医学术思想与经验，必须经历从感性认识上升到理性认识的"实践—认识—再实践—再认识"的基本过程。所以，"临床—总结—再临床—再总结"的模式是中医理论的形成和发展的自身规律，运用名老中医的经验于临床是最基本，也是最关键的要素。只有通过临床实践的运用，才能验证那些经验的疗效。找出名老中医学术观点的独到之处、临床确有疗效的验方，特别是临证思辨的特点和规律，以进一步明确其理论创新点。然后是再回归临床，进行实践检验。即将升华完善的创新理论再次回归应用于指导临床，重复从理论到实践的过程，取得科学证据，验证其理论创新点的科学价值。这一阶段，要按照循证医学的原则，通过严格的临床研究设计，将创新理论再应用于指导临床，通过评价其临床疗效来反证理论的合理性。同时，运用多种现代科技手段和方法，对上述创新理论的科学内涵进行现代科学的阐释与说明，用现代科学语言予以表达，使其能与现代自然科学尽可能互通。如何老（何嘉琳）用黄芪建中汤合血竭化癥汤、红藤汤治疗慢性盆腔炎及子宫内膜异位症临床疗效非常好，所以，我们将处方命名为"芪竭颗粒"，进行了一系列疗效机制的研究，目前正在申报院内制剂。

学习中医在于日积月累，只有脚踏实地，一步一个脚印地前行，才能有所收获。老师的一些读书、临证、做人的经验之谈是在课堂以及书本上很难学到的。在跟师过程中如果能掌握一定的技巧，必然大有裨益。有一位中医名家说过"不是中医不行，而是我不行"，这句话，我们也深有体会。但我相信只要我们能坚持运用中医思维，有名师的点拨，加上自身的努力，不行的地方会越来越少的。

参 考 文 献

［1］ 傅山.傅青主女科［M］.北京：人民卫生出版社，2016.

［2］ 佚名.黄帝内经太素［M］.北京：科学技术文献出版社，2000.

［3］ 李时珍.本草纲目［M］.上海：上海科学技术出版社，2008.

［4］ 沈金鳌.妇科玉尺［M］.天津：天津科学技术出版社，2000.

［5］ 张锡纯.医学衷中参西录［M］.太原：山西科学技术出版社，2021.

［6］ 张介宾.景岳全书［M］.北京：人民卫生出版社，2017.

［7］ 张仲景.伤寒论［M］.北京：人民卫生出版社，2005.

［8］ 孙思邈.备急千金要方校释［M］.北京：人民卫生出版社，2014.

［9］ 陈修园.女科要旨［M］.福州：福建科学技术出版社，1982.

［10］ 何松庵，浦天球.女科正宗［M］.石家庄：河北人民出版社，1960.

［11］ 武之望.济阴纲目［M］.沈阳：辽宁科学技术出版社，1997.

［12］ 王肯堂.证治准绳［M］.北京：人民卫生出版社，2014.

［13］ 朱震亨.格致余论［M］.南京：江苏科学技术出版社，1985.

［14］ 马莳.黄帝内经素问注证发微［M］.北京：人民卫生出版社，1999.

［15］ 唐容川.血证论［M］.北京：中国中医药出版社，1996.

［16］ 叶天士.秘本种子金丹［M］.吉林：延边大学出版社，1995.

［17］ 李杲.脾胃论［M］.北京：中国中医药出版社，2019.

［18］ 缪希雍.神农本草经疏［M］.太原：山西科学技术出版社，2012.

［19］ 刘渊.医学纂要［M］.北京：中国中医药出版社，1999.

［20］ 张山雷.本草正义［M］.福州：福建科学技术出版社，2006.

［21］ 甄权.药性论［M］.合肥：安徽科学技术出版社，2006.

［22］ 李杲.雷公药性赋［M］.上海：上海科学技术出版社，1958.

［23］ 元好古.汤液本草［M］.北京：中国中医药出版社，2008.

［24］　黄宫绣.本草求真［M］.北京：人民卫生出版社,1987.

［25］　汪昂.本草备要［M］.北京：人民卫生出版社,2005.

［26］　佚名.神农本草经［M］.北京：学苑出版社,2008.

［27］　吴仪洛.本草从新［M］.郑州：河南科学技术出版社,2017.

［28］　王一仁.饮片新参［M］.上海：千顷堂书局,1936.

［29］　贾所学.药品化义［M］.北京：学苑出版社,2011.

［30］　叶天士.本草再新［M］.江苏：苏州国医书社,1934.

［31］　汪昂.本草备要［M］.北京：中医古籍出版社,1997.

［32］　吴晓婷,王思慧.何氏红藤汤联合中药灌肠辅助输卵管插管通液术治疗输卵管炎性梗阻临床研究［J］.新中医,2020,52(1)：119－121.

［33］　章勤.何少山医论医案经验集［M］.上海：上海科学技术出版社,2007.

［34］　黄毅,洪金妮,黄锦华,等.输卵管炎性不孕症的发病机制及治疗的中西医研究进展［J/OL］.实用中医内科杂志：1－4.

［35］　吴谦.医宗金鉴［M］.北京：人民卫生出版社,2006.

［36］　皇甫谧.针灸甲乙经［M］.北京：人民卫生出版社,1956.

［37］　薛己.女科撮要［M］.北京：中国中医药出版社,2015.

［38］　赵宏利,章勤,何嘉琳.浙江何氏妇科流派诊疗不孕症的学术经验［J］.中华中医药杂志,2020,35(10)：4840－4842.

［39］　陈墨林婧,章勤.温阳利水法治疗寒湿凝滞型盆腔炎性疾病后遗症经验介绍［J］.新中医,2019,51(2)：304－305.

［40］　张秉成.成方便读［M］.北京：中国中医药出版社,2002.

［41］　刘完素.素问病机气宜保命集［M］.北京：人民卫生出版社,2005.

［42］　王渭川.王渭川妇科经验选［M］.成都：四川人民出版社,1981.

［43］　王清任.医林改错［M］.北京：人民卫生出版社,2005.

［44］　张仲景.金匮要略方论［M］.北京：人民卫生出版社,1963.

［45］　刘奉五.刘奉五妇科经验［M］.北京：人民卫生出版社,2006.

［46］　刘完素.素问病机气宜保命集［M］.北京：人民卫生出版社,2005.

［47］　HUR C,REHMER J,FLYCKT R,et al. Uterine factor infertility：a clinical review［J］. Clin Obstet Gynecol,2019,62(2)：257－270.

［48］　田文艳,张慧英,薛凤霞.子宫内膜息肉诊治中国专家共识(2022年版)解读［J］.实用妇产科杂志,2023,39(1)：29－33.

［49］ 甄珠,张刘,丹华,等.子宫肌瘤的发病机制和治疗［J］.中国药物与临床,2022,22(7)：665－669.

［50］ 中华医学会妇产科学分会.宫腔粘连临床诊疗中国专家共识［J］.中华妇产科杂志,2015,50(12)：881－887.

［51］ 潘宁宁,李蓉.从生育力保护角度探讨宫腔粘连的围手术期治疗［J］.中国实用妇科与产科杂志,2022,38(11)：1092－1096.

［52］ PRACTICE COMMITTEE OF THE AMERICAN SOCIETY FOR REPRODUCTIVE MEDICINE. Uterine septum：a guideline［J］. Fertil Steril，2016，106(3)：530－540.

［53］ PRACTICE COMMITTEE OF THE AMERICAN SOCIETY FOR REPRODUCTIVE MEDICINE. Fertility evaluation of infertile women：a committee opinion［J］. Fertil Steril，2021，116(5)：1255－1265.

［54］ 周建军,孙海翔.子宫性不孕症诊治的经验与体会［J］.实用妇产科杂志,2020,36(5)：332－335.

［55］ 夏恩兰.子宫畸形的诊治［J］.中国实用妇科与产科杂志,2018,34(4)：367－371.

［56］ LIU J，LIANG Y，OUYANG J，et al. Analysis of risk factors and model establishment of recurrence after endometrial polypectomy［J］. Ann Palliat Med，2021，10(11)：11628－11634.

［57］ PRITTS EA，PARKER WH，OLIVE DL. Fibroids and infertility：an updated systematic review of the evidence［J］. Fertil Steril，2009，91(4)：1215－1223.

［58］ 朱震亨.丹溪心法［M］.北京：人民卫生出版社,2005.

［59］ 叶天士.叶天士女科诊治秘方［M］.台北：台联国风出版社,1975.

［60］ 吴本立.女科切要［M］.北京：中医古籍出版社,1999.

［61］ 薛己.内科摘要［M］.北京：中国医药科技出版社,2019.

［62］ 卵巢储备功能减退临床诊治专家共识专家组,中华预防医学会生育力保护分会生殖内分泌生育保护学组.卵巢储备功能减退临床诊治专家共识［J］.生殖医学杂志,2022,31(4)：425－434.

［63］ QIN Y，JIAO X，SIMPSON JL，et al. Genetics of primary ovarian insufficiency：new developments and opportunities［J］. Hum Reprod

Update，2015，21(6)：787－808.

[64] RUDNICKA E，KRUSZEWSKA J，KLICKA K，et al. Premature ovarian insufficiency-aetiopathology, epidemiology, and diagnostic evaluation[J]. Prz Menopauzalny，2018，17(3)：105－108.

[65] LARSEN EC，MÜLLER J，SCHMIEGELOW K，et al. Reduced ovarian function in long-term survivors of radiation and chemotherapy-treated childhood cancer[J]. J Clin Endocrinol Metab，2003，88(11)：5307－5314.

[66] SOMIGLIANA E，BERLANDA N，BENAGLIA L，et al. Surgical excision of endometriomas and ovarian reserve：a systematic review on serum antimüllerian hormone level modifications[J]. Fertil Steril，2012，98(6)：1531－1538.

[67] RUDNICKA E，KRUSZEWSKA J，KLICKA K，et al. Premature ovarian insufficiency-aetiopathology, epidemiology, and diagnostic evaluation [J]. Prz Menopauzalny，2018，17(3)：105－108.

[68] VABRE P，GATIMEL N，MOREAU J，et al. Environmental pollutants，a possible etiology for premature ovarian insufficiency：a narrative review of animal and human data[J]. Environ Health，2017，16(1)：37.

[69] 程萌,孔令伶俐,许良智,等.卵巢储备功能减退临床诊治专家共识解读[J].实用妇产科杂志,2022,38(10)：743－745.

[70] EUROPEAN SOCIETY FOR HUMAN REPRODUCTION AND EMBRYOLOGY (ESHRE) GUIDELINE GROUP ON POI，WEBBER L，DAVIES M，et al. ESHRE Guideline：management of women with premature ovarian insufficiency [J]. Hum Reprod，2016，31 (5)：926－937.

[71] 中华医学会妇产科学分会绝经学组.早发性卵巢功能不全的激素补充治疗专家共识[J].中华妇产科杂志,2016,51(12)：881－886.

[72] FERRARETTI AP，LA MARCA A，FAUSER BC，et al. ESHRE consensus on the definition of "poor response" to ovarian stimulation for in vitro fertilization：the Bologna criteria[J]. Hum Reprod，2011，26

（7）：1616－1624.

[73] 萧埙.女科经纶[M].北京：中国医药科技出版社，2019.

[74] 杨柳青，陈菁双，章勤.何氏养巢方对高龄 DOR 不孕症患者卵巢功能及 IVF 结局的影响[J].浙江中医药大学学报，2021，4510：1107－1112.

[75] 杨柳青，章勤.何氏养巢方对 DOR 小鼠超排卵和卵母细胞质量的影响 [J].浙江中医杂志，2021，11(56)，792－793.

[76] 虞抟.医学正传[M].太原：山西科学技术出版社，2013.

[77] 赵颖，章勤.章勤治疗小卵泡排卵型不孕经验拾粹[J].湖北中医杂志，2019，41(8)：25－27.

[78] 李阳洋，章勤.章勤治疗排卵障碍性不孕经验撷要[J].四川中医，2012，30(4)：1－2

[79] 李海燕，邱巍峰，徐玉萍，等.子宫内膜异位症与不孕[J].河北医药，2015，37(13)：2034－2038.

[80] HOLOCH KJ，LESSEY BA. Endometriosis and infertility[J]. Clin Obstet Gynecol，2010，53(2)：429－438.

[81] 田敬铭，朱锦璇，祖逸峥，等.子宫内膜异位症药物治疗研究进展[J].实用妇科内分泌杂志，2016，3(18)：74－75.

[82] 章婷婷，方小玲.子宫内膜异位症生育力保护策略[J].中国实用妇科与产科杂志，2021，37(3)：281－285.

[83] OZKAN S，MURK W，ARICI A. Endometriosis and infertility：epidemiology and evidence-based treatments[J]. Ann N Y Acad Sci，2008(1127)：92－100.

[84] 陈自明.妇人大全良方[M].北京：人民卫生出版社，2006.

[85] 刘嘉茵.不明原因不孕症的诊治[J].实用妇产科杂志，2005，8(21)：457－459.

[86] VELTMAN-VERHULST SM，HUGHES E，AYELEKE RO，et al. Intra-uterine insemination for unexplained subfertility[J]. Cochrane Database Syst Rev，2016(2)：CD001838.

[87] 马景，何嘉琳.何嘉琳治疗卵巢早衰的临床经验[J].浙江中医杂志，2009，44(4)：260－261.

[88] 陈碧霞，章勤.章勤教授治疗子宫内膜容受性低下经验总结[J].广西中医

药大学学报,2015,18(4):50-52.

[89] 楼英.医学纲目[M].北京:人民卫生出版社,1987.

[90] 赵佶.圣济总录[M].上海:上海科学技术出版社,2016.

[91] INHORN MC, PATRIZIO P. Infertility around the globe: new thinking on gender, reproductive technologies and global movements in the 21st century[J]. Hum Reprod Update, 2015, 21(4): 411-426.

[92] BOEHM U, BOULOUX PM, DATTANI MT, et al. Expert consensus document: european consensus statement on congenital hypogonadotropic hypogonadism — pathogenesis, diagnosis and treatment[J]. Nat Rev Endocrinol, 2015, 11(9): 547-564.

[93] MELMED S, CASANUEVA FF, HOFFMAN AR, et al. Diagnosis and treatment of hyperprolactinemia: an endocrine society clinical practice guideline[J]. J Clin Endocrinol Metab, 2011, 96(2): 273-288.

[94] ZÄHRINGER S, TOMOVA A, VON WERDER K, et al. The influence of hyperthyroidism on the hypothalamic-pituitary-gonadal axis [J]. Exp Clin Endocrinol Diabetes, 2000, 108(4): 282-289.

[95] MCDERMOTT JH, WALSH CH. Hypogonadism in hereditary hemochromatosis[J]. J Clin Endocrinol Metab, 2005, 90(4): 2451-2455.

[96] LOEBENSTEIN M, THORUP J, CORTES D, et al. Cryptorchidism, gonocyte development, and the risks of germ cell malignancy and infertility: A systematic review[J]. J Pediatr Surg, 2020, 55(7): 1201-1210.

[97] JENSEN CFS, ØSTERGREN P, DUPREE JM, et al. Varicocele and male infertility[J]. Nat Rev Urol, 2017, 14(9): 523-533.

[98] FINELLI R, LEISEGANG K, FINOCCHI F, et al. The impact of autoimmune systemic inflammation and associated medications on male reproductive health in patients with chronic rheumatological, dermatological, and gastroenterological diseases: A systematic review[J]. Am J Reprod Immunol, 2021, 85(5): e13389.

[99] PENG J, YUAN Y, CUI W, et al. Causes of suspected epididymal

obstruction in Chinese men[J]. Urology, 2012, 80(6): 1258 - 1261.

[100] PATAT O, PAGIN A, SIEGFRIED A, et al. Truncating mutations in the adhesion G protein-coupled receptor G2 gene ADGRG2 cause an X-linked congenital bilateral absence of vas deferens[J]. Am J Hum Genet, 2016, 99(2): 437 - 442.

[101] MODGIL V, RAI S, RALPH DJ, et al. An update on the diagnosis and management of ejaculatory duct obstruction[J]. Nat Rev Urol, 2016, 13(1): 13 - 20.

[102] KAUSHAL M, BAXI A. Birth after intracytoplasmic sperm injection with use of testicular sperm from men with Kartagener or immotile cilia syndrome[J]. Fertil Steril, 2007, 88(2).

[103] AGARWAL A, FARKOUH A, PAREKH N, et al. Sperm DNA fragmentation: a critical assessment of clinical practice guidelines[J]. World J Mens Health, 2022, 40(1): 30 - 37.

[104] BJÖRKGREN I, SIPILÄ P. The impact of epididymal proteins on sperm function[J]. Reproduction, 2019, 158(5): R155 - R167.

[105] YANG B, XU P, SHI Y, et al. Erectile dysfunction and associated risk factors in chinese males of infertile couples[J]. J Sex Med, 2018, 15(5): 671 - 677.

[106] 李梴.医学入门[M].北京：中国中医药出版社,1995.

[107] 程国彭.医学心悟[M].北京：中国中医药出版社,2019.

[108] 李中梓.医宗必读[M].北京：中国医药科技出版社,2018.

[109] 缪晨韵,章勤."三步三期法"用于辅助生殖应用体会[J].中医杂志,2018, 59(18): 1613 - 1614＋1615.

[110] 陈士铎.石室秘录[M].北京：人民军医出版社,2009.

[111] 太平惠民和剂局.太平惠民和剂局方[M].北京：人民卫生出版社,1985.

[112] 王三才,饶景曜.医便[M].北京：中国中医药出版社,2014.